Handbuch Gesundheitsmanagement

Reihenherausgeber: A. Kerres, R. Scheibeck, B. Seeberger

2

Springer
*Berlin
Heidelberg
New York
Barcelona
Hongkong
London
Mailand
Paris
Singapur
Tokio*

Jutta Liebelt (Hrsg.)

Angewandtes Qualitätsmanagement

Gesundheitseinrichtungen
als lernende Organisationen

Mit 46 Abbildungen

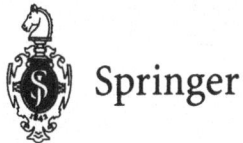 Springer

Bandherausgeber
Prof. Dr. rer. nat. JUTTA LIEBELT
Fachhochschule Lübeck
Fachbereich Angewandte Naturwissenschaften,
Studiengang Technisches Gesundheitswesen
Stephensonstraße 3
D-23562 Lübeck

Reihenherausgeber
Professor Dr. ANDREA KERRES
Buchenweg 2
D-86511 Schmiechen

ROSWITHA SCHEIBECK
Pflegedirektorin
Klinikum Innenstadt der Universität
Ziemssenstraße 1
D-80336 München

Professor Dr. BERND SEEBERGER
Bayernring 119
D-91567 Herrieden

ISBN-13:978-642-64210-4 Springer-Verlag Berlin Heidelberg New York

Die Deutsche Bibliothek – CIP-Einheitsaufnahme

Angewandtes Qualitätsmanagement : Gesundheitseinrichtungen als lernende Organisation /
Hrsg. Jutta Liebelt. Mit Beitr. von P. Engel ... – Berlin ; Heidelberg ; New York ; Barcelona ;
Budapest ; Hongkong ; London ; Mailand ; Paris ; Singapur ; Tokio : Springer, 1998
(Handbuch Gesundheitsmanagement)
ISBN-13:978-642-64210-4   e-ISBN-13:978-3-642-59987-3
DOI: 10.1007/978-3-642-59987-3

Dieses Werk ist urheberrechtlich geschützt. Die dadurch begründeten Rechte, insbesondere die der Übersetzung, des Nachdrucks, des Vortrags, der Entnahme von Abbildungen und Tabellen, der Funksendung, der Mikroverfilmung oder der Vervielfältigung auf anderen Wegen und der Speicherung in Datenverarbeitungsanlagen, bleiben, auch bei nur auszugsweiser Verwertung, vorbehalten. Eine Vervielfältigung dieses Werkes oder von Teilen dieses Werkes ist auch im Einzelfall nur in den Grenzen der gesetzlichen Bestimmungen des Urheberrechtsgesetzes der Bundesrepublik Deutschland vom 9. September 1965 in der jeweils geltenden Fassung zulässig. Sie ist grundsätzlich vergütungspflichtig. Zuwiderhandlungen unterliegen den Strafbestimmungen des Urheberrechtsgesetzes.
© Springer-Verlag Berlin Heidelberg 1999
Softcover reprint of the hardcover 1st edition 1999

Die Wiedergabe von Gebrauchsnamen, Handelsnamen, Warenbezeichnungen usw. in diesem Werk berechtigt auch ohne besondere Kennzeichnung nicht zu der Annahme, daß solche Namen im Sinne der Warenzeichen- und Markenschutz-Gesetzgebung als frei zu betrachten wären und daher von jedermann benutzt werden dürften.

Produkthaftung: Für Angaben über Dosierungsanweisungen und Applikationsformen kann vom Verlag keine Gewähr übernommen werden. Derartige angaben müssen vom jeweiligen Anwender im Einzelfall anhand anderer Literaturstellen auf ihre Richtigkeit überprüft werden.

Herstellung: PRO EDIT GmbH, D-69126 Heidelberg
Umschlaggestaltung: Frido Steinen-Broo, Estudio Calamar, Spanien
Satzherstellung: Zechnersche Buchdruckerei, Speyer
SPIN: 10692045   23/3134-5 4 3 2 1 0 – Gedruckt auf säurefreiem Papier

Vorwort

Das Thema des vorliegenden Bandes ist angewandtes Qualitätsmanagement in Gesundheitseinrichtungen. Es geht also nicht um Theorie, um die Dinge, die man machen könnte, sondern um die Dinge, die man machen kann. Beschrieben werden die kleinen, gangbaren Schritte. Dabei kommen Vertreter der unterschiedlichen Berufsgruppen, aber auch externe kritische Beobachter zu Wort.

Es wird erstmalig auf der Basis der einschlägigen Literatur die Vision der „lernenden Organisation" und ihre Bedeutung für Gesundheitseinrichtungen zusammengefaßt, erörtert und mit Beispielen aus der Praxis untermauert. Der Beweis, daß eine lernende Organisation unabdingbare Voraussetzung für effizientes Qualitätsmanagement ist, wird geführt.

Einleitung, erstes und letztes Kapitel dieses Bandes unterstreichen, daß es letztlich immer die Menschen sind, die die Effizienz von Qualitätsmanagement am stärksten beeinflussen. Sie sollen deshalb das erste und auch das letzte Wort haben.

Schmidt vermittelt Erfahrungen mit unterschiedlichen TQM-Modellen und die Erkenntnis, daß es nicht auf das vermeintlich beste Modell ankommt, sondern darauf, „was man daraus macht".

Eine Vision zu haben, daraus Ziele abzuleiten und deren Erfüllung durch interne Audits zu erfassen, das sind essentielle Merkmale einer lernenden Organisation und damit eines wirksamen Qualitätsmanagements. Die Umsetzung wird in den Kapiteln 4 und 5 dargestellt.

Terkatz und Kries beschreiben den kausalen Zusammenhang zwischen weichen (den Menschen) und harten (die Wirtschaftlichkeit) Faktoren am Beispiel einer orthopädischen Fachklinik.

Qualität = Technik + Geisteshaltung. Krämer beleuchtet am Beispiel der stationären Pflege die Technik der Prozeßdarstellung als Basis von Prozeßanalyse und -optimierung, ohne die umfassendes Qualitätsmanagement nicht denkbar wäre.

Mein Dank gilt dem Verlag, meinen Mitarbeitern, meinen Kollegen und den Autoren für ihre Unterstützung, Mitarbeit und Geduld.

Lübeck, im Juli 1998　　　　　　　　　　　　　　　　　　　　　JUTTA LIEBELT

Inhaltsverzeichnis

Einleitung, Begriffsbestimmungen und Problemstellung
J. Liebelt 1

Lernen mit „doppelter Schleife" – unsere Chance, TQM richtig anzuwenden
J. Liebelt, P. Engel 7

Das Modell für Business Excellence der EFQM; Qualitätsmanagement nach DIN EN ISO 9000 ff.: Vergleich der mit beiden Ansätzen im Krankenhaus gewonnenen praktischen Erfahrungen. Vor- und Nachteile, Synergien und Bedenken aus Sicht der Anwender
K.J. Schmidt 9

Die Bedeutung des internen Audits für das kontinuierliche Lernen Soziale Einrichtungen auf neuen Wegen
B. Rehn 51

Von der Vision zur Wirklichkeit – zum Aufbau einer gemeinsamen Vision und deren Umsetzung am Beispiel der Pflege im Klinikum Innenstadt der LMU. Strategien, Erfahrungen und was man bedenken sollte
R. Scheibeck 71

Wirtschaftlichkeit als operative Größe von Qualitätsmanagementstrategien. Direkte und indirekte Auswirkungen auf Wirtschaftlichkeit und Qualität im Krankenhaus
S. Terkatz, F. von Kries 97

Darstellung von Prozessen als Basis für die Ablaufanalyse und -Optimierung am Beispiel der stationären Krankenpflege
T. Krämer 121

Umfassendes Qualitätsmanagement – eine Verhaltensänderung. Wie können wir Potentiale so fördern, daß sie unseren Visionen entsprechen?
P. Engel 157

Autorenprofile 177

Sachverzeichnis 181

Autorenverzeichnis

ENGEL, PETER
In der Aue 3,
D-5010 Bergheim

KRÄMER, THILO, Dipl. Ing. (FH)
Am Vogelsberg 20,
D-23626 Ratekau

KRIES, FRIEDRICH VON, Dr. med.
Geibelstr. 56,
D-47057 Duisburg

LIEBELT, JUTTA, Prof. Dr. rer. nat.
Fachbereich AN,
Fachhochschule Lübeck,
Stephensonstr. 3,
D-23562 Lübeck

REHN, BENNO
Diözesan-Caritasverband Mainz,
Holzhofstr. 8,
D-55116 Mainz

SCHEIBECK, ROSWITHA
Ludwig-Maximilians-Universität
München, Klinikum Innenstadt
Lindwurmstr. 23–25/II,
D-80337 München

SCHMIDT, KARL-JOSEF
Bockshöll 1,
D-65346 Eltville

TERKATZ, STEFAN
Nikolaus-Ehlen-Str. 30,
D-45475 Mühlheim an der Ruhr

Einleitung, Begriffsbestimmungen und Problemstellung

J. LIEBELT

Inhaltsverzeichnis

Einleitung 1

Begriffsbestimmungen 2

Problemstellung 2

Literatur 5

Einleitung

Einrichtungen des Gesundheits- und Sozialwesens sind auf der Suche nach neuen Managementkonzepten, um im ständig schärfer werdenden Wettbewerb langfristig bestehen zu können. Jahrzehntelang bewährte Handlungsmuster stehen angesichts neuer Rahmenbedingungen auf dem Prüfstand.

Unter dem Druck schmerzhafter Veränderungen gewinnt die Frage nach der Qualität der eigenen Leistungen zunehmend an Bedeutung und damit wird Qualitäts- „Management" (QM) im Sinne einer Methode, deren Anwendung zum Erreichen der gewünschten Qualität oder der gesetzten Ziele führt, interessant. Gesucht werden Antworten auf die Frage, wie den eigenen Anforderungen an Qualität und den Anforderungen der zahlreichen Interessenspartner wie Patienten/Bewohner, Kostenträger, zuweisenden Ärzten, Gesellschaft etc. bei gleichzeitiger Senkung der Kosten genüge getan werden kann.

„Total Quality Management" (TQM) übersetzt „umfassendes Qualitätsmanagement" (UQM), stellt ein erfolgversprechendes Managementkonzept dar, um auf die veränderten Rahmenbedingungen reagieren zu können. UQM ist ein umfassender, ganzheitlicher Ansatz, der die gesamte Organisation einbezieht.

Kann man ein effizientes Qualitätsmanagement einrichten, ohne sich um den Aufbau einer lernenden Organisation zu bemühen?

Diese Frage gewinnt immer dann an Bedeutung, wenn die Klage laut wird: „Unser QM-Programm läuft nicht!". Womit normalerweise gemeint ist, daß nach anfänglichem Erfolgssturm die Ergebnisse hinter den Erwartungen zurückbleiben und es schwerfällt, einen glaubwürdigen Schuldigen für diesen Mißerfolg ausfindig zu machen.

Bei solchen stagnierenden QM-Bemühungen sind in den meisten Fällen Merkmale – beschrieben in diesem Buch – festzustellen, die zunächst unbedeutend scheinen, jedoch dramatische, sich gegenseitig verstärkende Auswirkungen haben.

Begriffsbestimmungen

Oft ist zu beobachten, daß in einem Haus kein gemeinsames von allen Mitgliedern getragenes Verständnis von „Qualität" vorhanden ist, es fehlt ein klares gemeinsames QM-Modell. Ein solches gemeinsames Modell setzt eindeutig definierte Begriffe und Zielsetzungen voraus (was ist gemeint und was wollen wir damit erreichen?):

Unter Qualität ist „die Gesamtheit von Merkmalen eines Produktes oder einer Dienstleistung bezüglich ihrer Eignung, festgelegte oder vorausgesetzte Erfordernisse zu erfüllen" zu verstehen (DIN EN ISO 8402: 1995). Diese wertfreie Definition unterscheidet sich von der Verwendung des Begriffes „Qualität" im allgemeinen Sprachgebrauch sehr wohl! (Haller 1998) Mit „Qualität" ist also nach Crosby „die Erfüllung von Anforderungen" gemeint. Dabei spielen die Wünsche der Empfänger des Produktes oder der Leistung, der „Kunden" also, eine entscheidende Rolle.

Die Beurteilung der Qualität erbrachter Leistungen setzt damit die Fest- und Offenlegung der gestellten Anforderungen im Sinne von Zielen oder Standards voraus. Unterschiedliche Qualitätsniveaus ergeben sich durch das Niveau der Anforderungen und des Erfüllungsgrades.

Der Vorteil dieser Auslegung ist, daß Qualität meßbar und damit erreichbar bzw. optimierbar wird. Denn, was man nicht messen kann, kann man auch nicht verbessern.

Qualitäts-„Management" bedeutet damit das Hinführen, die Anforderungen kontinuierlich zu erfüllen

Warum soll man sich „kontinuierlich verbessern", wenn man bereits erwiesenermaßen gut ist?

Kontinuierliche „Verbesserungs"-Prozesse (KVP) oder besser kontinuierliche „Veränderungs"-Prozesse zielen darauf ab, das Verhalten einer agierenden oder reagierenden Organisation so anzupassen, daß ihr Erfolg trotz sich verändernder Umfeld- oder Prozeßparameter maximiert wird (Emmerich 1997). Angesichts der zuvor beschriebenen eingreifenden Veränderungen der Rahmenbedingungen werden kontinuierliche Verbesserungsprozesse, also Qualitätsmanagement hochaktuell für Einrichtungen des Gesundheits- und Sozialwesens.

Ein Qualitätsmanagement-„System" ist ein Organisations- und Ordnungssystem, daß hilft, Qualitätsmanagement systematisch und strukturiert in einem Unternehmen umzusetzen.

Problemstellung

Die Vorstellungen, die Menschen von Qualität und Qualitätsmanagement anstelle eines gemeinsamen Modells innerlich haben, stellen oft Teilaspekte dar, wie im folgenden und in Vergleich mit Abbildung 1 zu erkennen ist. Da sie nur selten offen ausgesprochen werden, bezeichnen wir sie auch als „mentale Modelle". Roberts u Thomson (1997) beschreiben im „Fieldbook zur Fünften Disziplin" Beispiele mentaler Modelle von Qualität und Qualitätsmanagement, die – wie selbst wiederholt erlebt – auch für den Gesundheits- und Sozialbereich zutreffen:

„Das haben wir immer schon so gemacht: Qualität machen wir immer schon, wir waren immer schon gut, wir stellen nur die besten Leute ein, wir halten unseren gewohnten Standard. Qualitäts-„Management" ist Planwirtschaft." Eine solche Einstellung berücksichtigt den Paradigmenwechsel, die Veränderungen des Umfeldes im Gesundheitswesen nicht. Sie lehnt Qualitätsmanagement ab und ist mittelfristig als Existenz-bedrohend anzusehen.

Qualitätssicherung: „Vertrauen ist gut, Kontrolle ist besser. Wir setzen uns Ziele. Es ist sinnvoll, die Zielerreichung also die Qualität in Form von Kontrollen zu hinterfragen. Qualitätssicherung macht es leichter, Fehler zurück zu verfolgen."

Kundenorientierung/Kundenzufriedenheit: „Qualität heißt, daß man Patient, Klient, Bewohner in den Mittelpunkt unseres Handelns und unserer Zielsetzungen stellt. Dies ist für uns selbstverständlich."

Qualitätsmanagement: „Qualität bedeutet die kontinuierliche Optimierung unserer Prozesse, um unsere gesetzten Ziele zu erreichen. Um Soll-Ist-Abweichungen in unseren Prozessen zu erkennen und zu beseitigen, planen, lenken und sichern wir die Qualität unserer Verfahren. Als Basis unser Verbesserungen nehmen wir die Ergebnisse unserer internen und externen Qualitätssicherungsmaßnahmen. Entspricht das Ergebnis unserer Zielsetzung, standardisieren wir unserer Verfahren, gibt es Abweichungen ändern wir in der zuvor beschriebenen Weise. Wir arbeiten mit Verbesserungsteams. Wir sind überzeugt, daß Menschen, insbesondere Teams, eine Lernquelle für Effizienzsteigerungen und Veränderungen darstellen.

Umfassendes Qualitätsmanagement: „Qualität bedeutet eine Veränderung unserer Denk- und Verhaltensweisen. Wir arbeiten alle zusammen, um ein einheitliches werteorientiertes System zu entwickeln, zu dem Qualitäts-Planung, -Lenkung, -Sicherung und -Verbesserung gehören wie auch ein gutes Verhältnis zu unseren Kooperationspartnern und zu den Gemeinschaften, in denen wir leben. Alle diese Bemühungen stehen im Dienst einer gemeinsamen Sache zum Nutzen unserer Patienten, Bewohner und Klienten."

Jedes dieser beschriebenen mentalen Modelle veranlaßt Führungskräfte zu ganz bestimmten Verhaltensweisen.

„Das haben wir immer schon so gemacht"-Chefs werden Qualitätsmanagement als überflüssig und zeitraubend ansehen, mit ihrer Unterstützung ist nicht zu rechnen, solange es nicht gelingt, ihre Einstellung und Verhalten zu verändern.

Abb. 1. Umfassendes Qualitätsmanagement. Der Weg zur kontinuierlichen Verbesserung

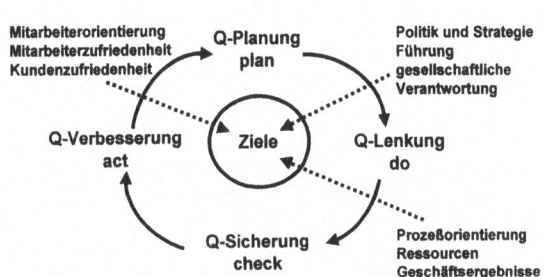

Chefs mit dem Bezugsrahmen der Qualitätssicherung im Sinne von Kontrolle werden dazu neigen, Mitarbeiter über die Schulter zu schauen, um ihre Leistungen zu messen und zu bewerten und alle wichtigen Entscheidungen selber treffen („Wenn ich nicht da bin, läuft gar nichts").

Eine Führungskraft, die das mentale Modell des „Qualitätsmanagements" vertritt, überläßt es dagegen den Mitarbeitern, Abläufe und Prozesse zu optimieren.

Wenn Führungskräfte eines Hauses unterschiedliche mentale Modelle vertreten, werden sie unterschiedliche Verhaltensweisen fördern, unterschiedliche Fähigkeiten vermitteln und unterschiedliche Leistungs- und Erfolgskriterien anwenden. Da sich ihre Einflußbereiche im Sinne einer Abteilungs-, Klinik- oder Berufsgruppen-übergreifenden Zusammenarbeit überschneiden, werden ihre widersprüchlichen Botschaften die Mitarbeiter verwirren und frustrieren und unweigerlich Widerstand und Zynismus auslösen: „die da oben wissen nicht, was sie wollen". Qualitätsmanagement wird so nicht zum Erfolg führen!

Wenn dagegen diese Aspekte offengelegt und angesprochen werden, können sie sehr hilfreich bei der Erarbeitung eines gemeinsamen QM-Konzeptes sein („Die Menschen da abholen, wo sie stehen.")

Das Offenlegen mentaler Modelle hat mit „Menschen" zu tun. Damit sind Mitarbeiter und Führungskräfte gleichermaßen angesprochen. Qualitätsmanagement verfehlt die Zielsetzung immer dann, wenn Menschen zu hohe Ansprüche an Programme, Techniken und zu geringe Ansprüche an sich selbst stellen. Qualitätsmanagement lenkt die Aufmerksamkeit automatisch auch auf die „weichen" Fakten, die hinter den „harten" Daten und Ergebnissen, an denen Einrichtungen gemessen werden, stehen. Und gerade deshalb hat manch einer ernsthafte Zweifel, ob unter den gegenwärtigen Existenz-bedrohenden Bedingungen noch Zeit für („solche Spielereien" wie) Qualitätsmanagement ist. („... Qualität machen wir ja immer schon. Wir haben Wichtigeres zu tun...".).

Dabei wird verkannt, daß Qualitätsmanagement unter anderem auch an den Ursachen finanzieller Symptome ansetzt, und nur durch die Verknüpfung von finanziellen und nicht finanziellen Kenngrößen und Zielen die Basis zur Verbesserung geschaffen wird. Qualitätsmanagement macht bewußt, daß die weichen die harten Faktoren kausal beeinflussen (Kaplan u. Norton 1997). Beispiele aus der Praxis, die die Verknüpfung von weichen und harten Faktoren zeigen, beschreiben die einzelnen Beiträge dieses Buches.

Ziel des vorliegenden Buches ist es, Sensibilität für angewandtes Qualitätsmanagement zu erzeugen, von einander aus den Erfahrungen zu lernen und einander Mut zu machen: die aktive Kraft aller Erfolge und Mißerfolge einer Organisation ist der Mensch.

Unter den Voraussetzungen einer „lernenden Organisation" als Ort, an dem Menschen kontinuierlich entdecken, daß sie ihre Realität selbst erschaffen und somit auch verändern können, gelingt es Menschen Qualitätsmanagement effizient umzusetzen, lohnt sich Qualitätsmanagement (Senge 1996).

Statt auf das neueste Konzept zu warten, können wir sofort beginnen, die Existenz unserer Einrichtungen sicherer zu machen. In kleinen, selbstgesteuerten Schritten, mit Menschen, die echtes Interesse an ihrer Arbeit haben und den Wert schöpfen, von dem wir alle zum Nutzen der uns anvertrauten Patienten und Klienten leben.

Vielleicht ist die Fähigkeit, schneller zu lernen als die Konkurrenz, der einzig wirklich dauerhafte Wettbewerbsvorteil...

Literatur

DIN EN ISO 8402: 1995 Qualitätsmanagement. Begriffe. Beuth, Berlin

Emmrich V (1997) Spielregeln in der lernenden Organisation. In: Wieselhuber & Partner (Hrsg) Handbuch Lernende Organisation: Unternehmens- und Mitarbeiterpotentiale erfolgreich erschließen. Gabler, Wiesbaden, S 110–116

Haller S (1998) Beurteilung von Dienstleistungsqualität: dynamische Betrachtung des Qualitätsurteils im Weiterbildungsbereich. Gabler, Wiesbaden

Kaplan RS, Norton DP (1997) Balanced scorecard. Strategien erfolgreich umsetzen. Schäffer-Poeschel, Stuttgart

Roberts C, Thomson SB (1997) „Unser Qualitätsprogramm läuft nicht". In: Senge PM, Kleiner A, Smith B et al. (Hrsg) Das Fieldbook zur Fünften Disziplin. Klett-Cotta, Stuttgart, S 515–525

Senge PM (1996) Die fünfte Disziplin. Klett-Cotta, Stuttgart

Lernen mit „doppelter Schleife" – unsere Chance, TQM richtig anzuwenden

J. LIEBELT und P. ENGEL

Inhaltsverzeichnis

1	TQM beginnt im Kopf	7
2	Qualität = Technik + Geisteshaltung	9
3	Einschleifiges vs. doppelschleifiges Lernen	10
4	Lernen als Investition	11
5	Lernen verändert Arbeitsresultate	13
6	Die Lernende Organisation	14
7	Peter M. Senges fünf Disziplinen einer lernenden Organisation	15
7.1	Gemeinsame Vision	15
7.2	Personal Mastery	17
7.3	Mentale Modelle	18
7.4	Lernen im Team	19
7.5	Denken in Systemen	19
7.5.1	Die Geschichte von den Blinden und dem Elefanten	20
7.5.2	Stahlverstärkte Betonmauern im Haus	21
7.5.3	Denken in Prozessen	21
8	Die neue Rolle der Führungskräfte	23
9	Praxisbericht aus einem „lernenden" Krankenhaus	24
10	Ausblick	26
	Literatur	27

1
TQM beginnt im Kopf

Eine Karikatur (Nohria und Berkley 1994) in Harvard Business Review bringt es auf den Punkt: mit flinken Füßen räumten geschäftige Träger vor einem Auditorium Schautafeln mit den inzwischen alten, überholten Begriffen wie „Reengineering" und „TQM" ab und stellen neue Begriffe den staunenden Zuschauern vor die Nase. Die applaudierten dem Neuen:
   „There is no business like show-business".

Manchmal kann man wirklich den Eindruck haben, als würden wir uns im Gesundheitswesen wie im Märchen vom Hasen und Igel befinden: der schlaue Igel – sinnbildlich zu vergleichen mit Experten aus der Industrie – ließ alle ja bereits kräftig laufen: jedes neue Schlagwort erzeugte hektische Aktivität. Warum wissen wir das nicht, warum machen wir das nicht? hallte der Ruf und schon ging es in die nächste Furche, an deren Ende bereits wieder der Igel stand: Ik bün all dor! Und die Hasen, die sich in jede neue Furche zwingen lassen, weil sie ja nicht den Anschluß an den Weltstandard verlieren dürfen, müssen sich nach jeder weiteren verlorenen Runde gestehen: das schaffen wir nie!

Schaffen wir das nie? Das ist die Frage, die uns beschäftigen sollte. Und die Frage ist ernst! Denn, wenn wir wirklich den Anschluß im marktwirtschaftlich ausgerichteten Ringen um höchste Versorgungs- und Betreuungsqualität zu möglichst niedrigen Kosten und Preisen verlieren, bedeutet das den Verlust von Arbeitsplätzen. Und davon kann jeder von uns morgen bereits betroffen sein! Die Frage geht uns also alle an!

Die Stärkung der marktwirtschaftlichen Elemente im Gesundheitswesen geht einher mit einem Bewußtseins- und Wertewandel in der Gesellschaft, mit dem wir uns auseinandersetzen müssen, um „am Markt" erfolgreich zu sein. Erfolgreiches Management bedeutet, den Wandel zu gestalten, die Attraktivität der Leistungen dem Wandel anzupassen und die Veränderung als Chance für die Einrichtung zu sehen. Erfolgreiches Management bedeutet Existenzsicherung.

Neue Schlagworte wie in der oben beschriebenen Karikatur, Leitfäden, neue Methoden und Techniken können dabei einiges bewirken, können aufrütteln und wach machen – das ist unbestritten. Aber können sie das „Hier" und „Heute" tatsächlich verändern?

Einer der „Großmeister für Änderungsprozesse" in den USA und Vater der „lernenden Organisation, Chris Argyris, Professor für Erziehungswissenschaften und organisationales Lernen an der Harvard University, legt mit folgender Geschichte den Weg zur Veränderung offen (Argyris 1994, 1997):

In einem Unternehmen wurde der Erfolg eines mit externer Unterstützung durchgeführten TQM-Programmes gefeiert: die Kosten waren reduziert worden, Qualität und Kundenzufriedenheit hatten sich erhöht. „Welch ein Glück, daß wir TQM umgesetzt haben", sagten die Manager. Argyris fragte zurück: „Warum habt ihr Manager das nicht selbst und zwar schon vor Jahren geleistet, ist es nicht eure Aufgabe, ständig zu verbessern?"

Natürlich hatte jeder seine speziellen Antworten und Begründungen dafür, warum es mit eigener Initiative und Energie einfach nicht ging: „andere – allen voran die Leitung – hinderten uns daran, Initiativen zu ergreifen. Allein hätten wir sowieso keine Chance gehabt. Erst als die Leitung wach wurde, bewegte sich etwas bei uns, erst wenn „die oben" es wollen, haben wir eine Chance ..." hieß es.

Wir kennen solche und ähnliche Aussagen und wir wissen, daß daran etwas Wahres ist. Propheten und Macher im eigenen Land (Haus) gelten nichts. Jede Idee hat ihre Zeit und der, der sie vor dieser Zeit vertritt, vielfach Ärger und Scherereien.

Menschen, die ihr Weiterkommen und ihre Reputation nicht gefährden wollen, unterlassen Karriere-schädigende Initiativen. Statt Risiken einzugehen, warten sie die

„von oben" kommenden Anweisungen ab. „Da kann man nichts falsch machen" – ist die generelle Einstellung.

Grundsätzlich gilt jedoch: Veränderung zum Besseren hin verlangt den Mut zum Risiko und Initiative aus eigener Kraft. Dazu braucht man keine immer wieder neuen Techniken, Schlagworte, also das show-business. Was wir brauchen, ist die Einsicht, daß Veränderung Not tut und Initiative, den ersten Schritt zu tun.

Um TQM einzuführen, ist nicht der gewählte Weg, die verwendeten Techniken entscheidend, entscheidend ist es, die Menschen mit in das Boot TQM zu „ziehen" oder besser „einzuladen", die Menschen zum Umdenken zu bewegen.

Qualitätsmanagement beginnt im Kopf, TQM ist eine Verhaltensänderung.

Es kann uns nicht viel helfen, immer wieder von neuen, besseren Konzepten zu hören. Was uns hilft ist, das Naheliegende zu tun und täglich zu lernen („learning before doing, learning while doing, learning after doing") und dadurch immer etwas besser zu werden – ausdauernd, systematisch und konsequent.

Mit einem solchen Verhalten schaffen wir es. Ein solches Verhalten zeichnet eine lernende Organisation aus.

2
Qualität = Technik + Geisteshaltung

Die Überschrift bringt es auf den Punkt. Sie besagt, daß Qualität mit Hilfe der Technik auf der Basis einer entsprechenden Geisteshaltung entsteht (Kamiske u. Brauer 1995).

Um erfolgreich im Markt zu sein als Basis der Existenzsicherung sind beide Bestandteile erforderlich und müssen miteinander kombiniert werden. Der Einsatz von TQM-Techniken und Werkzeugen wird entscheidend verstärkt durch das Vorhandensein einer entsprechenden Grundeinstellung! Sicherlich ist die Veränderung der Geisteshaltung schwieriger als das Erlernen von Techniken, Letztere weist aber die größere Wirksamkeit auf (Radtke 1998).

Es geht nicht um fehlende Techniken oder Konzepte, es geht um die Geisteshaltung als zentraler Mittelpunkt.

Ein aktuelles Beispiel für die Bedeutung, die neuen Konzepten im Gesundheits- und Sozialwesen beigemessen wird, ist die Diskussion um das europäische TQM-Modell der EFQM (1997), syn. Modell für business excellence, im Vergleich zum TQM-Modell nach den internationalen Normen zum Qualitätsmanagement. Schlagzeilen wie „Qualitätsmanagement: mehr als nur ISO-Norm" (Spielberg 1998) lassen eine Überlegenheit des EFQM-Modells vermuten und verunsichern damit zahlreiche Einrichtungen, die den Weg zum umfassenden Qualitätsmanagement mit dem Aufbau eines Qualitätsmanagementsystems nach DIN EN ISO begonnen und dabei erste Erfolge erzielt haben. Um Irritationen zu vermeiden, müssen Mißverständnisse dieser Art möglichst frühzeitig ausgeräumt werden. Denn Einrichtungen sind gut beraten, beide Vorgehensweisen miteinander zu verbinden.

Der folgenden Aussage im aktuell vom Bundesministerium für Gesundheit herausgegebenen „Wegweiser Qualitätsmanagement im Krankenhaus" (Viethen 1998) kann nur zugestimmt werden:

„Zahlreiche Versuche sind in den letzten Jahren unternommen worden, ein mehr oder weniger standardisiertes Verfahren für die Etablierung von Qualitätsmanagement zu finden…. Es ist gemeinhin bekannt, daß Idealisierung, Dogmatisierung und Dominanz – der Besitz von „Königswissen" also – eher abträglich für die breite Umsetzung von Innovationen sind – dies gilt auch für das Qualitätsmanagement. Da vieles dafür spricht, daß mehr als *ein* Ansatz richtig ist und zum Erfolg führt, ergreift der nachfolgende Text auch nicht für eine bestimmte Richtung Partei. Vielmehr appelliert er an den gesunden Menschenverstand und ruft die Mitarbeiter im Gesundheitswesen zu einer vernünftigen Vorgehensweise auf."

Was bedeutet „vernünftige Vorgehensweise"? Es bedeutet, daß es jedem einzelnen Haus obliegt, zu entscheiden, welcher Weg, welche Technik am besten zu ihm und zu den bereits vorhandenen Maßnahmen paßt, um den gewünschten und für TQM unabdingbaren Umdenkungsprozeß zu erzielen.

Fehlt die entsprechende Geisteshaltung noch, sind Techniken und Konzepte, deren Vermittlung für die Einrichtung meist mit hohen Kosten verbunden ist, kaum bis gar nicht wirksam

Die Geisteshaltung innerhalb einer Einrichtung ermöglicht die Vernetzung der Vielzahl der Einzelmaßnahmen, die im Sinne von Qualitätsverbesserungen ja bereits längst vorhanden sind, zu einem zielgerichteten Vorgehen. Durch diese Geisteshaltung erhält das Haus einen inneren Zusammenhang und die erforderliche Beständigkeit während der Phasen des Wandels, die zum Überleben in der heutigen Zeit unabdingbar sind.

Der Geschäftsführer eines zertifizierten Krankenhauses drückt es mit seinen Worten aus: befragt nach den Veränderungen, die das Qualitätsmanagementsystem in seinem Hause bewirkt hat, antwortet er spontan: „Die wesentliche Veränderung ist der Umdenkungsprozeß".

3
Einschleifiges vs. doppelschleifiges Lernen

Argyris (Argyris 1994) führt folgerichtig die Entwicklung von Einstellungen auf Lernvorgänge zurück, die im Unternehmen stattfinden.

Einschleifiges (Single-loop-)Lernen findet dann statt, wenn „oben" angeordnet und „unten" befolgt wird. Diese Vorgehensweise ist uns im Gesundheitswesen, insbesondere im streng hierarchisch orientierten Krankenhaus, nicht unbekannt.

Einschleifiges Lernen geschieht normalerweise ohne Reflexion, d. h. es wird kaum darüber nachgedacht, *warum* eine Maßnahme durchgeführt werden soll. Man tut es, weil es gewünscht ist und Sanktionen befürchtet werden müssen, wenn man es nicht täte. Einigen wenigen erscheint das, wozu man sie auffordert – z. Bsp. TQM anzuwenden – sinnvoll und lange überfällig. Andere machen mit, weil sie nicht anders können. Widerstände aller Art entstehen. Echtes Lernen findet dabei kaum statt. Man empfindet sich eher als Ausführender und übernimmt selten persönliche Verantwortung.

Von den Mitarbeitern hört man die resignierende, aber auch selbstentlastende Aussage, wenn etwas angeordnet wurde, was man nicht versteht oder billigt: „die „oben" werden sich schon etwas dabei gedacht haben". Die Ausführung der Anordnung verläuft dann je nach Einschätzung der Sanktionslage. Geprägt durch Hierarchien und Machtstrukturen haben es viele Mitarbeiter im Krankenhaus, gerade auch im ärztlichen Bereich, verlernt, ohne Anweisung zu handeln. Sie beschweren sich zwar äußerlich um mangelnde Entwicklungsmöglichkeiten, sind innerlich aber froh, keine Verantwortung übernehmen zu müssen. Hier ist Lernen nicht selbst-, sondern fremdgesteuert. Es besteht die Gefahr, daß das „echte Interesse" der Mitarbeiter an der Aufgabe und damit der entscheidenden Motor für eine erfolgreiche Durchführung verloren geht!

Abb. 1. Zitat von RW Ketner, amerikanischer Unternehmer, Gründer der Supermarktkette „food lion"

> „Wir können nichts 1000 % besser machen.
> Aber wir machen 1000 Sachen 1 % Prozent besser."
>
> Ralph Wright Ketner

Erfolgt im Unternehmen keine Rückmeldung zum eigenen Verhalten, dann scheitern gut gemeinte, auch noch so perfekt organisierte und zunächst auch erfolgreiche Konzepte wie „TQM" – dann nämlich, wenn der Druck von oben (der Leitung) oder von außen (des Beraters) nachläßt, weil man fälschlicherweise glaubt, nun laufe es von alleine.

„Doppelschleifiges (double-loop-)Lernen" als Alternative zur zuvor beschriebenen gehorsamen Erfüllung verordneter, aber nicht reflektierter Maßnahmen bedeutet für die Leitung, den Mitarbeitern und Anwendern Zeit zu geben, Sinn und Bedeutung von vorgeschlagenen Ideen und Handlungskonzepten zu bedenken und sie in eigene, selbst verfaßte Ziele und Visionen zu integrieren.

Für die Mitarbeiter bedeutet es die Chance, an der Gestaltung und Verwirklichung der Unternehmensziele „aktiv" und mit „echtem Interesse" mitwirken zu können. Es heißt aber auch, sich selber klar darüber zu werden, eine persönliche Verantwortung in diesem Prozeß zu haben und nicht erwarten zu dürfen, daß andere uns diese Verantwortung abnehmen werden. Manch einem Mitarbeiter wird auf diese Weise der Wind aus den Segeln genommen. Oft beklagte Mißstände müssen nun eigenverantwortlich angepackt und verändert werden.

Dieser Prozeß verlangt nach Zeit, die man Menschen geben muß.

Viele neue Konzepte scheitern daran, daß die Leitung schnelle Umsetzung fordert, ohne zu berücksichtigen, daß die Mannschaft, das Team sich erst darauf einstellen muß, ehe sie damit zu arbeiten beginnen kann. Für die Umsetzung von Qualitätsmanagement sollte sich vielmehr die Leitung das in Abb. 1 dargestellte Zitat des amerikanischen Unternehmers Ralph Wright Ketner (1920) zu Herzen nehmen (Abb. 1).

Es scheint, daß wir dieses zeitaufwendige, aber viel effektivere „doppelschleifige Lernen" bei unserem Vorgehen gerade in Gesundheitseinrichtungen häufig nicht ausreichend berücksichtigen. Vielleicht unterschätzen wir es doch und praktizieren es deshalb kaum oder gar nicht.

Stattdessen ist unsere Neigung ungebrochen, sich mit von „außen" kommenden Ideen und teuren Konzepten zu befassen und diese einzuführen, anstelle den ersten Lernschritt aus eigener Kraft zu machen. Was *andere* machen muß besser sein als das, was *wir selbst* tun – so denkt, wer das eigene Team in seinen Möglichkeiten unterschätzt.

4
Lernen als Investition

Führungskräfte entledigen sich heutzutage vielfach ihrer Verantwortung für das Lernen dadurch, daß sie ihre Mitarbeiter zu Trainings schicken. Sie geben damit viel Geld aus, denn es sind ja nicht nur die reinen Trainingskosten und Arbeitsausfall, die anfallen. Jedenfalls sie tun etwas, und sei es nur die anonyme Entsendung mit dem Ziel, daß etwas zukünftig anders, besser und effektiver gemacht wird. Für die Mitarbeiter ist die Teilnahme an einem Training, einer Schulungsmaßnahme dagegen durchaus eine Besonderheit im Sinne einer individuellen Maßnahme und Herausforderung. Sie ist daher in der Regel mit einem Motivationsschub verbunden.

Die Mitarbeiter erlernen das gewünschte know-how und zeigen auch Bereitschaft, das Wissen umzusetzen, „es zu tun".

Nun muß dieses Wissen von den Führungskräften auch abgefordert werden. Wenn dies unterbleibt, hat sich die Investition nicht ausgezahlt.

Hier können wir von den internationalen Normen zum Qualitätsmanagement lernen: „Ausbildung und Schulung machen bewußt, daß Veränderungen notwendig sind und bieten Mittel, mit deren Hilfe Veränderungen vollbracht werden können." heißt es hier und es wird die in Abb. 2 dargestellte, strukturierte Vorgehensweise empfohlen.

Danach ist es die Aufgabe, ja die Pflicht der Führungskräfte, das erlernte Wissen, mit dessen Hilfe Veränderungen vollbracht werden können, abzufordern. Die Mitarbeiter wollen das Gelernte präsentieren und auch umsetzen. Denn, erst wenn der Lernfortschritt sichtbar wird, wächst die befriedigende Erkenntnis, daß sich der Aufwand lohnt. Unterbleibt das Abfordern, interessiert sich also niemand für das Erlernte, folgt Demotivation. Bei der nächsten Schulungsmaßnahme werden die Mitarbeiter sich weniger engagieren!

Ein Beispiel: Eine große soziale Einrichtung will TQM einführen. In der Betriebsleitung ist die Entscheidung gefallen. Nun geht es darum, die Mitarbeiter über diese Maßnahme, ihren Sinn und Nutzen zu informieren. Dazu beschließt das Management, eine Teilbetriebsversammlung einzuberufen. So ist auch die Mitarbeitervertretung involviert.

Wir werden... teilte die Leitung mit und Sie sollten... forderten sie von den Mitarbeitern.

Die meisten Zuhörer dachten, daß sie immer schon Bewohner-orientiert handelten, die Veranstaltung und die angekündigte Maßnahme also für sie nichts Neues bot. Außer wieder neu verursachten Kosten durch ein weiteres „Projekt" - als ob nicht schon genug Projekte angestoßen worden wären und kostbare Arbeitszeit in Anspruch nähmen - war kaum etwas gewesen daß mit anderen preisgünstigeren Mitteln nicht auch zu erreichen gewesen wäre.

Alle kamen. Alle haben geklatscht, die Leitung hat der Pflicht zu informieren, Genüge getan, nun kann das Projekt ungehindert starten.

Was aber hat diese Maßnahme dem Hause tatsächlich an Ergebnis gebracht? Immerhin konnte man dem Träger melden: wir tun etwas!

Dargestellt wurde ein Beispiel für ein-schleifiges Lernen. Die nächste Großveranstaltung dieser Art werden die Mitarbeiter eher meiden.

Abb. 2. Forderungen der DIN EN ISO 9001:1995 zum Thema „Ausbildung und Schulung"

- Gezielte Ermittlung des Schulungsbedarfs
- Schulungsplanung
- Definition von Lernzielen
- Evaluation des Lernerfolges

Ähnlich wie hier dargestellt, führen auch andere Unternehmen TQM ein: Hunderte von Mitarbeitern werden informiert, geschult, vorbereitet. „Mehr als 50% aller Mitarbeiter sind von mir bereits geschult worden", erzählt der Qualitätsmanagementbeauftragter stolz. Nun erwartet man, daß sie das Gelernte anwenden. Sie sollen es ganz einfach tun, denn nun wissen ja alle, was sie wo, wie machen können.

Dennoch geschieht in den wenigsten Fällen etwas, die meisten warten auf den Druck von oben, ehe etwas anläuft. Dann scheint es zu klappen.

Warum nicht aus Einsicht und eigener Initiative?

Kein noch so intelligent vermitteltes neues Konzept kann die eigentliche Führungsaufgabe der Vorgesetzten ersetzen. Und die heißt, die Ziele des Unternehmens deutlich machen und zwar *allen* Mitarbeitern und die Zielerreichung überprüfen (evaluieren), denn Unverbindliches löst selten Aktionen aus. Dies bedeutet, daß Vorgesetzte über alle Ebenen mit ihren Mitarbeitern „Zielvereinbarungen" treffen und schriftlich festlegen sollten.

Wenn wir von einer Klinik die Zielsetzung hören, innerhalb eines Jahres die Beschwerderate, bezogen auf die vom Patienten empfundene „Freundlichkeit des Personals" auf 0% zu senken, dann fragen wir uns, wie das gehen soll, wenn nicht jeder einzelne im persönlichen Gespräch mit seinem Vorgesetzten dazu verpflichtet wird.

5
Lernen verändert Arbeitsresultate

Konzepte wie TQM sind sinnvoll als Denkanstöße und haben ihren Wert. Sie sind im Grunde die systematische Anwendung des gesunden Menschenverstandes. Aber Verstand ist nicht alles. Herz und Spaß an der Arbeit gehören dazu! Das ist aber mit „single loops" – d. h. mit der Verkündung der Botschaft, die alle mehr oder weniger gut erreicht, nicht getan.

Doppelschleifiges Lernen dagegen folgt folgenden Schritten:

Die Botschaft muß von allen verstanden werden. Es müssen persönliche, quantifizierbare Ziele im Sinne des Konzeptes mit Einzelnen verabredet werden und deren Erfüllung durch ebenfalls verabredete Kontrollen, am günstigsten Selbstkontrollen sichergestellt werden. Die Qualitätsmanagement-Normen sprechen hier von „Audits", ein Begriff, der sich aus dem Lateinischen (audire = hören) ableitet.

Die Ziele sollen meßbar und nachvollziehbar sein, dies setzt vereinbarte Meßgrößen voraus. Ziele müssen zu Verträgen werden.

Die Mitarbeitern benötigen alle Hilfen durch Organisation und beratende Unterstützung seitens der Vorgesetzten. Aber auch die Eigeninitiative ist entscheidend. Sie muß beachtet und anerkannt werden.

Flexibilität des Systems muß sichergestellt, erklärbare Abweichungen müssen möglich sein.

Der Erfolg muß gemeinsam überprüft werden. Positive Ergebnisse müssen herausgestellt und belohnt werden, negative müssen analysiert, schließlich eliminiert werden.

Aus den Ergebnissen muß der Einzelne lernen können: er sollte persönliches Feedback erhalten und damit die Chance, seinen individuellen Beitrag zu erkennen und zu reflektieren. Das ist Lernen!

Erst die „zweite Schleife" festigt Erlerntes dauerhaft. Lernen verändert Einstellungen, Einstellungen verändern Verhalten. Durch Lernen erworbenes neues Verhalten verändert auf längere Sicht Arbeitsresultate.

Das neue Konzept muß ganz selbstverständlich z. T. des Arbeitslebens werden.

Einige Einrichtungen haben dies längst begriffen und wenden es im Sinne von „lebenslangem Lernen" an.

6
Die lernende Organisation

„Der Umbau von Unternehmen in eine lernende Organisation" stellt eine Form der Unternehmensführung dar, die erst durch die Veröffentlichungen um den amerikanischen Managementtheoretiker und Organisationsberater Peter M. Senge, Direktor des „Center for Organizational Learning" an der Sloan School of Management des Massachusetts Institute of Technology (MIT), breitere Aufmerksamkeit auf sich zog (Fassbender 1997).

Der Gedanke der „lernenden Organisation" verbindet lerntheoretische Erkenntnisse mit einer ganzheitlichen Sicht eines Unternehmens und ist als eine Reflexion auf mehr oder weniger unkoordinierte, von „oben" initiierte Entwicklungen in der Industrie (Zielsetzung Anpassung) zu deuten.

Die lernende Organisation verlangt ein neues Verhalten eines jeden, ein Verhalten, das die Probleme des eigenen Bereiches erkennt, analysiert und mutig – immer unter Beachtung der Unternehmensziele – löst.

Die Idee der lernenden Organisation ist tatsächlich neu und nachweislich erfolgreich, wie die Erfahrungen aus Projekten insbesondere in Nordamerika zeigen (Fassbender 1997).

Medium ist „Lernen" – immer und überall, innerhalb des Arbeitsprozesses und mit „double loop". Diese Art Lernen darf nicht verwechselt oder gleichgesetzt werden mit „Aufnehmen von neuen Informationen". Letzteres ist, wie in den vorherigen Kapiteln dargestellt, nur entfernt mit „echtem" Lernen verwandt.

In der 1996 erschienenen deutschen Übersetzung (Senge 1996) des Buches „The Fifth Discipline" (Senge 1990) werden lernende Organisationen beschrieben als „Organisationen, in denen Menschen kontinuierlich die Fähigkeit entfalten, ihre wahren Ziele zu verwirklichen, in denen neue Denkformen gefördert und gemeinsam Hoffnungen freigesetzt werden und in denen Menschen lernen, miteinander zu lernen".

Damit greift Senge den Gedanken von Argyris auf und arbeitet ihn weiter aus.

Sind lernende Organisationen überhaupt möglich?

Wir alle haben in uns ein intuitives Lernbedürfnis und wir lernen gern: Die meisten von uns waren oder sind schon einmal Teil eines großartigen Teams gewesen, dessen Mitglieder sehr gut aufeinander abgestimmt waren, die einander vertrauten, die sich in ihren Stärken ergänzten und in ihren Schwächen ausglichen, die große gemeinsame Ziele verfolgten und dabei Außerordentliches leisteten. Die meisten von uns kennen diese Form echter Teamarbeit im Bereich der Freizeitgestaltung, z. B. im Sport, wenige allerdings im Geschäftsleben. Was sie erlebt haben, war eine lernende Organisation (Senge 1996).

7
Peter M. Senges fünf Disziplinen einer lernenden Organisation

Was unterscheidet eine lernende Organisation grundsätzlich von anderen?

Nach Senge (1996) verfügen lernende Organisationen über fünf „persönliche Disziplinen" (Abb. 3). Darunter ist ein Entwicklungsweg zu verstehen, auf dem Menschen persönliche Fertigkeiten oder Kompetenzen erwerben. Es geht um Menschen! Das Ausüben dieser Disziplinen bedeutet, daß man nie aufhört zu lernen. Man kommt niemals irgendwo an. Vielmehr ist eine Disziplin zu meistern: ein lebenslanger Prozeß zu gestalten. Der Zustand der Vollkommenheit wird nie erreicht, denn eine lernende Organisation entwickelt sich ständig weiter: was heute gut und Stand der Technik ist, ist morgen schon veraltet. Das Bessere ist der Feind des Guten.

Alle Disziplinen befassen sich mit einem „Umdenken", mit einem grundlegenden Wahrnehmungswandel.

7.1
Gemeinsame Vision

Eine gemeinsame Vision ist lebenswichtig für eine lernende Organisation, weil sie den Schwerpunkt und die Energie für das Lernen liefert. Während adaptives Lernen auch ohne Vision möglich ist, ist ein schöpferisches Lernen und Arbeiten nur möglich, wenn Menschen nach etwas streben, das ihnen wahrhaft am Herzen liegt (Senge 1996).

Wenn eine echte Vision vorhanden ist, wachsen die Menschen aus sich selbst heraus. Es ist die Kraft im Herzen der Menschen! Die Menschen lernen aus eigenem Antrieb und nicht, weil man es ihnen aufträgt. Ein Zitat von Saint Exupery versinnbildlicht diese Erkenntnis (Abb. 4).

Wohlgemerkt, es handelt sich hierbei nicht um die bekannten Erklärungen zur Unternehmensvision oder Politik, die zwar eingerahmt in Plexiglas an zentraler Stelle eines Unternehmens plaziert oder im Qualitätsmanagementhandbuch wohl formuliert sind, deren Inhalte aber kaum ein Mitarbeiter liest und kennt, geschweige denn sich damit identifiziert.

Insbesondere kirchliche Träger sozialer Einrichtungen zeigen mit der Formulierung eines gemeinsamen Leitbildes und daraus abgeleiteter Unternehmenszielen Ansätze und Wege zu einer kollektiven Vision und damit zu einer starken verbindenden Kraft.

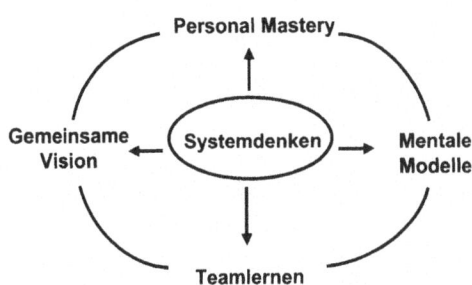

Abb. 3. PM. Senges 5 Disziplinen einer lernenden Organisation. (Mod. nach Fassbender 1997)

Abb. 4. Sinnbild von Saint Exupery zur Kraft der Vision

"Wenn Du ein Schiff bauen willst, so trommle nicht die Männer zusammen, um Holz zu beschaffen, Werkzeuge vorzubereiten und Aufgaben zu vergeben. Vermittle ihnen zu allererst die Sehnsucht nach dem weiten Meer."

(Saint Exupéry)

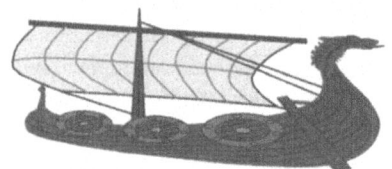

Entscheidend ist dabei, daß sich die Führungskräfte die Zeit nehmen, die Inhalte des Leitbildes jedem Mitarbeiter transparent zu machen, um so jedem Mitarbeiter die Chance zu geben, die Inhalte zu verstehen und sie mit den Inhalten der eigenen Vision in Einklang zu bringen. Wird nicht sicher gestellt, daß Leitbild und daraus abgeleitete Ziele verstanden und verinnerlicht wurden, geht der nicht hoch genug einzuschätzende Einsatz und das Engagement von Mitarbeitern für die gemeinsame Zielsetzung verloren und wirkt sich ev. sogar kontraproduktiv aus.

Nicht von ungefähr messen sowohl die internationalen Normen zum Qualitätsmanagement, als auch das europäische TQM-Modell der EFQM (EFQM 1997) dem Element „Politik" und der internen Kommunikation besondere Bedeutung bei. Die im folgenden aufgeführten Forderungen und Ansatzpunkte sind vielmehr Voraussetzungen für effizientes Qualitätsmanagement im Sinne von Business Excellence, also im Sinne von unternehmerischen Spitzenleistungen.

Die DIN EN ISO Normen (9001, 9004-2) fordern, daß

- eine Politik und daraus abgeleitete Zielsetzung festgelegt und dokumentiert werden,
- Politik und Zielsetzung vermittelt, d. h. verstanden, verwirklicht und aufrechterhalten werden auf allen Ebenen,
- Mittel zur Kommunikationsförderung bereitgestellt und verwirklicht werden.

Das EFQM-Modell fragt im Unterpunkt 2c des Kriteriums „Politik und Strategie": Wie werden Geschäftspolitik und Strategie bekanntgemacht und eingeführt? Ansatzpunkte im einzelnen sind:
Wie die Organisation

- Geschäftspolitik und Strategie bekannt gibt,
- Geschäftspolitik und Strategie stufenweise auf allen Ebenen des Unternehmens herunterbricht,
- Geschäftspolitik und Strategie als Grundlage für die Planung aller Aktivitäten und für das Setzen von Zielen im gesamten Unternehmen verwendet,
- Pläne testet, bewertet, verbessert, abstimmt und mit Prioritäten versieht,
- überprüft, ob sich die Mitarbeiter der Geschäftspolitik und der Strategie bewußt sind,
- strukturiert ist, um Geschäftspolitik und Strategie zu realisieren.

Das EFQM-Modell fragt im Unterpunkt 3e des Kriteriums „Mitarbeiterorientierung":
Wie wird ein effektiver Dialog zwischen den Mitarbeitern und der Organisation erreicht? Ansatzpunkte im einzelnen sind:
Wie die Organisation

- den Kommunikationsbedarf identifiziert,
- Informationen mit seinen Mitarbeitern teilt und im Dialog mit ihnen steht,
- die Effektivität der Kommunikation bewertet und verbessert,
- die Kommunikation von oben nach unten, von unten nach oben und seitwärts strukturiert.

Die traditionelle „top-down"-Vision reicht nicht aus, wenn sie von den Mitarbeitern nicht mit Leben gefüllt wird und der Mitarbeiter nicht seine eigene Vision darin wieder findet.

Zur „Disziplin der gemeinsamen Vision" gehört die Fähigkeit, gemeinsame „Zukunftsbilder" freizulegen, die echtes Engagement und wirkliche Teilnehmerschaft fördern. Eine Führungskraft, die sich in dieser Disziplin übt, lernt, daß auch eine noch so verinnerlichte Vision kontraproduktiv wirkt, wenn sie lediglich von oben verordnet ist.

Auch für den Qualitätsmanagementprozeß bedarf es einer Vision. Anderenfalls wird der Prozeß zum befristeten Projekt: „Die äußeren Bedingungen machen es erforderlich... Wir wollen schnellstmöglich und mit geringstem Aufwand ein Zertifikat... Für Qualität ist der Qualitätsbeauftragte zuständig, ich selber bin nicht betroffen..."

Als Nachsatz sei hier der Rheinische Merkur vom 24.04.1998 zitiert, der über den derzeitigen Oberbürgermeister von New York, Rudolph Giuliani, schreibt, daß er seine Vision von einem idealen Kämpfer für das Gemeinwohl an dem von Plato entwickelten Begriff des „Ideals" orientiert: „Man kann es nie erreichen, aber indem man danach strebt, schafft man Verbesserungen in der Gesellschaft. Die ideale Republik, den idealen Staat der Ehrlichkeit, den idealen Staat der Integrität, den idealen Staat der Sauberkeit oder der Sicherheit. Zunächst wurde Giuliani als Naivling belächelt. Heute gilt er als geeignet für noch höhere Ämter."

7.2
Personal Mastery

„Personal Mastery" ist die einzige Disziplin, die in der deutschen Fassung des Senge-Buches nicht aus dem Englischen übersetzt wurde. Auch liegt den Verfassern aus der Literatur keine andere eindeutige Übersetzung in die deutsche Sprache vor.

Personal Mastery meint nach Senge (1996), daß wir persönliche Werte, eine persönliche Vision, also ein „echtes Interesse" haben. Echtes Engagement und nicht nur Einwilligung im Sinn von „man ist bereit, etwas zu tun bzw. man tut, was der Chef verlangt, nicht mehr und nicht weniger" ist die treibende Kraft aller Aktivitäten.

Menschen, die ein „echtes Interesse" an ihrer Arbeit haben, sind von sich aus engagiert, denn sie tun, was sie wirklich tun wollen. Sie stecken voller Energie und Begeisterung für die Sache. Sie machen auch bei Enttäuschungen und Rückschlägen weiter, denn es ist ihre Aufgabe. Sie steuern ihren Lernprozeß selber! Die Lücke zwischen Vision und Realität, von Senge auch als „kreative Spannung" bezeichnet, ist ihr Motor.

Diese Disziplin ist die geistige Grundhaltung der lernenden Organisation. Denn das Engagement einer Organisation zu lernen, kann immer nur so groß wie das Engagement der einzelnen Mitglieder sein.

Es geht also um die Motivation, die Menschen zu einer bestimmten Handlung bewegt. Diese Motivationskraft liegt in den Menschen selber.

Reinhold Messner (1998) formuliert es so: „Motivation ist nicht eintreibbar, nicht einpeitschbar, nicht injizierbar; nur sekundär erreichbar mit Vorträgen! Motivation hängt zusammen mit Begeisterungsfähigkeit, mit Sinngebung, mit Visionen. Und zwar aus dem Akteur selbst heraus."

„Personal mastery" fordert und fördert „selbst"-gesteuertes anstelle von „fremd"-gesteuertem Lernen. Gemeint ist, daß der Lernende selbst die Verantwortung für das eigene Lernen übernimmt. Lernpotentiale bieten Erfahrungen und die eigenen Arbeit, indem sie von uns selber immer wieder zu hinterfragen sind.

Selbstgesteuertes Lernen setzt also Reflexionsphasen voraus, die das bisherige Tun, die bisherigen Arbeitsprozesse hinsichtlich ihres Verbesserungspotentials beleuchten. Das Argument „das haben wir immer schon so gemacht" fördert dagegen das gewohnheitsmäßige Herangehen an Probleme, fördert tolerieren im Sinne von übersehen. Lernen wird so verhindert!

Selbstgesteuertes Lernen versetzt Mitarbeiter in die Lage, anstehende Probleme mit eigener Kompetenz zu lösen. Voraussetzung ist eine Unternehmenskultur, die Offenheit im Umgang miteinander zuläßt.

Zur Mitarbeitermotivation gehören auch aus der kollektiven Vision oder dem gemeinsamen Leitbild abgeleitete Zielvereinbarungen. Dabei haben die Mitarbeiter die Möglichkeit, ihren individuellen Beitrag zur Erreichung der Unternehmenszielsetzung selbst zu bestimmen und sich im Sinne einer Vereinbarung mit dem Vorgesetzten darauf zu verpflichten. Der Vorgesetzte verpflichtet sich, die Vereinbarung in gemeinsam definierten Zeiträumen zu hinterfragen und das Ergebnis zu würdigen! „Vergißt" der Vorgesetzte die Vereinbarung, führt dieses Verhalten zu Demotivation. Auf eine weitere Vereinbarung wird sich der Mitarbeiter nicht mehr einlassen wollen.

Die Vereinbarung von Zielen mit Mitarbeitern sind Forderungen sowohl der internationen Normen zum Qualitätsmanagement, als auch des europäischen TQM-Modells der EFQM (EFQM 1997).

7.3
Mentale Modelle

Mentale Modelle sind tief verwurzelte Annahmen, Verallgemeinerungen, Vorurteile oder auch Bilder und Symbole, die großen Einfluß auf unsere Wahrnehmung und auf unser Handeln haben. Gemeint ist dabei auch die Krankheit des „Spielchen spielens", ein Spiel, bei dem es nur darum geht, voranzukommen, indem wir einen guten Eindruck machen bzw. unsere Stellung behaupten wollen.

Es geht also um die Diskrepanz zwischen Denken und Sagen und um Vorurteile, die Unternehmen beherrschen. Sehr oft sind wir uns dieser mentalen Modelle oder ihrer Auswirkungen auf unser Verhalten nicht bewußt. So werden z. Bsp. neue Erkenntnisse – trotz erfolgreicher Pilotphase – nicht in die Praxis umgesetzt, weil sie tief verwurzelten inneren Vorstellungen, die uns an vertraute Denk- und Handlungsweisen binden, widersprechen.

Die Disziplin des Managements unserer mentalen Modelle bedeutet, daß wir lernen, unsere inneren Bilder und Vorstellungen bewußt zu machen, offen zu besprechen, zu überprüfen und zu verbessern (Senge 1996). Nicht erkannte mentale Modelle machen die Bemühungen um eine lernende Organisation zunichte!

Beispiele mentaler Modelle und ihre Auswirkungen sind in den einzelnen Kapiteln dieses Buches zu finden, das weitere Ausmalen des Phänomens „Spielchen spielen" bleibt der Phantasie der Leser überlassen.

7.4
Lernen im Team

Das Arbeiten im Team ist in Gesundheits- und Sozialeinrichtungen etabliert und hat sich bewährt. Um so entscheidender ist das Team-„Lernen", da Teams und nicht einzelne Menschen die elementare Lerneinheit bilden. Nur wenn Teams lernfähig sind, kann die Organisation lernen (Senge 1996).

Wie ist es zu erklären, daß ein Team von engagierten Managern mit einem individuellen IQ von >120 einen kollektiven IQ von 63 aufweisen? Die Disziplin des Team-Lernens setzt sich mit diesem Paradoxon auseinander. Wie schon dargestellt, zeigen unsere Freizeitaktivitäten, daß Teams lernen können. Die Voraussetzung zum Team-Lernen ist allerdings der Dialog, die Fähigkeit der Teammitglieder, eigene Annahmen aufzuheben und sich auf ein echtes, gemeinsamen Denken einzulassen. Für die Griechen bedeutet *dia-logos* das ungehinderte Fluten von Sinn, von Bedeutung in einer Gruppe, wodurch diese zu Einsichten gelangen kann, die dem einzelnen verschlossen geblieben wären.

Menschen, die als Teil eines großartigen Teams agieren, sprechen von „Sinnstiftung". Sie berichten, daß sie das Gefühl hatten, an etwas mitzuwirken, das größer war, als sie selbst (Senge 1996).

Zur Disziplin des Dialoges gehört aber auch, daß Interaktionsstrukturen, die das Lernen im Team behindern, erkannt werden. Häufig ist das Verhalten im Team von tiefen Abwehrstrukturen und -mechanismen geprägt. Wenn diese Strukturen nicht erkannt und thematisiert werden, machen sie jedes Lernen unmöglich, der IQ des Teams wird, wie zuvor beschrieben, kleiner. Aber wenn man sie erkennt, sie thematisiert und sich kreativ damit auseinandersetzt, können sie Lernen auch fördern und vorantreiben. Der IQ eines Teams kann dann wesentlich größer sein als der IQ der einzelnen Teammitglieder (Senge 1996).

7.5
Denken in Systemen

Denken in Systemen – auch als die „fünfte Disziplin" bezeichnet – ist der Eckpfeiler der lernenden Organisation. Es handelt sich um die integrierende Disziplin, die alle Disziplinen zu einem Ganzen zusammenfügt.

Das Wesentliche an der Disziplin des Systemdenkens ist ein grundsätzliches Umdenken im Sinne der Wahrnehmung von Wechselwirkungen statt linearer Ursache-Wirkungsketten und von Veränderungsprozessen statt von Schnappschüssen (Senge 1996). Systemdenken führt zu der Erkenntnis, daß das Ganze *mehr* als die Summe seiner Teile ist! Ohne Systemdenken fällt nach Senge „die Saat einer Vision auf trockenen Boden".

7.5.1
Die Geschichte von den Blinden und dem Elefanten

Eine Geschichte (Abb. 5) modifiziert nach Senge 1996 veranschaulicht diese Disziplin: Als Blinde auf einen Elefanten stießen, tat jeder seine Entdeckung, abhängig vom individuellen Standort und Empfinden, lauthals kund. „Das ist ein hoher Berg!" schrie der erste, der den Rücken des Elefanten erklomm. Der zweite, der den Rüssel ertastet hatte, widersprach energisch: „Das ist eine Schlange." „Ich weiß, was es wirklich ist," rief der dritte „es ist ein Zweig.", unterbrochen von den anderen, die meinten, daß es sich um ein welkes Blatt, eine Höhle oder einen Baum handeln könnte.

Bezeichnenderweise endet die Geschichte mit dem Satz: „So wie diese Männer zu ihrem Wissen kommen, werden sie nie begreifen, was ein Elefant ist."

Gibt es wesentliche Unterschied zwischen diesen Blinden und den einzelnen Berufsgruppen von Unternehmen? fragt Senge (1996). Jeder meint genau zu wissen, unter welchen Problemen das Haus leidet, aber keiner weiß genau, wie die Arbeitsabläufe in seinem Bereich mit denen anderer Bereiche zusammen spielen. Diese Frage ist auch für Einrichtungen des Gesundheits-und Sozialwesens berechtigt.

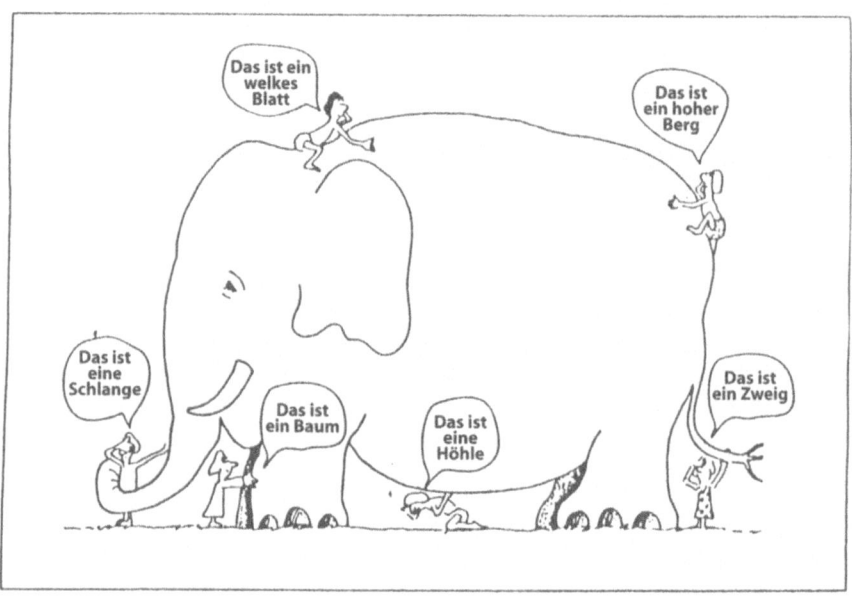

Abb. 5. Geschichte von den Blinden und dem Elefanten. (Mod. nach Senge 1996)

Was bedeutet diese Geschichte für uns?
Eine Organisation, ein Krankenhaus oder eine andere soziale Einrichtung ist ein lebendes System, eine Einheit. Um Probleme zu verstehen, muß das System, das diese Probleme hervorbringt, als Ganzes betrachtet werden.

7.5.2
Stahlverstärkte Betonmauern im Haus

Jede Abteilung, jeder Bereich, jede Berufsgruppe „kocht ein eigenes Süppchen", hat eigene Spielregeln, eigene Wege, Verbündete und eigene von dem jeweiligen Chef signierte Dokumente und Aufzeichnungen. So verwundert es nicht, daß in einen 500-Betten-Haus bis zu 1000 Formulare in Gebrauch sind und für Verwirrung sorgen.

Innerhalb der einzelnen Abteilungen werden erfolgreich Qualitätsverbesserungen im Sinne von Insellösungen umgesetzt. Sie scheitern jedoch an den Grenzen des eigenen Einflußbereiches, also an den selbst errichteten Betonmauern, da jenseits der Mauern die beschlossenen Veränderungen steckenbleiben, stagnieren oder gar anderen Insellösungen entgegenwirken. Kommunikation erfolgt innerhalb der Mauern, nicht jedoch prozeßorientiert, also abteilungsübergreifend.

Denken in Systemen bedeutet Abreißen der stahlverstärkten Betonmauern.

Die Überwindung der durch Hierarchien, Berufsgruppen, Funktionsbereiche und Abteilungen der nicht nur in Krankenhäusern, sondern auch in anderen Einrichtungen künstlich errichteten Grenzen und Barrieren ist zum Nutzen von Patienten, Mitarbeitern und Chefs unabdingbar. Aussagen von Auditoren als externe, unvoreingenommene Beobachtungen wie „... es redet keiner mit keinem...", „... es fehlt die Kommunikation untereinander..." oder aber ... „in manchen Abteilungen wurden tolle Ideen erfolgreich umgesetzt, ich frage mich, warum werden diese Ideen nicht auch von den anderen Bereichen übernommen? Warum lernen Abteilungen nicht voneinander?" geben zu denken.

Der aktuell vom BMG herausgegebene „Wegweiser Qualitätsmanagement im Krankenhaus" (Viethen 1998) bestätigt und erklärt dieses Phänomen: „Ursachen für diese zahlreichen negativen Entwicklungen sind eine fehlende gemeinsame Sprache, der Mangel an Absprachen und die Grundhaltung einzelner Berufsgruppen, die ihre „Reviere" abstecken und sie hierarchisch verankern."

Die geschilderten Beispiele, Beobachtungen und Aussagen machen es deutlich: Lernen erfordert eine nachhaltige Verhaltensänderung der Menschen.

Hoffnung gibt, daß, wie im Deutschen Ärzteblatt (Clade 1998) beschrieben, der im Krankenhaus erforderliche Strukturwandel – weg von der hierarchischen, hin zu einer funktionalen Gliederung – auch auf dem Deutschen Ärztetag 1998 thematisiert wurde.

7.5.3
Denken in Prozessen

Zwischen dieser Disziplin und den Modellen des Qualitätsmanagements gibt es Bezugspunkte, die zeigen, daß das Denken in Systemen unabdingbare Voraussetzung für ein effizientes Qualitätsmangement ist.

Nach Leitfaden DIN EN ISO 9000-1: 1994 „... wird die Arbeit von Organisationen vollendet durch ein „Netzwerk von Prozessen". Die Struktur des Netzwerkes ist üblicherweise keine einfache sequentielle Struktur, sondern typischerweise ziemlich komplex ... Deshalb ist es wichtig, die hauptsächlichen Prozesse hervorzuheben und Prozesse für Zwecke des Qualitätsmanagements zu vereinfachen und einer Rangfolge zu unterwerfen. Eine Organisation muß ihr Netzwerk von Prozessen und Schnittstellen feststellen, organisieren und handhaben ... Prozesse und ihre Schnittstellen sollten einer Analyse und ständigen Verbesserung unterzogen werden.

Probleme haben die Tendenz zu entstehen, wo Menschen mehrere Prozesse und ihre Schnittstellen zu bewältigen haben, insbesondere bei umfangreichen Prozessen, die mehrere Funktionen überspannen ... Für ein QMS, das effektiv sein muß, sollten diese Prozesse und die zugehörigen Verantwortlichkeiten, Befugnisse, Verfahren und Mittel festgelegt und in einer miteinander vereinbarten Art eingesetzt werden."

Die oben genannten „Interaktionen" werden bezeichnenderweise „Schnitt"-Stellen genannt. Das mit dieser Bezeichnung verbundene Bild sagt mehr als tausend Worte: es beschreibt den Ist-Zustand!

Denken in Systemen bedeutet, dem Vorschlag der Qualitätsbeauftragten einer Psychiatrischen Einrichtung zu folgen, „Schnitt"-Stellen zukünftig „Verbindungs"-Stellen zu nennen im Sinne des *gemeinsamen* Ziels, Nutzen für den Patienten, Klienten oder Bewohner zu stiften.

Denken in Systemen bedeutet Denken in den Prozessen, wie sie vom Patienten, Klienten oder Bewohner gesehen werden. Dabei handelt es sich – genau wie oben im Leitfaden beschrieben – um äußerst komplexe und umfangreiche Prozesse.

Patienten, Klienten oder Bewohner erleben ausschließlich die Interaktion, Schnittstellenprobleme gehen zu ihren Lasten! Von daher sind die Empfehlungen der Normen gerade im Gesundheitswesen zu beherzigen: wir müssen diejenigen Interaktionen im oben beschriebenen Sinne untersuchen, die für das konkrete Problem am wichtigsten sind, und zwar ohne Rücksicht auf eng gesteckte Struktur-abhängige Grenzen wie andere Abteilungen oder Berufsgruppen.

Auch im EFQM- Modell für business excellence wird dem Thema „Prozesse" („Wie identifiziert, führt, überprüft und verbessert die Organisation ihre Prozesse?") hohe Bedeutung beigemessen.

Systemdenken ist heute wichtiger als je zuvor, da eine wachsende Komplexität uns zu überwältigen droht. Heute ist die Menschheit in der Lage, weit mehr Informationen zu erzeugen, als ein einzelner Mensch verarbeiten kann, eine weit größere gegenseitige Abhängigkeit zu schaffen, als ein einzelner handhaben könnte, und derart schnelle Veränderungen zu bewirken, daß keine Einzelperson damit Schritt halten kann.

Um Systemdenken zu meistern, müssen wir die Vorstellung aufgeben, daß ein einzelner Mensch, ein Individuum verantwortlich sein muß. Systemdenken besagt, daß alle Beteiligten für die Probleme verantwortlich sind, die von einem System erzeugt werden (Senge 1996). Es bedeutet, daß die Suche nach Sündenböcken eine Sackgasse ist! Wir und andere können nicht länger einen Widersacher „da draußen" für eigene Probleme verantwortlich machen, sondern wir alle müssen erkennen, daß wir selbst durch unser Handeln zu unseren Problemen beitragen. Diese Erkenntnis setzt „personal mastery" voraus.

Es bedeutet auch, daß es nicht mehr ausreicht, daß eine einzelne Person, der „Chef" stellvertretend für die gesamte Organisation lernt. Es wird in Zukunft nicht mehr möglich sein, daß man die Entscheidungen oben ausknobelt und dafür sorgt, daß alle anderen den Anweisungen der Chefs folgen. Die Spitzenorganisationen der Zukunft werden sich dadurch auszeichnen, daß sie wissen, wie man das Engagement und das Lernpotential auf *allen* Ebenen einer Organisation erschließt (Senge 1996).

8
Die neue Rolle der Führungskräfte

Lernende Organisationen erfordern auch eine neue Betrachtungsweise von Führung. Der von Senge (1996) beschriebene Eindruck, daß Führungskräfte zuweilen übermenschlichen Wesen, „Helden", ähneln, die sich durch grandiose Leistungen „hervortun", läßt sich auch im streng hierarchisch aufgebauten Gefüge eines Krankenhauses beobachten. So verwundert es nicht, wenn ein Chefarzt – wie selbst erlebt – auf den Vorschlag, „Problemlösungs"-Teams einzuführen, mit der Gegenfrage antwortet „Haben *wir* Probleme?" Unter dem Aspekt, Probleme statt negativ, positiv als Herausforderung und Gelegenheit zur Verbesserung zu sehen, ist diese Gegenfrage sicherlich nachzuvollziehen. Auf der anderen Seite besteht die Gefahr, daß die Chance, die in einem erkannten „Problem" oder „Fehler" liegt, nicht genutzt wird. Denn, Lernen setzt dann ein, wenn wir einen Fehler entdecken und korrigieren. Unter „Fehler" oder „Problem" ist nicht mehr und nicht weniger zu verstehen, als die Diskrepanz zwischen dem, was wir von einer Aktion erwarten und dem, was tatsächlich eintrifft, wenn wir die Aktion umsetzen. Es handelt sich also um eine Fehlanpassung zwischen Absichten und Ergebnissen (Argyris 1997), um eine Soll-Ist-Abweichung. Wenn es keine Probleme und Fehler gibt, kann es auch kein Lernen geben! Hinzu kommt die Gefahr, daß Fehler, Probleme weiter bestehen, wenn sie vertuscht werden.

Wohltuende und motivierende lernfördernde Ansätze zeigen Chefs, die Probleme als Chancen zur Verbesserung, als Chancen zu lernen thematisieren und gemeinsam mit den Mitarbeitern einer Lösung zuführen Von diesem Verhalten profitiert die gemeinsame Sache, das gemeinsame Ziel und damit Mitarbeiter und Chefs zugleich.

In lernenden Organisationen sind Führungskräfte „auch Menschen", damit nicht unfehlbar und nicht mehr oder weniger „Helden" als Mitarbeiter. Ihre wesentlichen Aufgaben sind der Aufbau, der Motor und das Design von Organisationen, deren Mitglieder ihre Fähigkeiten kontinuierlich ausweiten.

Daraus ergibt sich, daß die Disziplinen einer lernenden Organisation für Führungskräfte und Mitarbeiter gleichermaßen gelten. Dabei kommt den Führungskräften die wichtige, aber auch herausfordernde Funktion des Vorbildes, des Mentors und des Coachs zu. Dies ist ein essentielles Merkmal einer lernenden Organisation! Denn bis heute läßt sich in zahlreichen Unternehmen, gerade auch im Gesundheitswesen, beobachten, daß z. Bsp. die Durchführung von Zielvereinbarungen, Schulungspläne und regelmäßige Leistungsbewertungen von den Mitarbeitern, nicht aber von den Mitgliedern der Leitung, gefordert werden. In Einrichtungen auf dem Wege zur lernenden Organisation beziehen Führungskräfte dagegen „Standpunkt", denn nur auf diese Weise läßt sich ihre Vision, eine Verhaltensänderung inspirieren. Wenn die Führungskräfte keine Vorbildfunktion übernehmen, werden die Lerndisziplinen bloße Ansammlungen von Werkzeugen und Techniken bleiben (Senge 1996).

Das ist die wichtigste Lektion, die die Verfasser bei ihrer Tätigkeit im Gesundheitswesen gelernt haben. Jegliche Aktivitäten um den Aufbau einer lernenden Organisation werden gebremst, solange das Direktorium, die Leitung sich nicht persönlich dafür einsetzt, daß die Kultur des Hauses von Grund auf geändert wird, und persönlich den Prozeß lebt und vorantreibt. Es reicht also nicht aus, daß die Leitung das Projekt initiiert, indem sie zustimmt.

Dies bedeutet aber auch, daß sich die Leitung ebenfalls Zeit zum Lernen schaffen muß, und, vielmehr, daß der Prozeß des Lernens und Umdenkens bei der Leitung beginnen muß. Gemeint ist selbstverständlich das doppelschleifige Lernen, die double loops. Herz und Spaß und „Personal mastery" gehören für Führungskräfte genauso dazu wie für die Mitarbeiter!

An dem Lernen derjenigen, die die verantwortungsvollen Aufgaben des Motors und des Vorbildes haben, darf nicht gespart werden, obwohl aufgrund von Zeitmangel nachvollziehbar.

Auch das EFQM-Modell für Business Excellence (EFQM 1997) setzt die beschriebene neue Rolle der Führungskräfte voraus, indem im Unterpunkt 1a des Kriteriums „Führung" gefragt wird:

Wie stellen Führungskräfte ihr Engagement für eine Kultur des umfassenden Qualitätsmanagements sichtbar unter Beweis? Ansatzpunkte im einzelnen sind:

Wie Führungskräfte

- klare Werte für und Erwartungen an die Organisation entwickeln,
- sich als Vorbild für die Werte und Erwartungen an die Organisation verhalten und durch Beispiel führen,
- andere schulen und sich schulen lassen,
- für die Mitarbeiter in der Organisation ansprechbar sind, ihnen zuhören und auf sie eingehen,
- aktiv und persönlich an Verbesserungsmaßnahmen mitwirken,
- die Effektivität ihres eigenen Führungsverhaltens überprüfen und verbessern.

Streng autoritäre Hierarchien und Kontrolle verhindert Lernen. Steuerung, ohne zu „kontrollieren", fördert Lernen!

Menschen lernen am schnellsten, wenn sie sich zutiefst für ihre Handlungen verantwortlich fühlen. Das Gefühl, daß wir unsere Lebensbedingungen nicht beeinflussen können, schwächt den Anreiz zum Lernen. Wenn wir jedoch wissen, daß unser Handeln von uns selbst, und nicht ausschließlich fremdbestimmt wird, erhält das Lernen eine große Bedeutung. Deshalb erweitern lernende Organisationen die Handlungsspielräume ihrer Mitarbeiter „vor Ort" im Sinne einer dezentralen Führung zunehmend (Senge 1996).

Viele Unternehmen schwanken zwischen dezentraler und zentraler Führung: wenn die Geschäfte gut gehen, wird dezentral geführt, läuft es schlechter, wird der Ruf nach zentraler Kontrolle laut. Diese „mal so, mal so"-Muster lassen vermuten, daß das Vertrauen der Leitung in lokale Entscheidungsträger noch nicht allzu groß ist (Senge 1996). Diesen geringen Vertrauensvorschuß, also das „Mißtrauen" spüren die Mitarbeiter. In einer lernenden Organisation brauchen die Führungskräfte ein hohes Maß an Vertrauen in ihre Mitarbeiter, um Verantwortung an Teams weitergeben zu können.

9
Praxisbericht aus einem „lernenden" Krankenhaus

In einem großen Krankenhaus beschließt das Direktorium, Verbesserungsteams einzurichten. Mitarbeiter aus allen Bereichen werden in entsprechenden Techniken trainiert, mit dem Ziel, im Sinne von Multiplikatoren im Hause vorhandene Verbesserungsmöglichkeiten aufzugreifen und im Team der am Problem beteiligten Mitarbeiter – also Berufsgruppen-übergreifend – systematisch einer Lösung zuzuführen.

Das Training stößt auf Resonanz bei den Teilnehmern und motiviert sie, Verbesserungspotentiale aktiv anzugehen. Dies erfolgt mit hoher Motivation während der Arbeitszeit. Ein Team beschäftigt sich mit einem selbstgewählten Thema aus dem Bereich der OP-Optimierung und entwickelt nach einer sorgfältigen und kritischen Ursachenanalyse einen Verbesserungsvorschlag, der von allen vom Team involvierten Personen als realistisch und sinnvoll angesehen wird. Das Team beginnt in Eigeninitiative mit der Umsetzung der erarbeiteten Maßnahmen. Mitarbeiter der beteiligten Abteilungen wie OP, Zentralsterilisation arbeiten dem Team gut zu, es spricht alles dafür, daß es sich um einen erfolgversprechenden und wirksamen Verbesserungsvorschlag handelt.

Eine Stationsleitung hat – trotz Aushang am schwarzen Brett der Klinik – weder die Trainingsmaßnahmen, noch die spezielle Aufgabenstellung des Teams mitbekommen. Vielmehr erfährt die Stationsleitung erstmalig durch die konkrete Umsetzung der Maßnahmen auf ihrer Station davon. Es ist leicht nachzuvollziehen, daß die Leitung sich übergangen fühlt, da sie weder zu den vorgeschlagenen Maßnahmen befragt, noch ihre Zustimmung zur Umsetzung eingeholt wurde. Sie äußert sich (bewußt oder unbewußt) negativ über die Arbeit des Teams „… als ob wir nicht genügend zu tun hätten" und ordnet an, den bisherigen Status beizubehalten.

Das Verhalten der Stationsleitung hat Demotivation der Teammitglieder zur Folge und bringt Unruhe in die QM-Aktivitäten. Gegner fühlten sich bestärkt, Verfechter des QM-Gedankens verunsichert: Der ein oder andere überlegt, ob sich die ganze Arbeit unter diesem Aspekt gelohnt hat und ob er nicht besser daran tut, sich zukünftig nicht mehr auf solche zusätzlichen Aktivitäten einzulassen. Gegner von Veränderungen fühlen sich bestätigt: … „das haben wir gleich gewußt, so etwas bringt bei uns nichts. Maßnahmen dieser Art schlafen ein …".

Auch das ist eine Form des Lernens.

Die Mitglieder des Direktoriums sind betroffen. Sie erleben hautnah, daß ein Bewußtseins- und Verhaltenswandel der Führungskräfte unabdingbare Voraussetzung für die Wirksamkeit der teuer eingekauften TQM-Techniken ist.

Sie reagieren im Sinne einer lernenden Organisation:

PDL führt ein Gespräch mit der Stationsleitung. Aus dem Gespräch geht hervor, daß Hintergründe und Ziele der vom Direktorium beschlossenen TQM-Maßnahmen weder ausreichend bekannt, noch verstanden wurden. Das Gespräch führt zu der Erkenntnis, daß die bisherigen Informationsmaßnahmen nicht ausreichen.

Das Direktorium beauftragt Qualitätsmanagementbeauftragten und Referenten für Marketing und Öffentlichkeitsarbeit, ein Konzept zur Kommunikation- und Information der TQM-Inhalte zu erarbeiten. Ziel soll es sein, eine möglichst breite Bewußtseinsbasis für TQM herzustellen.

Das schließlich fertiggestellte Konzept sieht, zugeschnitten auf die jeweiligen Zielgruppen, folgende Medien vor, in denen TQM zum festen Bestandteil der Agenda mit erster Priorität wird:

- Chefarztkonferenzen und alle sonstigen routinemäßig stattfindenden Klinik- und Abteilungsbesprechungen,
- Betriebsversammlungen,
- eine monatlich zum festen Zeitpunkt tagende „Montagsrunde" und eine in regelmäßigen Abständen erscheinende Mitarbeiterzeitung,
- Aushänge am schwarzen Brett.

Die Informationen zum Thema TQM werden durch ein einheitliches Logo mit hohem Wiedererkennungswert gekennzeichnet. Über regelmäßige Mitarbeiterbefragungen soll später die Wirksamkeit dieser Maßnahmen festgestellt werden.

Darüber hinaus bedankt sich das Direktorium in einem offiziellen Schreiben bei den Teammitgliedern für ihre bisherige Arbeit, würdigt das Ergebnis und sichert dem Team weitere Unterstützung zu. Gleichzeitig wird ein Schreiben an alle Führungskräfte verfaßt mit der Aufforderung, die Arbeit der Teams nachhaltig zu fördern und zu unterstützen.

Gemeinsam mit den Teammitgliedern wird eine verbindliche „Geschäftsordnung" für die Arbeit der Teams formuliert. Darin wird u. a. geregelt, daß von den Teams erarbeitete Verbesserungsvorschläge *vor* ihrer Umsetzung zunächst dem Direktorium vorgestellt werden müssen. Die so verabschiedete Maßnahme wird dann durch die Direktoriumsmitglieder in den einzelnen Abteilungen bekanntgegeben und erst danach von den Teams umgesetzt.

Es wird eine Lenkungsgruppe eingerichtet, die die Arbeit der einzelnen Teams koordiniert und auch auf die Einhaltung der Geschäftsordnung achtet.

Durch Pilotprojekte, durch kleine Schritte gewann dieses Haus erste Erfahrungen mit TQM. Erste Veränderungsprozesse wurden in Gang gesetzt. Gleichzeitig wurde die Einrichtung mit den Spielregeln einer lernenden Organisation konfrontiert: Veränderungsprozesse können nur dann erreicht werden, wenn die internen Spielregeln einer Organisation inklusive der Machtstrukturen in den Veränderungsprozeß einbezogen werden. Unter „Macht" ist dabei die spezifische Fähigkeit einzelner Organisationsmitglieder zu verstehen, das Verhalten anderer Mitglieder bzw. der Wirkungsweise des Systems zu beeinflussen (Emmrich 1997).

Das Beispiel zeigt auch, daß Stolpersteine und Hürden auf dem Weg zum TQM für Einrichtungen, die eine lernende Organisation werden möchten, hilfreich sind.

10
Ausblick

Aus Sicht der Autoren dieses Beitrages ist die beschriebene Idee der lernenden Organisation faszinierend, da sie die Kompetenz eines jeden einzelnen Menschen (Mitarbeiter und Führungskräfte zugleich) in einer Organisation ins Zentrum rückt, unter der Voraussetzung, daß man bei sich selbst beginnt. Faszinierend auch deshalb, da lernende Organisationen sich zur Wahrheit verpflichten. Sie legen die Grenzen des eigenen Denkens offen gegenüber sich selbst im Sinne des ständigen Reflektierens des eigenen Tuns („vielleicht irre ich mich, und andere haben Recht")und gegenüber anderen und sind somit bereit, ihre eigenen Denkweise infrage zu stellen, ggf. Fehler und Irrtümer zuzugeben. Bei einem solchen Verhalten würde sich der Umgang von Menschen miteinander um ein Vielfaches einfacher und reibungsloser gestalten, die frei werdende Energie käme unserer eigentlichen Aufgabe, der Annäherung unserer Vision, zugute.

Warnen möchten wir vor Ungeduld bei der Umsetzung (von 0 auf 100 in 3 Sekunden (Fassbender 1997)), denn die Umgestaltung in eine lernende Organisation ist, wie im 1. Teil dieses Kapitels nachdrücklich betont, langfristig angelegt: es ist ein nie endender Prozeß.

Um die beschriebenen Fertigkeiten zu entwickeln, braucht man vielmehr Zeit, Ausdauer und in der heutigen Zeit vor allem Mut (Personal Mastery)!

Der Einstieg für Gesundheitseinrichtungen in das Thema TQM ist mühevoll und zeitintensiv. Gerade für Führungskräfte und stark engagierte, leistungsstarke Mitarbeiter besteht aufgrund von Zeitmangel die Gefahr, Qualitätsmanagement „als weiteres Projekt" zu sehen, daß am liebsten so schnell wie möglich mit Mindestaufwand abgeschlossen werden sollte. Man ist bereit, die QM-Aktivitäten zu unterstützen. Als Erfolgsfaktoren werden dabei Zertifizierung, Einrichtung von Qualitätszirkeln, Benennung eines Qualitätsbeauftragten als „für Qualitätsfragen im Hause zuständig" mißbraucht. Dieser Ansatz wird scheitern. TQM ist eine fortwährend anzuwendende Managementmethode. Es gibt keinen „Projektabschluß" oder ein sonstiges Ende.

Umfassendes Qualitätsmanagement gelingt nur, wenn sich Einrichtungen auf den Weg zur lernenden Organisation begeben. Diese Botschaft bestätigt auch das zuvor beschrieben Beispiel aus der Praxis. Denn Qualitätsmanagement lenkt die Aufmerksamkeit automatisch auf die „weichen" Faktoren, auf die Menschen, die hinter den „harten" Daten und Ergebnissen, an denen Einrichtungen gemessen werden, stehen.

Ein aktueller Artikel in „Manager Seminare" (Kunz 1998) rundet den Beitrag ab: „Der Zweck von lernenden Organisationen ist, sich auf neue Umfeldbedingungen einzustellen und durch Weiterentwicklung neue Handlungs- und Leistungspotentiale zu erschließen. Ziel ist die nachhaltige Steigerung der eigenen Anpassungs- und Überlebensfähigkeit. Lernen heißt intellektuelle Systemanpassung an sich ändernde Umfeldbedingungen. Dabei geben sich lernende Organisationen sich nicht damit zufrieden, zu überleben, sondern sie gestalten ihre eigene Zukunft schöpferisch".

Damit wird Lernen hoch aktuell und betrifft uns alle! Es wird zum TQM-Motor.

Literatur

Argyris C (1994) Good Communication That Blocks Learning. Harvard Business Rev 7/8:77
Argyris C (1997) Wissen in Aktion. Eine Fallstudie zur lernenden Organisation. Klett-Cotta, Stuttgart
Clade H (1998) Arzt im Krankenhaus. Plädoyer für das Teamarzt-Modell. Dtsch Ärztebl 95/23: A1430–1434
DIN EN ISO 9000-1:1994 Normen zum Qualitätsmanagement und zur Qualitätssicherung/QM-Darlegung. Teil 1: Leitfaden zur Auswahl und Anwendung. Beuth, Berlin
DIN EN ISO 9001:1994 Qualitätsmanagementsysteme. Modelle zur Qualitätssicherung/QM-Darlegung. Beuth, Berlin
DIN ISO 9004-2:1992 Qualitätsmanagement und Elemente eines Qualitätsmanagementsystems. Teil 2: Leitfaden für Dienstleistungen. Beuth, Berlin
Emmrich V (1997) Spielregeln in der lernenden Organisation. In: Wieselhuber & Partner (Hrsg) Handbuch Lernende Organisation: Unternehmens- und Mitarbeiterpotentiale erfolgreich erschließen. Gabler, Wiesbaden, S 110–116
EFQM (1997) Selbstbewertung. Richtlinien für den öffentlichen Sektor. Brüssel
Fassbender P (1997) Auf dem Wege zum lernenden Unternehmen. In: Wieselhuber & Partner (Hrsg) Handbuch Lernende Organisation: Unternehmens- und Mitarbeiterpotentiale erfolgreich erschließen. Gabler, Wiesbaden, S 55–66
Kamiske G, Brauer JP (1995) Qualitätsmanagement von A–Z. Erläuterungen moderner Begriffe des Qualitätsmanagements. Hanser, München Wien
Kunz G (1998) Selbstgesteuertes Lernen und Organisationsentwicklung. Ziele setzen und vertrauen. Manager Seminare 31:92–100

Messner R (1998) Titel unbekannt. Blick durch die Wirtschaft, 6.02.1998

Nohria N, Berkley D (1994) Whatever Happened to the Take-Charge Manager? Harvard Business Rewiev January/February: 128–137

Radtke P (1998) Das Berliner Modell zur Umsetzung von TQM. In: Kamiske GF (Hrsg) Der Weg zur Spitze. Mit Total Quality Management zu Business Excellence–der Leitfaden zur Umsetzung. Hanser, München Wien, S. 35–130

Roberts C, Thomson SB (1997) „Unser Qualitätsprogramm läuft nicht". In: Senge PM, Kleiner A, Smith B et al. (Hrsg) Das Fieldbook zur Fünften Disziplin. Klett-Cotta, Stuttgart, S 515–525

Senge PM (1990) The fifth Discipline. The art and practice of the learning organisation. Doubleday/Currency, New York

Senge PM (1996) Die fünfte Disziplin. Klett-Cotta, Stuttgart

Spielberg P (1998) Qualitätsmanagement: Mehr als nur ISO-Norm. Dtsch. Ärztebl 95:329

Viethen G (1998) Wegweiser Qualitätsmanagement im Krankenhaus. Hrsg. vom Bundesministerium für Gesundheit (BMG). G. Fischer, Stuttgart Jena Lübeck Ulm

Das Modell für Business Excellence der EFQM; Qualitätsmanagement nach DIN EN ISO 9000 ff.:

Vergleich der mit beiden Ansätzen im Krankenhaus gewonnenen praktischen Erfahrungen. Vor- und Nachteile, Synergien und Bedenken aus Sicht der Anwender

K.-J. Schmidt

Inhaltsverzeichnis

1 Einleitung *30*
1.1 Rahmenbedingungen im Gesundheitswesen *30*
1.2 Ziel und Vorgehensweise des Beitrages *31*

2 **Ziele der ISO 9000 ff.** *31*

3 **Ziele des EFQM-Modells** *34*

4 **Zusammenspiel beider Modelle** *35*
4.1 Gemeinsamkeiten beider Modelle *35*
4.2 Unterschiede der Modelle *38*
4.3 Vergleichende Bewertung der Modelle *41*
4.3.1 ISO 9000 ff. als Fundament für das EFQM-Modell *41*
4.3.2 Zertifizierung als Anreiz zur Einführung eines Qualitätsmanagements *42*

5 **Der vom St. Josefs-Hospital gewählte Weg** *42*
5.1 Ausgangslage vor Einführung des Qualitätsmanagements *42*
5.2 Die Umsetzung der ISO 9000 ff. *43*
5.2.1 Motivationsschub in der Einführungs- und Umsetzungsphase *44*
5.2.2 Kritik von außen *45*
5.3 Erprobung des EFQM-Modells *45*
5.3.1 Selbstbewertung *46*
5.3.2 ISO als Basis *46*

6 **Konkrete Verbesserungen als Ergebnis von Qualitätsmanagement** *47*

7 **Fazit** *48*

Literatur *49*

1
Einleitung

1.1
Rahmenbedingungen im Gesundheitswesen

Die Krankenhäuser stehen schon seit vielen Jahren unter einem erheblichen Kostendruck. Diese Problematik wird auch in Zukunft eher zunehmen, zumal die Politik nicht in der Lage ist, die Finanzierung von Gesundheitsleistungen von der Erhebung über Lohnnebenkosten zu trennen. Aber unabhängig von dem bestehenden Kostendruck ergibt sich die Notwendigkeit struktureller Anpassungen. Es zeichnen sich immer mehr Überkapazitäten im Beckenangebot ab, obwohl die Nachfrage nach Gesundheitsleistungen auch im Krankenhaus weiter steigt. Auch die Ausbildung von Medizinern ist nicht mehr am Bedarf orientiert und führt zu erheblichen Überkapazitäten im niedergelassenen Bereich. Dadurch nimmt der Wettbewerbsdruck im Gesundheitswesen enorm zu. Der Leistungswettbewerb hat bereits dazu geführt, daß selbst mittlere Krankenhäuser Leistungen erbringen, die früher nur Großkrankenhäusern oder Universitätskliniken vorbehalten waren. Andererseits erbringen niedergelassene Ärzte immer mehr diagnostische und therapeutische Leistungen, die bis vor kurzem nur in Kliniken möglich waren. Der medizinisch-technische Fortschritt entwickelt sich rasant weiter und wird zu einer weiteren Expansion des Leistungsangebotes beitragen. Neue Methoden der Diagnostik oder der Operationstechnik führen dazu, daß das Leistungsangebot steigt mit der Folge, daß die Nachfrage nach Gesundheitsleistungen weiter stimuliert wird; unabhängig von den Finanzierungsmöglichkeiten. Damit nehmen nicht nur die gesamtwirtschaftlichen Risiken sondern auch die Risiken einzelner Leistungsanbieter enorm zu. Der zusätzlichen Nachfrage stehen nämlich keine zusätzlichen Ressourcen gegenüber, womit sich der Wettbewerb weiter verschärft und der Kostendruck zunimmt. Bereits jetzt ist erkennbar, daß sowohl im ambulanten als auch im stationären Bereich manche Anbieter mit diesen neuen Gegebenheiten sich gut zurechtfinden; andere wiederum vor Existenzproblemen stehen. Das Überleben eines einzelnen Krankenhauses hängt zunehmend davon ab, wie weit es ihm gelingt die Wirtschaftlichkeitsreserven auszuschöpfen. Wer zuerst diese Reserven mobilisiert kann auch Leistungsverbesserungen vor anderen im Wettbewerb stehenden Krankenhäusern einsetzen. Zum anderen wird es einen Qualitätswettbewerb geben. Krankenhäuser mit guter Qualität auf allen Gebieten – medizinischer Betreuung und allgemeiner Service – werden sich zukünftig behaupten und die Chance haben, weiter zu expandieren. Krankenhäusern mit bester Qualität zu vergleichbar günstigen Preisen gehört die Zukunft. Damit wird deutlich, daß ein Qualitätsmanagement unumgänglich wird. Weder die Wirtschaftlichkeit noch eine besondere Qualität stellen sich in einem Unternehmen von alleine ein, obwohl unterstellt werden kann, daß alle Akteure im Unternehmen an einer guten Qualität interessiert sind. Man kann sicher davon ausgehen, daß im Grunde alle Mitarbeiterinnen und Mitarbeiter das Motiv haben, durch ihre Arbeit einen möglichst großen Nutzen für das Unternehmen und dessen Kunden zu stiften. Trotz guten Willens fehlt oft das Know how für gute Organisation, wirtschaftliches Handeln und die Berücksichtigung aller qualitativen Aspekte. Die Betriebswirtschaftslehre bietet Konzepte an, wie der Produktions- bzw. Dienstleistungsprozeß so gemanagt werden kann, daß ein gewünschtes Ergebnis zu möglichst niedrigen Gestehungskosten erreicht werden kann bzw. mit gegebenem Einsatz von Personal und Sachmitteln eine Ergebnismaximierung erzielt werden kann. Ein Qualitätsmanagement hat den Nutzen aus Sicht des Kunden im Blickpunkt, wobei die Wirtschaftlichkeit des Leistungsprozesses Voraussetzung ist. Neben den rein ökonomischen Motiven für die Einführung von Qualitätsmanagement ist auch die gesetzliche Verpflichtung zur Einführung von Qualitätssicherungsmaßnahmen zu beachten. Das SGB V schreibt eine Qualitätssicherung bezüglich Behandlung, Versorgungsabläufen und Behandlungsergebnissen vor. Ferner besteht die Möglichkeit einer vergleichenden Prüfung von Qualität und Wirtschaftlichkeit. Schließlich verpflichtet auch das ärztliche Berufsrecht die Ärzte zu Qualität und zur Teilnahme an den von den Ärztekammern eingeführten Qualitätssicherungsmaßnahmen.

1.2
Ziel und Vorgehensweise des Beitrages

Die DIN ISO 9000 ff. Normenreihe (im Folgenden auch „ISO" oder „ISO 9000 ff." bezeichnet) und das Modell der EFQM liefern das Handwerkszeug zur Anwendung von Qualitätsmanagement. Dabei handelt es sich nicht um Insellösungen, die etwa nur bestimmte medizinische Teilergebnisse in den Mittelpunkt der Überlegungen stellen. Die komplikationslose Wundheilung nach einer OP allein ist noch keine umfassende Qualität, wenn z. B. der Patient mit der unfreundlichen Betreuung, dem Essen etc. unzufrieden war. Beide Systeme setzen die verschiedenen Elemente von Qualität in Beziehung zueinander und schaffen eine optimale Voraussetzung für eine umfassende Qualität. Die konsequente Anwendung eines Qualitätsmanagementsystems führt zwangsläufig zu guter Qualität und zu ständigen Qualitätsverbesserungen. Die Modelle sind also nicht nur ein bürokratisches System zur abstrakten Beschreibung von Arbeitsvorgängen, sondern führen bei ihrer Umsetzung tatsächlich zum Ziel einer guten Ergebnisqualität. Im weiteren Verlauf dieser Arbeit wird zunächst dargestellt, was die ISO-Norm bezwecken will und wohin ein Unternehmen kommen soll, das ein Qualitätsmanagementsystem nach dieser Normierung entsprechend anwendet. Ferner wird dargestellt, was das EFQM-Modell bezwecken will, welche Schwerpunkte dort gesetzt werden und aus welchen Blickwinkel hier das Qualitätsmanagement gesehen wird. Im Anschluß daran wird diskutiert, wie das Zusammenspiel beider Modelle aussehen kann, welche Synergien bei der Anwendung sich ergeben können, oder ob es sich um sich um sich ausschließende Alternativen handelt. Schließlich wird der vom St. Josefs-Hospital gewählte Weg beschrieben; mit den Erfahrungen in der Anwendung beider Modelle und einer Darstellung der Vor- und Nachteile.

2
Ziele der ISO 9000 ff.

Ausgehend von der Überlegung, daß weltweit ein Qualitätsmanagementsystem immer mehr als eine Voraussetzung für die Zusammenarbeit zwischen Kunden und Lieferanten angesehen wird, wird die ISO eine Basis für die Darlegung des Qualitätsmanagementsystems schaffen. Damit soll eine Vertrauensebene gegenüber dem Kunden erreicht werden. Die Normen DIN EN ISO 9001 bis 9003 enthalten jeweils ein Modell zur Qualitätssicherung bzw. Qualitätsmanagementdarlegung. Diese Normen zeigen einen

Weg zur Schaffung von Vertrauen in die Fähigkeiten eines Lieferanten/Dienstleisters. Das Qualitätsmanagement einer Organisation wird durch zahlreiche interne und externe Einflüsse geprägt. Die ISO 9000 ff. enthält keine festgelegten Produkt- oder Dienstleistungsstandards, sie dient vielmehr als Leitfaden zur Einführung eines Qualitätsmanagements. Zur Frage, warum überhaupt die ISO angewendet werden soll, werden zwei Zielsetzungen zur Benutzung der Normenreihe genannt. Dabei wird zwischen einem „interessenspartnermotivierten" und einem „leitungsmotivierten" Ansatz unterschieden. (DIN EN ISO 9000-1: 1994)

Bei dem interessenspartnermotivierten Ansatz wird unterstellt, daß der Anstoß zur Einführung eines Qualitätsmanagementsystems von außen kommt. Als Reaktion auf Forderungen des Kunden oder anderer Interessenspartner wird ein solches System eingeführt. Beispiel hierfür ist etwa die Automobilzulieferindustrie, die von den Automobilherstellern zur Einführung solcher Systeme gedrängt wurde.

Beim leitungsmotivierten Ansatz gibt die eigene oberste Leitung der Organisation unter Vorwegnahme auftauchender Marktforderungen, -trends den Anstoß zur Anstrengung. Mit der Einführung eines Qualitätsmanagements und dem ständigen Streben nach Qualitätsverbesserungen und dem Anstreben einer Zertifizierung kommt die Organisation sozusagen als Vorsorgemaßnahme einer späteren Kundenforderung zuvor. Das nach dem leitungsmotivierten Ansatz eingeführte Qualitätsmanagementsystem wird sicher umfassender und erfolgreicher sein als das zur Darlegung gewünschte Modell.

Auch im Krankenhausbereich gibt es verschiedene Ansätze und Motivationen zur Einführung von Qualitätsmanagement. Es bestehen bereits externe Vorgaben zur Anwendung von bestimmten Qualitätssicherungsmaßnahmen z. B. im Bereich der Fallpauschalen und Sonderentgelte oder dem Programm der Ärztekammer. Manche Krankenhäuser glauben, daß eine Zertifizierung von welcher Seite auch immer ohnehin kommen wird und sie wollen daher sich auf ein solches Verfahren schon eingewöhnen. Besonders gute Krankenhäuser empfinden diese Bemühungen lediglich als Reaktion bereits bestehender Anforderungen und sie geben sich damit nicht zufrieden. Sie wollen vielmehr kreativ sein und Kundenwünsche bereits erfüllen, die noch gar nicht formuliert oder an sie heran getragen wurden. Gerade die letztgenannten Krankenhaustypen werden unabhängig von der Art der Qualitätsmanagementdarlegung einen Weg zur ständigen Verbesserung und zu Spitzenleistungen finden. Die Normenreihe der ISO kann jedenfalls auch hierfür genügend Anstöße und eine gute Basis liefern.

Grundlage eines Qualitätsmanagementsystems nach ISO 9000 ff. ist ein zu erstellendes Qualitätsmanagementhandbuch (s. Abb. 1). Hier wird nach einer vorgegebenen Struktur beschrieben, wie das Unternehmen sein Qualitätsmanagement aufgebaut hat.

Ausgehend von einer Darlegung der Verpflichtung aller Führungskräfte zum Qualitätsmanagement und einer definierten Qualitätspolitik werden die Voraussetzungen für gute Qualität beschrieben. Großen Raum nimmt die Darlegung der Prozeßqualität ein. Dazu dient unter anderem die Entwicklung von Behandlungstandards. Wichtig ist der Umgang mit Fehlern und die zu ziehenden Konsequenzen, die zu einer ständigen Verbesserung führen. Die regelmäßigen Kontrollen der Anwendung des Systems in Form von internen und externen Audits stellen sicher, daß das System tatsächlich gelebt wird und eine gute und verbesserte Ergebnisqualität hervorbringt.

Qualitätsmanagementhandbuch
– Elemente der DIN EN ISO 9001 –

Nr.	Element	Anwendung im Krankenhaus
1	Verantwortung der Unternehmensleitung	Verpflichtung der Krankenhausleitung zum Qualitätsmanagement. Organisationsstruktur mit Verantwortung festlegen, gegenseitige Beziehungen regeln, Mittel und Personal bereitstellen, Qualitätspolitik definieren.
2	Qualitätsmanagement-System	Festschreiben in einem Qualitätsmanagement-Handbuch, wie das QM-System aufgebaut ist (Verfahrensanleitungen, Arbeits- und Prüfanweisungen).
3	Vertragsprüfung	Sicherstellung der Voraussetzung zur Erfüllung des Versorgungsauftrages und der angebotenen Wahlleistungen.
4	Designlenkung	Anpassung der Krankenhausleistung an neue Anforderungen und Weiterentwicklungen, z. B. Einführung neuer Entgeltsysteme.
5	Lenkung der Dokumente	Definition der Relevanz von Daten. Regelungen für die Verteilung und Steuerung von Daten und Dokumenten unter Berücksichtigung von Datenschutz und Schweigepflicht.
6	Beschaffung	Beschaffung von Gegenständen und Dienstleistungen (z. B. Medikamente, medizinische Geräte, Materialwirtschaft).
7	Vom Auftraggeber beigestellte Produkte (vorgegebene Bedingungen)	Festgelegtes Verfahren, wie Gegenstände der Patienten (z. B. med. Hilfsmittel) behandelt werden müssen.
8	Identifikation und Rückverfolgbarkeit von erbrachten Leistungen	Umfassende Leistungsdokumentation für jeden einzelnen Patienten (z. B. Krankenakte). (Was wurde von wem wann erbracht.)
9	Prozeßlenkung	Anwendung von Standards bei der direkten Leistungserbringung am Patienten (Prozeß).
10	Untersuchungen	Eingangs-, Zwischen- und Endprüfungen bei extern und intern erbrachten Leistungen als Hilfsmittel zur Prozeßlenkung (z. B. Überprüfung der Funktionsfähigkeit medizinischer Geräte, externer Befunde, OP-Monitoring).
11	Prüfmittel	Regelmäßige Überwachung (z. B. Eichung) der eingesetzten Prüfmittel, um die Richtigkeit von Prüfergebnissen zu garantieren.
12	Prüfstatus	Sicherstellung der Meldung von Prüfergebnissen, so daß ein nachfolgender Arbeitsschritt erst nach Überprüfung des vorhergehenden erfolgen kann und die Freigabe für die ausführende Person des Nachfolgeschritts eindeutig erkennbar ist, z. B. Bereitstellung der für die Anschlußuntersuchung/Therapie notwendigen Befunde.
13	Verfahren bei fehlerhaften Leistungen und Ergebnissen	Festlegung von Verfahren bei Komplikationen (z. B. Dokumentation, Beurteilung, Benachrichtigung entsprechender Stellen).
14	Korrekturmaßnahmen	Verfahren zur Fehlererkennung, Fehlerabstellung und Vermeidung von Wiederholungsfehlern, Behandlung von Beschwerden.
15 A	Handhabung, Lagerung, Verpackung und Versand von Arbeitsmaterial	Umgang mit z.B. Nahrungsmitteln, Laborproben, Röntgenbildern, Arzneimitteln.
15 B	Allgemeiner Service am Patienten	Umgang mit dem Patienten: Ansprechpartner, soziale Betreuung, Information, Essen.
16	Qualitätsaufzeichnungen	Festlegung, welche Aufzeichnungen (z. B. Patientenakte) dem Nachweis, daß die Qualitätsanforderung erfüllt wird, dienen, wie sie abgelegt werden, wo sie jederzeit zugänglich sind und wann sie erstellt und ausgewertet werden.
17	Interne Qualitätsaudits	Kontinuierliche Überprüfung der Anwendung des QMS. Sicherstellung eines kontinuierlichen Verbesserungsprozesses.
18	Schulung	Ermittlung des Schulungsbedarfs, Realisierung und Überwachung der Schulungsergebnisse.
19	Kundendienst	Informationsfluß zwischen Krankenhaus, Kunden wie einweisendem Arzt, nachbehandelndem Arzt, Pflegeheim, Sozialdienst, Rehabilitation.
20	Statistische Methoden	Welche statistischen Methoden werden an welchen Stellen zu welchem Zweck eingesetzt?

Abb. 1. Qualitätsmanagementhandbuch – Elemente der DIN EN ISO 9001 – (Quelle: Schmidt 1996)

3
Ziele des EFQM-Modells

Die EFQM (European Foundation for Quality Management) ist offizieller Träger des QM-Modells und einer jährlich zu vergebenden Auszeichnung: des EQA (European Quality Award). Dabei dient ein modellhaftes europäisches TQM-Modell als Basis für die Förderung eines umfassenden Qualitätsverständnisses. In den Statuten der EFQM wurde diese Entwicklung und Förderung als Ziel vorgegeben. Als unterstützendes Instrument erkannte die EFQM schon frühzeitig das große positive Potential in Qualitätsauszeichnungen und wurde in diesen Überlegungen durch den Erfolg des amerikanischen Baldridge Award gestützt (Malorny 1996). Mit der Auslobung eines Qualitätspreises soll der Anreiz geschaffen werden, für Einzelpersonen und Unternehmen Aktivitäten zur Qualitätsverbesserung zu entwickeln. Als Voraussetzung für den Erhalt einer solchen Auszeichnung dient der Nachweis, daß das Vorgehen des Bewerbers zur Verwirklichung des umfassenden Qualitätsmanagements in den vergangenen Jahren einen beträchtlichen Beitrag zur Erfüllung der Erwartungen von Kunden, Mitarbeitern und anderen an dem Unternehmen Interessierten bzw. Beteiligten geleistet hat. So erhalten alle Unternehmen, die den definiert hohen Qualifikationsstandard erreicht haben, grundsätzlich eine Auszeichnung in Form des European Quality Price.

Der Beste unter den Besten wird mit dem European Quality Award ausgezeichnet.

Grundlage für eine Bewerbung ist eine zuvor vorgenommene Selbsteinschätzung. Dieses Instrument, daß anhand eines modellhaften Systems des Qualitätsmanagements angewandt wird, soll relativ rasch und deutlich starke und verbesserungswürdige Bereiche eines Unternehmens aufzeigen. Für sämtliche der neun Hauptkriterien des EFQM-Modells (EFQM 1996), vgl. Abb. 2, muß der Bewerber um den Qualitätspreis den Nachweis der vollständigen Erfüllung sowie der kontinuierlichen Verbesserung erbringen.

Das EFQM-Modell beruht auf folgender Prämisse: „Kunden- und Mitarbeiterzufriedenheit" sowie die Wahrnehmung von „gesellschaftlicher Verantwortung" setzen eine in diesem Sinne konsequente Leitung voraus, die sowohl die Unternehmenspolitik und Unternehmensstrategie als auch die personelle Entwicklung des Unternehmens sowie den Umgang mit Ressourcen durch geeignete Prozesse in die richtige Richtung lenkt. Diese Bemühungen um Total Quality führen gleichzeitig zu hervorragenden Geschäftsergebnissen.

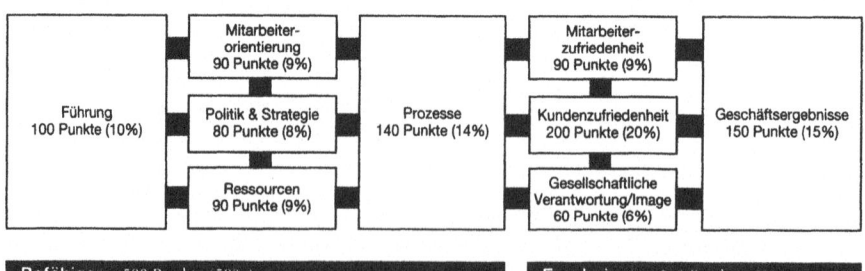

Abb. 2. Das EFQM-Modell und die Gewichtung der einzelnen Kriterien

Bei den neun Hauptkriterien wird zwischen dem Bereichen „Befähiger" und dem Bereich „Ergebnisse" unterschieden. Im Ergebnisbereich wird dargelegt, was ein Unternehmen erreicht hat, während im Bereich „Befähiger" danach gefragt wird, wie diese Ergebnisse und mit welchen Voraussetzungen erreicht wurden. Für den Bereich „Ergebnisse" sollte der Bewerber darlegen, wie sich finanzielle und qualitätsorientierte Schlüsselkennzahlen entwickelt haben. Es geht dabei vor allem um Aussagen zu möglichen Trendverläufen. Aber auch unabhängig von einer Bewerbung um einen Qualitätspreis sollte jede qualitätsbewußte Organisation regelmäßig eine Selbsteinschätzung durchführen. Das EFQM-Modell bietet ein in sich schlüssiges Konzept zur Selbstbewertung und Darlegung des Qualitätsmanagementsystems.

Das europäische TQM-Modell weist somit eine sehr starke Ergebnisorientierung auf. Neuerdings wird das EFQM-Modell um klinische Besonderheiten ergänzt. Ähnlich wie bei der ISO, die auch für alle Branchen anwendbar ist, zeigt sich auch bei diesem Modell, das bestimmte Besonderheiten des Krankenhausbereiches sowohl sprachlich als auch inhaltlich nicht ohne weiteres darstellbar sind. So betont z. B. das Kriterium Geschäftsergebnisse ausschließlich finanzielle Größen z. B. Gewinn, Rentabilität etc. Das EFQM-Modell ist aber flexibel genug, um krankenhausspezifische Aspekte auch hier mit einzubinden. So kann dann z. B. medizinische Ergebnisse wie Infektionsrate, Dekubitusrate, Rezidivrate, Mortalität etc. zu den Kriterien Geschäftsergebnisse hinzugenommen werden (Vogt et al. 1997).

4
Zusammenspiel beider Modelle

4.1
Gemeinsamkeiten beider Modelle

Nicht nur von der Sprache her, sondern auch vom inhaltlichen Aufbau her scheinen beide Modelle ISO und EFQM völlig unterschiedlich zu sein. Auch die ursprüngliche Zielsetzung ist unterschiedlich. Das ISO-Modell beinhaltet eine Qualitätsmanagementdarlegung für einen bestimmten Kunden oder in der Regel zum Zweck der Zertifizierung, also zwecks Überprüfung durch Dritte mit Anerkennung nach außen. Das EFQM-Modell verfolgt eigentlich das Ziel der Auslobung eines Qualitätspreises für besondere Qualität. Dafür gibt es den European Quality Price und für den Besten unter den Besten den European Quality Award.

Auch das Vorgehen der Modelle ist unterschiedlich. Beginnend mit der Verpflichtung der Unternehmensleitung zur Qualitätspolitik kennt das ISO-Modell insgesamt mindestens 20 Elemente eines Qualitätsmanagementsystems mit unterschiedlich starker Ausprägung bei der Anwendung von Branche zu Branche. Auch von Unternehmen zu Unternehmen werden die Elemente nicht gleichgewichtig berücksichtigt werden können.

Bei dem EFQM-Modell fällt auf, daß zwischen den „Voraussetzungen" für gute Qualität (Befähiger) und den „Ergebnissen" umfassender Qualität unterschieden wird. Hier gibt es eine klare Gewichtung der Kriterien mit einer Zuordnung von Punktzahlen. Damit ist allerdings keine Flexibilität bei der Gewichtung je nach Branche und Organisationstyp möglich. So wird z. B. dem Bereich Geschäftsergebnisse ein besonderer Stellenwert eingeräumt, egal ob es sich hierbei um ein gewinnorientiertes

Unternehmen oder um eine Non-Profit-Organisation handelt; andererseits gibt es viele Ähnlichkeiten.

Sämtliche Elemente nach ISO 9001 kommen in allen Befähigerkriterien des EFQM-Modells vor (vgl. Abb. 3).

Die Elemente bzw. Kriterien sind so abstrakt formuliert, daß weitgehend Spielraum für den Anwender besteht, diese mit den Besonderheiten seines Unternehmens zu erfüllen. Auffällig ist, daß beide Modelle die Verantwortung der Führung einer Organisation als zwingende Voraussetzung für ein umfassendes Qualitätsmanagement betrachten. Das Element 1 der ISO 9001 beinhaltet die Verantwortung der Leitung einer Organisation. Darunter wird man im Krankenhaus in erster Linie die Verpflichtung der Krankenhausleitung zum Qualitätsmanagement verstehen. Hier geht es aber auch darum, die Organisationsstruktur mit Verantwortung festzulegen, die gegenseitigen Beziehungen zu regeln, Mittel und Personal bereitzustellen und die Qualitätspolitik zu definieren. Bestandteil dieses Elementes sind sicher auch die Unternehmensleitlinien bzw. die Unternehmensphilosophie sowie die Festlegung der Unternehmensstrategie.

Ferner geht es um die Darlegung einer durchdachten Aufbauorganisation mit Aufgabenzuordnungen und Kompetenz und Ressourcenausstattung. Ohne die Ausgestaltung dieses Elementes und die tatsächliche Umsetzung wird sicher kein Unternehmen eine Zertifizierung nach ISO 9000 ff. erhalten. Das EFQM-Modell hat im Grunde nach den gleichen Ansatz. Das Kriterium Führung wird mit 10% gewichtet und beinhaltet u. a. folgende Unterpunkte:

1. Die Definition einer beständigen TQM-Kultur in der die Art und Weise, wie die Mitarbeiter arbeiten und die Geschäftstätigkeiten innerhalb der Organisation ablaufen, geregelt ist. dabei sollen alle Mitarbeiter das TQM als Grundlage für ihre eigenen Aktivitäten zur Weiterentwicklung der Organisation verstehen.
2. Die Förderung von Total Quality durch Bereitstellung geeigneter Ressourcen und Unterstützung.

Das Kriterium Mitarbeiterorientierung des EFQM-Modells beinhaltet ebenfalls Teile des Elementes Verantwortung der Leitung aus der ISO. Folgende Fragestellungen sollten auch bei der Darlegung nach ISO entsprechend berücksichtigt werden:

1. Wie werden Mitarbeiterressourcen geplant und verbessert? Dazu gehören Fragen nach der strategischen Personalplanung, die sich an der Politik und Strategie des Unternehmens orientiert sowie die Erhebung der Mitarbeiterzufriedenheit und die Sicherstellung fairer Arbeitsbedingungen.
2. Wie werden die Kompetenzen und Fähigkeiten der Mitarbeiter bei der Personalplanung, Personalauswahl und Personalentwicklung erhalten und weiter entwickelt?
3. Wie wird eine wirksame Kommunikation über Hierarchieebenen hinweg von oben nach unten sowie umgekehrt und horizontal erzielt? Dazu gehören auch Fragen nach dem Informationsfluß von Mitarbeitern zur Führungsebene und umgekehrt und der Wirksamkeit der Kommunikation und Möglichkeiten zu deren Verbesserung, ferner die horizontale Kommunikation zwischen Teams, Abteilungen und Gruppen.

Am Beispiel des Kriteriums „Führung" wird deutlich, daß beide Modelle einen hohen Grad an Gemeinsamkeiten haben und mit unterschiedlichen Fragestellungen und

Das Modell für Business Excellence der EFQM

Abb. 3. Zusammenhang zwischen den QM-Elementen nach DIN EN ISO 9001 und den EQA-Kriterien

QM-Elemente nach DIN EN ISO 9001 (Spalten):
0. Ein Krankenhaus stellt sich vor
1. Verantwortung der Leitung
2. Qualitätsmanagementsystem
3. Vertragsprüfung
4. Designlenkung
5. Lenkung der Dokumente
6. Beschaffung
7. vom Kunden beigestellte Produkte
8. Kennzeichnung/Rückverfolgbarkeit
9. Prozeßlenkung
10. Prüfungen
11. Prüfmittel
12. Prüfstatus
13. Lenkung fehlerhafter Produkte
14. Korrektur-Vorbeugemaßnahmen
15. Handhabung, Lagerung, Verpackung
16. Lenkung von Qualitätsaufzeichnungen
17. Interne Qualitätsaudits
18. Schulungen
19. Wartung, Kundendienst
20. Statistische Methoden
21. Krisenmanagement
22. Sonstige Unterlagen

EQA-Kriterien — Gewichtung

K1: Führung

- 1a sichtbares Engagement und Vorbildfunktion in bezug auf Umfassende Qualität.
- 1b Eine beständige TQM-Kultur.
- 1c Rechtzeitiges Anerkennen und Würdigen der Anstrengungen und Erfolge von Einzelpersonen und Teams.
- 1d Förderung von Total Quality durch Bereitstellung geeigneter Ressourcen.
- 1e Engagement bei Kunden und Lieferanten.
- 1f Aktive förderung von Umfassender Qualität außerhalb der Organisation.

K2: Politik und Strategie

- 2a Wie politik und Strategie auf dem Konzept der Umfassenden Qualität beruhen.
- 2b Wie Politik und Strategie aufgrund von relevanten und umfassenden Informationen festgelegt werden.
- 2c Wie Politik und Strategie in der gesamten Organisation realisiert werden.
- 2d Wie Politik und Strategie intern und extern bekannt gemacht werden.
- 2e Wie Politik und strategie regelmäßig aktualisiert und verbessert werden.

K3: Mitarbeiterorientierung

- 3a Wie Mitarbeiterressourcen geplant und verbessert werden.
- 3b Wie die Kompetenzen und Fähigkeiten der Mitarbeiter bei Personalplanung, -auswahl, -entwicklung erhalten und weiterentwickelt werden.
- 3c Wie Mitarbeiter und Teams Ziele vereinbaren und ständig die Leistungen überprüfen.
- 3d Wie die Beteiligung aller Mitarbeiter am KVP gefördert wird und wie Mitarbeiter autorisiert werden, selbst zu handeln.
- 3e Wie eine wirksame Kommunikation über Hierarchieebenen hinweg von oben nach unten sowie umgekehrt und horizontal erzielt wird.

K4: Ressourcen

- 4a Management der finanziellen Ressourcen.
- 4b Management der Informations-Ressourcen.
- 4c Umgang mit Lieferanten, Materialien, Gebäuden und Ausrüstungsgütern.
- 4d Anwendung von Technologie.

K5: Prozesse

- 5a Wie die für den Organisationserfolg wesentlichen Prozesse identifiziert werden.
- 5b Wie die Organisation ihre Prozesse systematisch führt.
- 5c Wie Prozesse überprüft und Verbesserungsziele gesetzt werden.
- 5d Wie die Organisation Innovation und Kreativität bei der Prozeßverbesserung anregt.
- 5e Wie die Organisation Prozeßveränderungen einführt und den Nutzen bewertet.

K6: Kundenzufriedenheit

- 6a Die Beurteilung bezüglich der Produkte, Dienstleistungen und Kundenbeziehungen der Organisation durch die Kunden.
- 6b Die Entwicklung zusätzlicher Meßgrößen, die die Zufriedenheit der Kunden der Organisation beschreiben.

K7: Mitarbeiterzufriedenheit

- 7a Die Beurteilung der Organisation durch die Mitarbeiter.
- 7b Die Entwicklung zusätzlicher Meßgrößen, die die Zufriedenheit der Mitarbeiter der Organisation beschreiben.

Abdruck mit freundlicher Genehmigung von Herrn Dr. Pinter, Hameln

Formulierungen letztlich doch den gleichen Ansatz verfolgen, das nämlich ein gutes Qualitätsmanagement nur dann zu guten Ergebnissen führt, wenn die oberste Leitung einer Organisation das Qualitätsmanagement zu seiner ureigensten Aufgabe macht und für eine entsprechende Umsetzung sorgt. Bereits an dieser Stelle wird deutlich, daß die so oft geäußerte Kritik, das Verfahren nach ISO beschränke sich auf die Dokumentation normierter Qualitätsstandards, nicht zutrifft. Beide Verfahren stellen gleichermaßen die Verantwortlichkeit der Führung an den Anfang der Überlegungen. Nach ISO wird im Rahmen eines Zertifizierungsverfahren die Frage nach der tatsächlichen Umsetzung im Unternehmen überprüft. Der häufigste Grund für die Verweigerung eines Zertifikats liegt in der fehlenden Erfüllung dieses Elementes. Tatsächlich versuchen manche Unternehmen ein Zertifikat zu erhalten, ohne das die Führung im vollen Umfang hinter der Einführung des Qualitätsmanagementsystems steht. Das EFQM-Modell unterscheidet sich im Grunde nur dadurch, daß es sich zunächst nur um eine Selbstbewertung handelt, ohne die kritische Überprüfung eines akkreditierten Zertifizierers.

4.2
Unterschiede der Modelle

Andere Elemente der ISO finden sich z. T. nur in geringem Umfang in den Kriterien des EFQM-Modells wieder. Die ISO schreibt z. B. regelmäßige interne „Qualitätsaudits" vor. Dieser Aspekt findet sich u. a. in dem Kriterium „Mitarbeiterorientierung" der EFQM wieder, jedoch nicht in der Nachhaltigkeit der ISO. Schließlich werden bei jedem jährlichen externen Audit auch die internen Audits eingehend diskutiert.

Ein zentraler Punkt des ISO-Modells ist der Umgang mit Fehlern. Den Elementen Verfahren bei fehlerhaften Leistungen und Ergebnissen sowie Korrektur- und Vorbeugemaßnahmen wird ein besonders hoher Stellenwert eingeräumt. Ausgehend von der Philosophie, daß jeder Fehler eine Chance zur Verbesserung beinhaltet sollen Fehler systematisch aufgearbeitet werden und Konsequenzen zu deren Vermeidung gezogen werden. Unternehmen mit einem weit fortgeschrittenem Qualitätsbewußtsein haben ein umfassendes System interner Fehlermeldungen. Einzelne Projektgruppen ermitteln Schwerpunkte der Fehlerursachen und entwickeln mit betroffenen Mitarbeiterinnen und Mitarbeitern Strategien, die zur Vermeidung künftiger Fehler geeignet sind. Eine solche Kultur im Umgang mit Fehler kann sich jedoch erst entwickeln, wenn tatsächlich Fehler als Chance zur Verbesserung und nicht in erster Linie als Anlaß zur Bestrafung gesehen werden.

Auch die Einführung eines Beschwerdemanagements ist Bestandteil dieses Elementes. Dabei geht es wiederum nicht nur um eine kundenfreundliche Bearbeitung eingegangener Beschwerden sondern vor allem um die Lehren, die daraus gezogen werden können. Eine zentrale Bearbeitung führt dazu, daß auch die Mitarbeiterinnen und Mitarbeiter aus Beschwerden und Fehlern lernen können, die selbst bislang nicht betroffen waren.

Im EFQM-Modell kommt diesem Element der ISO nur eine untergeordnete Bedeutung zu. Lediglich unter dem Kriterium „Prozesse" wird gefragt, wie die Organisation die Prozesse überprüft und Verbesserungsziele gesetzt werden. Darunter kann sicher auch ein Fehlermanagement verstanden werden, der Fokus liegt aber nicht so deutlich wie in der ISO.

Die Prozeßqualität ist sozusagen das Schwergewicht der ISO-Systematik. Gut organisierte Arbeitsprozesse führen nicht nur zu wirtschaftlichem Umgang mit den Ressourcen, sondern auch zu einer guten Ergebnisqualität. Die ISO-Norm bietet eine hervorragende Grundlage für die Entwicklung reibungsfreier Arbeitsabläufe. Neben der Darlegung im Qualitätsmanagementhandbuch unter den Elementen Qualitätsmanagementsystem und Prozeßlenkung sind ausführliche Verfahrensanleitungen und Arbeitsanweisungen zu erstellen. Diese dienen dazu, insbesondere an Schnittstellen der einzelnen Arbeitsprozesse für Klarheit und einen kundenorientierten Ablauf zu sorgen. Mit der verbindlichen Einführung von Verfahrensanleitungen und Arbeitsanweisungen kann die Prozeßqualität dauerhaft sichergestellt werden, da die Weitergabe dieses Wissens an neue Mitarbeiterinnen und Mitarbeiter sichergestellt ist. Kritiker werfen der ISO-Norm vor, hier würden unnötig viele Dokumente erstellt, die später im Archiv landen, ohne je einen Nutzen gestiftet zu haben. Außerdem würden nur unnötiger Weise das Hierarchiedenken gefördert und Kreativität des Einzelnen unterdrückt. Diese Kritik ist aber nur dann berechtigt, wenn tatsächlich das System in falsch verstandenem Sinne dazu benutzt wird, bestehende hierarchische Strukturen festzuschreiben. Eine gute Prozeßqualität wird jedoch erst dann erreicht, wenn die Mitarbeiterinnen und Mitarbeiter selbst aufgefordert werden, ihre Ideen bei der optimalen Arbeitsgestaltung einzubringen.

Die ISO-Norm schreibt nicht vor, welche Arbeitsabläufe dokumentiert werden sollen und welche nicht. Sinnvoller Weise wird man eine Dokumentation nur dort vornehmen, wo es für die Beteiligten einen Nutzen bringt. Im Krankenhaus hat sich die Erarbeitung von Patientenbehandlungsleitlinien außerordentlich bewährt. Ohne starre Vorgaben gibt es hier gute Grundlagen für eine gute medizinische Behandlungsqualität. Das System selbst ist sehr flexibel und läßt jederzeit zu, daß weitere Verfahrensanleitungen und Arbeitsanweisungen hinzugenommen werden, andere wieder wegfallen können bzw. ergänzt werden. Insbesondere nach aufgetretenen Fehlern wird man dazu übergehen, bestehende Arbeitsanweisungen zu überprüfen bzw. zu ergänzen.

Im EFQM-Modell kommt der Prozeßqualität ebenfalls eine besondere Bedeutung zu. Als Unterpunkt zu diesem Kriterium gehört u. a. die Frage, wie die Organisation ihre Prozesse systematisch führt. In der offiziellen Schrift der EFQM (EFQM 1996) werden hier Ansatzpunkte genannt: z.B. die Festlegung der Zuständigkeiten und Management von Prozessen, die Überwachung von Leistungsnormen, die Verwendung von Leistungsmeßgrößen für das Prozeßmanagement und ausdrücklich die Qualitätssicherungssysteme nach ISO 9000. Des weiteren ist hier als Unterpunkt die Frage gestellt, wie die Prozesse überprüft und Verbesserungsziele gesetzt werden. Auch hier findet sich also wiederum sehr deutlich, daß es eine weitgehende Übereinstimmung der beiden Modelle gibt. Die ISO 9000 geht in diesem Punkt jedoch wesentlich weiter und gibt konkretere Vorgaben für die

Erfüllung der entsprechenden Elemente. Um das Kriterium „Prozesse" des EFQM-Modells wirklich gut zu erfüllen, kann sicher die Heranziehung der ISO-Systematik sehr hilfreich sein.

Der entscheidende Unterschied zwischen beiden Modellen liegt vor allem darin, daß die ISO nicht so stark auf die Ergebnisqualität ausgerichtet ist wie das EFQM-Modell. Gleichwohl bleibt festzuhalten, daß auch die ISO eindeutig auf die Verbesserung der Ergebnisqualität abzielt. Das Element „Korrektur und Vorbeugemaßnahmen" der

ISO Norm beinhaltet den Regelkreis zur kontinuierlichen Qualitätsverbesserung (vgl. Abb. 4).

Die Anwendung dieses Elementes und des Regelkreises führt automatisch dazu, Ergebnisqualität zu messen, Verbesserungspotentiale festzustellen und deren Verbesserung zu messen.

Dieser Bereich der ISO verbunden mit den Elementen „Verantwortung der Leitung" und „Interne Audits" ist sicher ein Hauptbestandteil für die Wirksamkeit dieses Qualitätsmanagementsystems. Trotzdem muß gesagt werden, daß die Ergebnisqualität und deren Messung nicht explizit als eigenständiges Element in der ISO vorkommt.

Das EFQM-Modell betont in besonderer Weise die Ergebnisqualität. 50% der Gesamtbewertung basieren auf Kriterien wie Mitarbeiterzufriedenheit, Kundenzufriedenheit, gesellschaftliche Verantwortung und Geschäftsergebnisse. Es geht also entscheidend darum, was die Organisation erreicht hat. Das Erreichte wird in der Bewertung an den eigenen Zielen und wo immer möglich an den Leistungen der Konkurrenz und den Leistungen der „Klassenbesten" Organisationen gemessen. Die Fokussierung auf meßbare Ergebnisse ist sicher eine Stärke des EFQM-Modells.

Etwas problematisch ist sicher die Anwendung des Kriteriums Geschäftsergebnisse im Non-Profit-Bereich. Dieses Kriterium hat nach der Kundenzufriedenheit mit 15% das zweitgrößte Gewicht (s. Abb. 2).

Hier zeigt sich, daß das Modell in erster Linie für den erwerbswirtschaftlichen Bereich vorgesehen war. Gute Qualität kann auf Dauer nur in rentablen Betrieben erbracht werden. Im übertragenen Sinne gilt dies sicher auch für Krankenhäuser. Auf Dauer kann ein Krankenhaus gute umfassende Qualität nicht aufrecht erhalten, wenn die Relation zu den Kosten nicht stimmt. Auch Non-Profit-Unternehmen können nicht

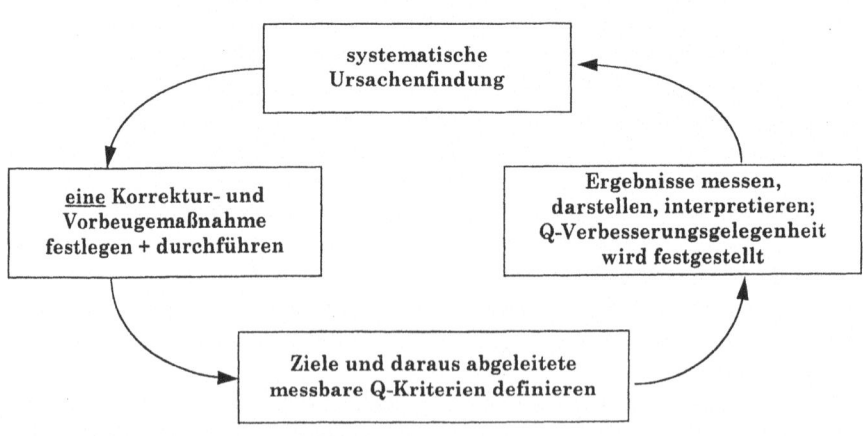

Abb. 4. Regelkreis zur kontinuierlichen Verbesserung der Ergebnisqualität

von Verlusten leben. Neben den finanziellen Ergebnissen können unter diesem Kriterium auch andere Meßgrößen z. B. medizinische Ergebnisqualität, Angemessenheit der Kosten etc. herangezogen werden (Vogt et al. 1997).

4.3
Vergleichende Bewertung der Modelle

Im Krankenhausbereich ist nach wie vor umstritten, welches Qualitätsmanagementsystem am vorteilhaftesten ist. Zum Teil wird vor der Anwendung bestimmter Systeme gewarnt (Reinhard Sprenger, 1995) geht sogar davon aus, daß das ISO-Modell gute Qualität verhindert. Ein riesiger Dokumentationsaufwand wäre mehr oder weniger Selbstzweck und das Ganze führe nur dazu, überkommene Hierarchiestrukturen zu zementieren und die Motivation der Mitarbeiterinnen und Mitarbeiter zu lähmen. Ohne auf diese Kritik ausführlich einzugehen kann aus Sicht einer erfolgreichen Umsetzung des ISO-Modells nur gesagt werden: „es kommt darauf an was man daraus macht". Sicher kann man auch das ISO-Modell oder auch andere Modelle mißbrauchen und nur ein Qualitätsmanagement darlegen und dokumentieren, daß in Wirklichkeit anders aussieht. Die Frage, welches der beiden Modelle vorteilhafter für die Anwendung im Krankenhaus ist, läßt sich nicht eindeutig beantworten.

4.3.1
ISO 9000 ff. als Fundament für das EFQM-Modell

Fraglich ist auch, mit welchem Modell der Einstieg in ein TQM besser gelingt. Aus den zuvor dargelegten großen inhaltlichen Übereinstimmungen beider Modell wird deutlich, daß weder das eine noch das andere Modell völlig ungeeignet wäre. Aussagen, wonach das Verfahren nach ISO sich nur auf die Dokumentation normierter Qualitätsstandards beschränke, deuten auf geringe Erfahrungen im Umgang mit der ISO hin. Die Vertreter des EFQM-Modells sehen offenbar in der ISO eine sinnvolle Ergänzung bzw. gute Basis für den Aufbau eines Qualitätsmanagements nach EFQM. Aus diesem Grund erhalten auch Unternehmen mit einem eingeführten Qualitätsmanagementsystem einen Vorsprung bei der EFQM-Bewertung. Alle bisherigen Award-Gewinner verfügten bereits seit längerem über ein QM-System, zertifiziert oder nicht zertifiziert.

Abschließend kann zum Vergleich beider Systeme gesagt werden, daß im Bereich „Verantwortung der Leitung" beide Systeme den gleichen Ansatz verfolgen. Das EFQM-Modell enthält hier deutlichere Hinweise und Kriterien und bezieht auch die Politik und Strategie des Unternehmens mit ein.

Hinsichtlich der Thematik „Prozeßqualität" hat das ISO-Modell eindeutig Vorteile gegenüber dem EFQM-Modell. Im EFQM-Modell sind unter dem Kriterium „Prozesse" fünf Unterpunkte genannt, das ISO-Modell enthält jedoch wesentlich ausführlichere Anleitungen zur Umsetzung dieses Bereiches. So ist die Struktur für die Dokumentation der Prozeßqualität im ISO-Modell eindeutiger und besser geregelt von der Darlegung im Qualitätsmanagementhandbuch über Verfahrensanleitungen bis hin zu Arbeitsanweisungen.

Aus diesem Grund ist in den Richtlinien der EFQM ist sogar die ISO 9000 ausdrücklich als Ansatzpunkt für die Darlegung der Prozeßqualität genannt.

Der Bereich „Mitarbeiterorientierung" und „Mitarbeiterzufriedenheit" als Voraussetzung für gute Qualität und „Kundenzufriedenheit" ist im ISO-Modell kaum berücksichtigt. Das EFQM-Modell enthält dagegen eine gute Anleitung zur Einführung eines Personalentwicklungskonzeptes. auch die Einbeziehung der Mitarbeiterzufriedenheit und deren Messung ist eine Stärke des Modells und zwingt die Organisation dazu, das Qualitätsmanagement auf eine sehr breite Basis zu stellen. Auch die Hervorhebung der Ergebnisqualität kann als Vorteil des EFQM-Modells gegenüber dem ISO-Modell angesehen werden. Letztlich wird deutlich, daß das ISO-Modell einen hervorragenden Einstieg für eine Selbstbewertung und für einen Aufbau des EFQM-Modells bietet. Jedes der beiden Modelle kann dazu genutzt werden, QM-Systeme auszubauen und zu vervollkommnen.

4.3.2
Zertifizierung als Anreiz zur Einführung eines Qualitätsmanagements

Während das ISO-Modell mit einer Zertifizierung eine Anerkennung von außen erfährt, ist das EFQM-Modell abgesehen von der Erzielung eines europäischen Preises mehr zur Selbstbewertung angelegt. Hierbei könnte das ISO-Modell von größerem Vorteil sein, da der Anreiz für eine Anerkennung von außen doch dazu führt, die Anstrengungen zu beschleunigen und eine klare Grundlage für den Start von TQM zu legen. Bei der Selbstbewertung besteht die große Gefahr, daß die Organisation sich selbst zu gut bewertet und damit Verbesserungspotentiale nicht ausreichend ausgeschöpft werden. Da die Zertifizierung nach ISO auf drei Jahre befristet ist, und jährlich externe Audits stattfinden, besteht ein heilsamer Druck, das System mit Leben zu erfüllen. Bei dem EFQM-Modell dagegen besteht die Gefahr, daß nach einer einmaligen Selbstbewertung der Schwung verloren geht und nachfolgende Selbstbewertungen nur noch der Form halber geschehen und der Anreiz verloren geht; aber auch hier gilt das zur ISO gesagte, „es kommt darauf an was man daraus macht".

Eine permanente Selbstbewertung kann sicher dazu führen, daß eine ständige Verbesserung stattfindet und immer mehr kreative Gedanken zur Qualitätsverbesserung gefördert werden.

5
Der vom St. Josefs-Hospital gewählte Weg

5.1
Ausgangslage vor Einführung des Qualitätsmanagements

Seit 1995 hat das St. Josefs-Hospital konkrete praktische Erfahrungen mit der Anwendung eines Qualitätsmanagementsystems gewonnen. Vor Einführung des ISO-Modells bestand der Wunsch, den guten Ruf des Hauses noch weiter zu verbessern. Die Erkenntnis, daß noch an vielen Stellen Verbesserungspotentiale vorhanden waren und die Motivation, diese auch zu nutzen, führte zur Diskussion über die Einführung eines Qualitätsmanagementsystems. auch die von außen geführte Diskussion zum Thema „Qualitätssicherung" insbesondere im medizinischen Bereich regte zu internen Diskussionen an. Es bestand die Sorge, daß externe Kontrollen sich nur auf ganz bestimmte Aspekte stützen und somit die Motivation zur Entwicklung einer umfassenden Qualität eher behindern können.

Die Diskussion über die Einführung eines Qualitätsmanagementsystems fand ohnehin vor dem Hintergrund bereits seit Jahren bestehender Bemühungen zur Qualitätsverbesserung statt. So entwickelte bereits im Jahr 1991 das St. Josefs-Hospital, ausgehend von Überlegungen der Oberin des Hauses, ein Unternehmensleitbild. Dieses Leitbild wurde von der Oberin den Führungskräften im Rahmen bestehender interner Konferenzen mit nachfolgender Diskussion vorgestellt. Inhalte dieser Diskussion waren insbesondere die inhaltlichen Werte der Leitlinie und der Erwartungen und Wünsche, die sich hieraus an die Mitarbeiter und die Führungskräfte stellen. Erst nach Abschluß dieser grundlegenden Überlegungen und nach einer Weiterentwicklung durch die Führungskräfte selbst, wurde die Leitbilddiskussion in groß angelegten Informationsveranstaltungen mit allen Mitarbeitern geführt. Das Leitbild unter dem Motto „einfach gut sein" beinhaltet im wesentlichen das Gedankengut, wie es sich heute als TQM widerspiegelt, mit den Wertvorstellungen gestützt und untermauert, die sich aus dem christlichen Engagement ergeben. Seitdem wurde das Leitbild auf der Ebene der Mitarbeiter nicht nur akzeptiert, sondern von diesen diktiert und im Wechselspiel zwischen Führung und Mitarbeitern regelmäßig vertieft und verfeinert.

Auch im Bereich der Prozeßqualität gab es umfangreiche Vorerfahrungen. Das St. Josefs-Hospital hatte im Rahmen eines vom Bundesministerium für Gesundheit geförderten Modellvorhaben Fallpauschalen kalkuliert und in die konkrete Abrechnung umgesetzt. Im Zuge dieses Modellvorhabens gab es intensive interne Abstimmungen insbesondere zwischen Ärzteschaft und Verwaltung. Damals war es für ein Krankenhaus noch relativ neu, den gesamten Behandlungsverlauf mit all seinen Komponenten kostenmäßig zu bewerten. Zu Zeiten des Selbstkostendeckungsprinzips wurden lediglich pauschale Pflegesätze unabhängig von der Art der Behandlung kalkuliert. Mit der Einführung von Fallpauschalen rückte auch die Prozeßqualität mehr in den Mittelpunkt. So wurden bereits Anfang der 90er Jahre im St. Josefs-Hospital Patientenbehandlungsleitlinien entwickelt. Anhand dieser Leitlinien konnte die Verwaltung die Prozeßkosten kalkulieren, für die Ärzteschaft bot sich jedoch eine gute Grundlage zur Verbesserung der Prozeßqualität. Insbesondere im chirurgischen Bereich wurden diese Leitlinien zu einer Art internem Klinikmanual zusammengefaßt. Diese Leitlinien bieten insbesondere bei der Einführung neuer Mitarbeiter eine hervorragende Grundlage. Vor diesem Hintergrund fand die Diskussion über die Anwendung des ISO-Modells, das einen besonderen Schwerpunkt im Bereich der Prozeßqualität hat, statt.

5.2
Die Umsetzung der ISO 9000 ff.

Die Führungskräfte waren bei weitem nicht alle begeistert von der Einführung dieses Modells, zumal die Sprache sehr krankenhausfremd ist und z. T. schwer erkennbar war, ob die Anwendung des Modells jemals auf das Krankenhaus erfolgreich durchgeführt werden könnte. Dabei wurde z. B. sehr eingehend die Frage erörtert, ob ein Patient überhaupt als Kunde bezeichnet werden kann. Diese Frage stellte sich z. B. auch vor der Durchführung einer Kunden-Patienten-Befragung. In dieser Diskussion wurde jedoch allen bewußt, daß der Patient zwar sehr subjektiv urteilt und die medizinische Qualität z. T. sehr schwer oder überhaupt nicht beurteilen kann, er aber gleichwohl bei seiner Entscheidung der Wahl eines Krankenhauses souverän ist.

Auch die Mitarbeiterinnen und Mitarbeiter des Hauses wurden nach ihrer Zufriedenheit befragt. Schließlich wurde auch die Mitarbeitervertretung zu der Einführung eines Qualitätsmanagementsystems gehört. Neben der Sorge, daß das System zur Kontrolle von Mitarbeitern mißbraucht werden könne, bestand auch die große Hoffnung, gemeinsam zu Qualitätsverbesserungen auch im Sinne der Mitarbeiterschaft und der Arbeitsbedingungen beitragen zu können. Schließlich wurde der Entschluß gefaßt, das ISO-Modell auf seine Anwendbarkeit im Krankenhaus zu erproben und die Vorbereitungen zu einer Zertifizierung zu treffen.

Um diese Vorbereitungen zügig vorantreiben zu können, wurde die Assistentin der Geschäftsführung als Qualitätsbeauftragte freigestellt. Ferner wurde ein Beraterteam engagiert, das sich bereits mit der Einführung von Qualitätsmanagementsystemen nach dem ISO-Modell gut auskannte. Die Berater hatten jedoch keine Vorerfahrung mit der Einführung solcher Systeme im Krankenhaus. Diese fehlende Erfahrung stellte sich später jedoch als durchaus vorteilhaft heraus, da keine Betriebsblindheit bestand und die Berater recht unvoreingenommen ihre Tätigkeit beginnen konnten. Zunächst wurde überprüft, ob die Zuständigkeiten für Organisation, Struktur und Ergebnisverantwortlichkeit klar geregelt waren bzw. wo noch Regelungsbedarf bestand. Im Qualitätsmanagementhandbuch, in Verfahrensanleitungen und Arbeitsanweisungen wurden die Zuständigkeiten systematisch niedergeschrieben. Die hierarchischen Strukturen wurden im Anhang des Qualitätsmanagementhandbuches in Form von Organigrammen niedergelegt. Bezogen auf die Organigramme wurden Funktionsbeschreibungen der einzelnen Stellen festgeschrieben. Diese Funktionsbeschreibungen sind Stellenbeschreibungen gleichzusetzen. Es wurden jedoch einzelne Funktionen zusammengefaßt, insbesondere dort, wo dies durch die Tätigkeiten angezeigt war.

Bereits bei der Erstellung dieser Unterlagen wurden Mängel der vorhandenen Organisation offenkundig. Unzureichende Klarstellungen der Zuständigkeiten führten zu Reibungsverlusten ebenso wie Arbeitsabläufe, die nicht sorgfältig aufeinander abgestimmt waren. Da von Anfang an die Mitarbeiterinnen und Mitarbeiter vor Ort in die Erstellung der Unterlagen einbezogen waren, wurden von ihnen selbst die bisherigen Fehlerquellen entdeckt und die Chance erkannt, bei der Festlegung in den entsprechenden Unterlagen die Organisation zu verbessern. So wurden von den Ärzten weitere Behandlungsleitlinien entwickelt und bestimmte Behandlungsverläufe optimiert. Bereits während der Dokumentation mancher Arbeitsprozesse wurden z. T. völlig neue Prozeßstrukturen angedacht.

5.2.1
Motivationsschub in der Einführungs- und Umsetzungsphase

So gab es bereits bei der Erstellung der für das ISO-Modell notwendigen Unterlagen einen riesigen Motivationsschub. Viele Mitarbeiterinnen und Mitarbeiter vor Ort waren angenehm überrascht, daß die Verwaltung sich für ihre Arbeitsgestaltung und Verbesserung interessierte. Begleitend zum Aufbau des Qualitätsmanagementsystems wurden Verbesserungsteams gebildet und von einem externen Trainer in der Moderatorentechnik geschult. Auch dadurch gab es beachtliche Impulse zur Qualitätsverbesserung verbunden mit einem erheblichen Motivationsschub. Des weiteren wurden in einer groß angelegten Aktion interne Schulungsmaßnahmen durchgeführt, um möglichst alle Mitarbeiterinnen und Mitarbeiter zu erfassen und mit dem System vertraut zu machen.

Neben der eigentlichen Motivation, Qualitätsverbesserungen durchzusetzen, gab es auch das Streben nach dem ISO-Zertifikat. Letztlich sollten die vielfältigen Bemühungen auch dadurch anerkannt werden, daß eine Institution von außen die Einführung eines wirksamen Qualitätsmanagementsystems bestätigt. Im Rahmen eines 3-tägigen Audits kamen gleich mehrere Auditoren des TÜV's Rheinland ins Haus und haben sich vor Ort an den verschiedenen Stellen überzeugt, daß das Qualitätsmanagementsystem tatsächlich angewandt wird und praktischen Nutzen stiftet. Während die Mitarbeiterinnen und Mitarbeiter des Hauses sehr stolz auf die Vergabe des Zertifikates war, gab es von außen insbesondere von der Fachwelt große Kritik an diesem Verfahren.

5.2.2
Kritik von außen

Für diese Kritik wurde im Haus wenig Verständnis aufgebracht, zumal trotz Einladung keiner der Kritiker sich vor Ort mit der tatsächlichen Umsetzung auseinandergesetzt hatte. Der Vorwurf, bei dem ISO-Verfahren handele es sich nur um die formale Festlegung von abstrakten Standards, die keine Praxisrelevanz hätten, ging an den Realitäten des St. Josefs-Hospitals vorbei. Die Kritik von außen führte jedoch nicht zur Demotivation oder zum Zweifel an dem angewandten System sondern im Gegenteil eher zu einer noch höheren Identifikation damit. Andererseits kam es schon nach der ersten Euphorie zu einer Ernüchterung und auch zu gelegentlichen Enttäuschungen. Nicht alle erhofften Verbesserungen wurden in der Kürze der Zeit umgesetzt und manche Erwartungen waren sicher zu hoch geschraubt worden. Auch die Verbesserungsteams mußten feststellen, daß nicht alle Verbesserungen sich wie geplant umsetzen ließen und daß es auch interne Widerstände gab.

Andererseits kam es an vielen Stellen zu grundlegenden Umstrukturierungen und Qualitätsverbesserungen. Insgesamt hatte sich ein Bewußtseinswandel vollzogen. Der Umgang mit Fehlern hat mittlerweile einen anderen Stellenwert als früher. Fehler müssen nur dann geahndet werden, wenn nichts aus ihnen gelernt wird. Ansonsten hat jeder Fehler die Chance zu einer grundlegenden Verbesserung. Auch die Selbstverantwortung vor Ort wurde nachhaltig gestärkt; so werden immer mehr Aufgaben, die früher noch Führungskräften vorbehalten waren, auf Mitarbeiter vor Ort delegiert.

Obwohl in der ISO selbst die Ergebnisqualität nicht in Form etwa eines eigenen Elementes verankert ist, stand nach wie vor das Ziel im Raum, meßbare Qualitätsverbesserungen zu erzielen. Bei den jährlich stattfindenden Audits wurde immer wieder dieser Punkt erörtert und nach den nachweisbaren Erfolgen gefragt. Auch aufgrund dieser Erfahrung ist es für einen Anwender völlig unverständlich, daß Kritiker des ISO-Verfahrens immer wieder von einem statischen Modell sprechen.

5.3
Erprobung des EFQM-Modells

In der letzten Zeit wurde immer wieder in der Fachöffentlichkeit das EFQM-Modell als das vermeintlich bessere Modell bezeichnet und empfohlen. Vor dem Hintergrund dieser Diskussion hat sich das St. Josefs-Hospital auch mit diesem Verfahren auseinandergesetzt und nach einer langen Diskussion im Hause entschlossen, auch die Anwendung dieses Verfahrens praktisch zu erproben. Zu diesem Zweck wurde in mehreren hausinternen Veranstaltungen vor allem mit den Führungskräften das Selbstbewertungsverfahren besprochen und Anhand einiger Fragestellungen der Umgang mit dem System erprobt.

Schließlich wurde mit sämtlichen Führungskräften des Hauses ein 2-tägiger Workshop außerhalb des Krankenhauses organisiert, in dem eine komplette Selbstbewertung nach dem EFQM-Modell vorgenommen wurde. In diesem Workshop wurden mehrere Arbeitsgruppen gebildet, die die verschiedenen Kriterien durchgearbeitet haben und später in einer Plenumssitzung zur Diskussion gestellt haben.

5.3.1
Selbstbewertung

Bei der Selbstbewertung wurde deutlich, daß durch die ISO eine enorme Vorarbeit geleistet worden war und daß zahlreiche Verbesserungen bereits wirksam geworden waren. Durch die klare Strukturierung der Kriterien und der Konzentration auf bestimmte Punkte konnte festgestellt werden, in welchem Umfang ein umfassendes Qualitätsmanagement bereits realisiert war bzw. wo klare Defizite deutlich wurden. Interessant war, daß in den zahlreichen Diskussionen teilweise unterschiedliche Auffassungen über den Grad der Zielerreichung bestanden andererseits aber im Ergebnis doch eine große Übereinstimmung bestand. Arbeitsgruppen, die völlig unabhängig voneinander ein Kriterium bearbeitet hatten kamen oft zu annähernd gleichen Wertungen und Ergebnissen. Von daher wurde trotz der völlig subjektiven Eigenbewertung eine gewisse Objektivität erkennbar.

Andererseits bestand schon der Eindruck, daß bei einer Selbstbewertung die Neigung bestand, die eigenen Leistungsfähigkeiten hoch anzusehen und die Defizite eher zu übersehen. Darin liegt sicher der große Nachteil des Selbstbewertungsverfahrens, der insbesondere durch eine gute Betreuung durch externe Moderatoren begrenzt werden kann.

Die Selbstbewertung führt aber nicht nur zur Feststellung eines Ist-Zustandes, sondern gleichzeitig zu zahlreichen Ideen für weitere Verbesserungen. Gerade dieser Aspekt hat den Teilnehmern große Freude bereitet und geradezu ein Feuerwerk von neuen Ideen entfacht. Zum Teil wurden konkrete Verbesserungsvorschläge erarbeitet, die bereits in einigen Wochen danach umgesetzt waren.

5.3.2
ISO als Basis

Obwohl das EFQM-System von der Sprache und von allen Formalien völlig anders als das ISO-Verfahren aussieht, war die Vorerfahrung mit der Zertifizierung nach ISO außerordentlich hilfreich. Der Erfolg und die neuen Impulse durch die Selbstbewertung nach dem EFQM-Modell wäre mit Sicherheit in diesem Umfang nicht vorhanden gewesen, wenn keine Vorerfahrungen mit Qualitätsmanagement vorgelegen hätten. Die Frage, ob besser mit dem einen oder mit dem anderen Modell begonnen worden wäre, läßt sich im nachhinein für das St. Josefs Hospital nur schwer beantworten. Die gewonnenen Erfahrungen sprechen jedenfalls eindeutig dafür, daß der beschrittene Weg mit dem Einstieg des ISO-Modells und der Fortsetzung mit dem EFQM-Modell außerordentlich erfolgreich war. Die klaren Vorgaben der ISO insbesondere im Hinblick auf die Prozeßqualität waren von großem Vorteil, vor allem aber auch der bereits stattgefundene Bewußtseinswandel im Hinblick auf Kundenfreundlichkeit hat die Anwendung des EFQM-Modells gefruchtet.

Aus Sicht des St. Josefs-Hospitals wäre ein unmittelbarer Einstieg in das EFQM-Modell ohne ein bereits existierendes Qualitätsmanagementsystem wenig sinnvoll. Das ISO-Modell beinhaltet zahlreiche konkrete Anwendungsschritte und bietet sich daher für die Einführung eines umfassenden Qualitätsmanagementsystems geradezu an. Der oft geäußerte Vorwurf der bürokratischen Normierung trifft daher eigentlich weniger in der Anfangsphase der Anwendung dieses Modells zu, als später in der Fortführung. Da das EFQM-Modell weniger Formalitäten kennt und zu den verschiedenen Kriterien offene Fragen formuliert sind, wird die Kreativität der Anwender des Verfahrens außerordentlich angeregt. Schließlich gilt jedoch auch zum Verfahren des EFQM die gleiche Aussage wie zur ISO, daß nämlich es immer darauf ankommt, was der jeweilige Anwender aus dem Verfahren selbst macht.

6
Konkrete Verbesserungen als Ergebnis von Qualitätsmanagement

Im St. Josefs-Hospital wurde jedenfalls durch die Anwendung und Einführung von Qualitätsmanagement eine ganze Fülle von Verbesserungen erreicht. Im nachfolgenden soll Anhand von einigen Beispielen aufgezeigt werden, was in den letzten Jahren erreicht wurde. Dabei kann man die einzelnen Verbesserungsmaßnahmen nicht dem einen oder dem anderen System zuordnen, wie überhaupt nicht gesagt werden kann, daß Qualitätsverbesserungen nur durch Anwendung bestimmter Verfahren erreicht werden können. Selbstverständlich wären alle diese Qualitätsverbesserungen auch umsetzbar gewesen ohne die Anwendung von ISO oder EFQM. Gleichwohl kann festgehalten werden, daß der Umfang von Qualitätsverbesserungen sehr wohl auf die Einführung von Qualitätsmanagement zurückzuführen ist. Die nachfolgend aufgeführten Beispiele sind weder vollständig noch umfassend beschrieben, sie sollen lediglich die zuvor abstrakt beschriebenen Vorteile von Qualitätsmanagementsystemen illustrieren.

So wurde das Leitbild und Motto des St. Josefs-Hospitals „Einfach gut sein" nicht nur auf Papier gedruckt sondern bekanntgemacht und immer wieder in Fortbildungsveranstaltungen diskutiert und bearbeitet. Im Rahmen einer Ausbildung für Praxisanleiter wurde daraus eine weitere Konkretisierung vorgenommen und sog. „Zehn Gebote der Pflege" entwickelt. Hier haben Mitarbeiterinnen und Mitarbeiter für sich selbst Konsequenzen aus diesem Leitbild gezogen und die Anwendung in der Praxis für ihren Dienstbereich konkretisiert. So hat auch die Endoskopieabteilung für ihren Bereich ein kleines Handbuch entworfen, daß sich mit der kundenfreundlichen Erfüllung ihrer Aufgaben befaßt. Die Tatsache, daß etwa 50% aller Mitarbeiterinnen und Mitarbeiter an hausinternen Fortbildungsveranstaltungen zum Thema „Kommunikation ist Qualität" teilnahmen, zeigt das hohe Interesse der Anwendung unseres Leitbildes.

Auch die Führungsebene hat sich zu Strategiesitzungen zusammengesetzt um die verschiedenen Abteilungsziele zu koordinieren. Dabei wurde u. a. auch deutlich, daß weitere Qualitätsverbesserungen nur erreicht werden können, wenn möglichst alle Mitarbeiter einbezogen sind und Freude daran haben, Kundenbedürfnisse zu erfüllen. Zahlreiche kleinere Aktivitäten haben sicher dazu beigetragen, daß die Mitarbeiterzufriedenheit deutlich zugenommen hat.

So wurden neue Arbeitszeitmodelle eingeführt; im Pflegebereich mit einem Standby-Verfahren; in der Endoskopie mit einer flexiblen Arbeitszeitgestaltung in Form von Jahresarbeitszeitkonten. Für neu eingestellte Mitarbeiter werden ganztägige Einführungsveranstaltungen angeboten. Zur Unterstützung junger Familien wurden Kindergartenplätze in unmittelbarer Nachbarschaft vermittelt. Da nicht alle Mitarbeiterbeschwerden dem unmittelbaren Vorgesetzten vorgetragen werden wurde eine Beschwerdebeauftragte, die als Ordensschwester keine Funktion in der Hierarchie inne hat, benannt. Aus einer Mitarbeiterbefragung wurden konkrete Konsequenzen gezogen; z. B. mit einem verstärktem Engagement im Bereich der Seelsorge und mit der Einrichtung einer Stelle für klinische Psychologie.

All diese Maßnahmen der Mitarbeiterorientierung mögen dazu beigetragen haben, daß die Fehlzeitenquote der Mitarbeiterinnen und Mitarbeiter deutlich gesunken ist und zwar weit unter dem Durchschnitt anderer Krankenhäuser. Ferner ist festzustellen, daß die Teilnahme an Betriebsversammlungen, an Weihnachtsfeiern und sonstigen Informationsveranstaltungen ständig zugenommen hat.

Zahlreiche andere Maßnahmen richteten sich auf eine stärkere Berücksichtigung der Kundenbedürfnisse: So wurde die Patientenaufnahme völlig umgestaltet und dezentralisiert. Die Verwaltung ist damit unmittelbar auf der Station für Patienten und Angehörige präsent und ist in der Lage, alle verwaltungstechnischen Dinge vor Ort zu erledigen. Die Einrichtung einer Hotline hat dazu geführt, daß Ansprechpartner von außen im St. Josefs-Hospital schneller zu erreichen sind. Auch der Umgang mit Fehlern hat sich enorm verändert. So wurde ein Beschwerdewesen für externe Beschwerden eingeführt. Jeder Beschwerde wurde umfangreich nachgegangen und wenn nötig konkrete Änderungen der Arbeitsabläufe vorgenommen.

Die Einführung eines Risk-Managements soll dazu führen, daß Fehler insgesamt reduziert werden bis hin zur spürbaren Senkung der Haftpflichtrisiken. Das hat bereits dazu geführt, daß eine Senkung der Haftpflichtprämie in sechsstelliger Größenordnung erreicht werden konnte. Schließlich wurde das veränderte Qualitätsbewußtsein auf Lieferanten und Partner des Krankenhauses übertragen. So findet eine regelmäßige Lieferantenbeurteilung statt. In mehreren neuen Vertragskonstellationen wurden Lieferanten als echte Partner des Krankenhauses einbezogen in dem sie z. B. für eine sachgerechte Anwendung ihrer Produkte oder eine sachgerechte Lagerhaltung finanziell belohnt werden.

Die Aufzählung der vorgenannten Aktivitäten ist nicht abschließend. Weiterentwicklungen im ärztlichen Bereich sind an anderer Stelle publiziert (Fischer und Hoffmann 1998). Zur Zeit finden auch weitere Verbesserungsmaßnahmen statt. Insbesondere haben sich einige Verbesserungsteams gebildet, die immer wieder neue Ideen aufgreifen und zur Umsetzung bringen.

7
Fazit

Die Erfahrung im St. Josefs-Hospital hat gezeigt, daß die Anwendung eines Qualitätsmanagementsystems auf jeden Fall von großem Nutzen ist. Der Einstieg über das ISO-Verfahren und die Fortsetzung mit Hilfe des EFQM-Modells hat sich als sehr positiv herausgestellt ohne daß damit dieser Weg als Königsweg bezeichnet werden kann.

Egal welches Verfahren zur Anwendung kommt, die ernsthafte Auseinandersetzung und der Wille zur Qualitätsverbesserung ist Voraussetzung für den Erfolg eines jedweden Systems. Die Suche nach dem richtigen Einstieg und dem richtigen Modell sollte sicher sorgfältig vorgenommen werden. Jedoch darf die Diskussion über das beste Verfahren nicht dazu führen, daß letztlich die Einführung von Qualitätsmanagement auf der Strecke bleibt.

Es wäre statt dessen besser, mit dem zweitbesten System zu beginnen als auf das beste System noch lange zu warten.

Literatur

European Foundation for Quality Management (1996) Selbstbewertung – Richtlinien für den öffentlichen Sektor: Gesundheitswesen, Brüssel

Fischer A, Hoffmann G (1998) Ergebnisqualität und ökonomische Aspekte unter dem QMS nach DIN EN ISO 9000ff. Die praktische Anwendung von QMS am Beispiel der Urogynäkologie unter besonderer Berücksichtigung von Ergebnisqualität und ökonomischen Aspekten. Gesundheitsökon Qualitätsman 3: 50–57

Malorny C (1996) TQM umsetzen – Der Weg zur Business Excellence, Stuttgart

Normenausschuß Qualitätsmanagement und Zertifizierungsgrundlagen im DIN (1994) Qualitätsmanagement und Statistik, Normensammlung Qualitätsmanagement und Zertifizierungsgrundlagen, EN ISO 9000–9001

Paeger A (1997) Premiere in Deutschland: Akutkrankenhaus und Rehaklinik setzen Europäisches Qualitätsmanagement um. in: Das Krankenhaus. Heft 12, S. 734–738

Schmidt K-J (1996) Zertifizierte Qualität. in: f & w führen und wirtschaften, Nr. 1, S. 3 ff.

Sprenger R (1995) Der große Bluff, in: Manager-Magazin, Nr. 8, S. 128

Die Bedeutung des internen Audits für das kontinuierliche Lernen

Soziale Einrichtungen auf neuen Wegen

B. Rehn

Inhaltsverzeichnis

1 Anwendungen, die jeder kennt 52
2 Entstehungsgeschichte interner Audits 52
3 Der Sinn von internen Qualitätsaudits 53
4 Aufbau eines internen Audits 54
4.1 Ziele 54
4.2 Elemente 55
4.3 Dokumente 59
5 Erste Schritte für ein erstes Audit 60
5.1 Dokumente sammeln 63
5.2 Dokumente sichten 63
5.2.1 Ziele 63
5.2.2 Prozesse 63
5.2.3 Ergebnisse 64
5.2.4 Strukturen 64
5.3 Zusammenfassung 65
6 Aufbau eines auditierbaren Qualitätsmanagementsystems nach den Vorgaben des Bundessozialhilfegesetzes (BSHG) 66
7 Das regelmäßige Audit 67
7.1 Durchführungsvarianten der internen Audits 67
7.1.1 Das einrichtungsinterne Audit 67
7.1.2 Das trägerintere Audit 67
7.1.3 Das spitzenverbandsintere Audit 68
7.2 Fragen für die systematische Nutzung interner Audits 68
8 Ausblick und Zusammenfassung 68

1
Anwendungen, die jeder kennt

Regelmäßig, vor Geburtstagen oder zum Jahresende, ziehen Menschen Bilanz. Sie stellen sich die Frage: „Was habe ich von den Zielen, die ich mir gesteckt habe, bis jetzt erreicht? Was habe ich nicht ganz, oder was habe ich gar nicht erreicht?" Dabei bewerten sie beispielsweise die unglücklichen Umstände, die dazu führten, das eigene Engagement und anderes. Mit einem Seufzer der Erleichterung oder des Leidens wird der Blick nach vorne gerichtet, auf das, was das kommende Jahr bringen mag. Auch hier wird wieder austariert und überlegt und die eigenen Wünsche mit den Möglichkeiten der Realisierung abgeglichen. So betrachtet, findet in diesen Momenten eine höchst interne Qualitätsprüfung statt, quasi ein intrapsychisches Audit, bei dem der zu Auditierende und der Auditor ein und dieselbe Person sind.

Vertraut ist den meisten Menschen auch eine weitere Anwendung solcher interner Audits, bei denen in Familien in der Regel zumindest zwei Personen beteiligt sind. Vor der Anschaffung oder Finanzierung größerer Vorhaben, angefangen von der neuen Einrichtung einer Wohnung bis hin zur Finanzierung eines eigenen Hauses wird ein sog. Kassensturz gemacht. Ein solcher Kassensturz beinhaltet in der Regel mehrere Komponenten. Die Sinnhaftigkeit des Unterfangens wird nochmals auf die Probe gestellt, und man fragt danach, ob man dies oder jenes wirklich oder unbedingt braucht, oder ob es möglicherweise Alternativen gibt.

Ist die Frage geklärt, ob es zur Verwirklichung der eigenen Vorstellungen unbedingt der neuen Möbel oder des neuen Hauses bedarf, so wird die zweite Überlegung angestellt: „Können wir uns das leisten?" Dabei fließen mehrere Komponenten ein. Einmal die Frage, über welche aktuellen Finanzmittel verfügt werden kann, zum anderen die Frage, über welche Finanzmittel in Zukunft verfügt werden kann. Dies ist oft schwer zu beurteilen, außer man steht im unkündbaren Beamtenverhältnis. Hierbei ist ein Stückchen Vision erforderlich, eine Vorstellung darüber, wie das eigene Leben in der Zukunft ablaufen soll.

Entschließt man sich endlich zu einer bestimmten Art der Finanzierung, so entstehen dadurch zwangsläufig regelmäßige Verpflichtungen. Sie sind einzuhalten, ansonsten ist die neue Anschaffung gefährdet, wenn nicht gar noch mehr. Diese Komponenten können in gleicher Weise für die Überprüfung komplexer Unternehmen verwendet werden.

2
Entstehungsgeschichte interner Audits

Audits sind regelmäßige Überprüfungen von Einrichtungen und Institutionen hinsichtlich der Erfüllung des jeweiligen Zieles dieser Institution.

Bleibt man im abendländischen Kulturkreis, so kann man in den Paulus-Briefen eine Menge Anweisungen für Gemeinden finden, die Personen, Vorgänge und Beziehungen daraufhin zu prüfen, ob in ihnen das Gute enthalten ist. Wobei das Gute hier in einem sehr weiten Sinn beschrieben wird. Hier wird der griechische Begriff „kalos" verwendet, der sich auf Personen, Sachen und Vorgänge gleichermaßen bezieht. Er bezeichnet die Eigenschaft „gut" in ihrer ganzen Weite ohne Verkürzung auf eine Dimension, meint also z. B. nicht nur die funktionale Eignung, sondern umfaßt auch das ästhetisch Gute im Sinne des Schönen. So sollen die Werke der Christen gut und schön sein. In dem ersten Brief an die Thessaloniker Kap. 5, 21 steht deshalb: „Prüfet alles und behaltet das Gute". Damit kommt dieser Begriff unserem Begriff Qualität sehr nahe. Wenn also die paulinische Briefliteratur die Sorge um das gute Handeln und Tun der Christen in den Mittelpunkt stellt, so ist dies ein Ausdruck für die „Qualität christlichen Handelns", und wenn es darum geht, alles zu prüfen, ja alles auf den Prüfstand zu stellen, um diese Qualität zu erhalten, so hat dies sehr viel mit Qualitätsprüfungen zu tun. Aber diese Anweisungen richten sich nicht nur an eine bestimmte Person, sondern beziehen sich immer auf die Gemeinde als Ganzes, somit auf die Organisation der ersten Christen (vgl. Mario Junglas, Prüfet alles und behaltet das Gute – oder: Qualitätsmanagement und Caritas, in Caritas, Lambertusverlag 1997).

Jetzt wäre es sicherlich überzogen, den Apostel Paulus als den ersten Auditor zu bezeichnen, weil er schließlich hin und wieder die einzelnen Gemeinden besuchte und dort nach dem Rechten sah.

Vorgänge des In-sich-Gehens und Überprüfens finden sich immer wieder im christlichen Kulturkreis, auch die Fasten- und die Adventszeit gehen letztendlich auf diese Wurzeln zurück. Auch läßt sich in den Ordensregeln der ersten klösterlichen Gemeinschaften bis heute die Anforderung nachweisen, immer noch ein Stück besser Gott zu dienen. Immer wieder sind klösterliche Strukturen gehalten, sich den veränderten Lebensbedingungen und gesellschaftlichen Strukturen anzupassen. Je komplexer die Gemeinschaften und die sie umgebende gesellschaftliche Realität wurden, um so höher wurden die Anforderungen. Den hohen Ansprüchen konnte man nur gerecht werden, indem man sich regelmäßig daran machte, alles zu überprüfen, was dazu führte, dem Ziel näher zu kommen und alles zu verändern, was ein Erreichen des Zieles verhinderte.

3
Der Sinn von internen Qualitätsaudits

Aus dem oben Genannten wird deutlich, daß interne Überprüfungszyklen nicht erst mit der Erfindung von Total Quality Management und dem kontinuierlichen Verbesserungsprozeß ihren Einzug in Organisationen und Unternehmen gehalten haben, sondern daß diese Formen Weiterentwicklungen dessen sind, was man ohne große theoretische Überlegungen als vernünftig und sachdienlich bezeichnen kann. Ob diese Überprüfungszyklen nun als Qualitätsaudits bezeichnet werden oder ihnen ein anderer Namen anhaftet, der im Kontext der jeweiligen Organisation als sinnvoll angesehen wird, ist dabei unerheblich.

Bei diesen Überprüfungen geht es zum einen darum, den sog. kontinuierlichen Verbesserungsprozeß zu fördern, zum anderen die Dokumentation der bisherigen Arbeit einer Bewertung zu unterziehen und somit Transparenz hinsichtlich des Zielerreichungsgrades eines Unternehmens als Gesamtheit oder der Teile eines Unternehmens herzustellen. Diese Transparenz wiederum führt zu der Selbstvergewisserung, ob man sich noch auf dem richtigen Weg befindet, und die Anstrengungen bezüglich der Zielerreichung verändert werden müssen.

Ohne diese internen Überprüfungen kann kein Qualitätsmanagementsystem funktionieren. Die besten Ziele, Strukturen und Vorgaben sind wertlos, wenn deren Einhaltung nicht überprüft wird, wobei eine interne Überprüfung nicht bei der bloßen

Feststellung bleiben darf, sondern so wie es auch bei einer Auditierung von außen üblich ist, es daraus abgeleitet Maßnahmen gibt, die Verbesserungen von Strukturen, Abläufen und Ergebnissen ermöglichen. Auch in der Vergangenheit war das kontinuierliche Lernen in sozialen Einrichtungen üblich; insbesondere wenn es um die unmittelbare Arbeit am Klienten ging, ist durch Fallbesprechungen, Supervision, und Fortbildung viel Qualität geschaffen bzw. erreicht worden. Daher können interne Audits auf dieser Kultur des Lernens gut aufbauen.

4
Aufbau eines internen Audits

Ein internes Audit muß sich im wesentlichen mit drei Fragen auseinandersetzen:

1. Was wird angestrebt?
2. Wie wird das Angestrebte verwirklicht?
3. Woran kann man die Verwirklichung messen?

Somit setzt sich ein internes Audit mit den Fragen der Ziele, der Elemente eines QM-Systems und der Dokumentation des QM-Systems auseinander.

4.1
Ziele

Zu 1.: Die Ziele einer Einrichtung/eines Dienstes im Sozial- und Gesundheitswesen ergeben sich einerseits aufgrund der gesetzlichen Auftragstellung, aus dem Bundessozialhilfegesetz (BSHG), aus dem Sozialgesetzbuch (SGB) V oder aus dem SGB XI. Andererseits ergeben sich die Ziele aufgrund der ethischen Werte des Trägers und der Mitarbeiter einer Einrichtung. Die letztere Komponente schlägt sich in einer besonderen Ausformung und Ausformulierung der Ziele nieder.

Für einen konfessionell gebundenen Träger ist es undenkbar, den gesetzlichen Auftrag seiner Einrichtung zu erfüllen, ohne die ethischen Anforderungen, die sich aus dem christlichen Menschenbild ergeben, sowohl den Klienten als auch den Mitarbeitern gegenüber zu berücksichtigen.

Darüber hinaus ist das Sozial- und Gesundheitswesen maßgeblich durch eine hohe Professionalität gekennzeichnet. Diese Fachlichkeit und Professionalität bestimmter Berufsgruppen (Ärzte, Juristen, Sozialarbeiter) mit deren jeweils eigenen Standesregeln und ethischen Ausrichtungen muß sich bei den Zielen ebenso wiederfinden, wie eine Orientierung am Lebensraum und -umfeld einer Einrichtung/eines Dienstes. Wirtschaftlichkeit, Mitarbeiterorientierung und Kundenorientierung erscheinen hier als Selbstverständlichkeit.

Viele Verbände, Trägerzusammenschlüsse u. a. haben in der Vergangenheit Leitbilder entwickelt oder einen Prozeß von Corporate Identity mit der Entwicklung von Visionen für das Unternehmen durchlaufen. Damit diese Papiere nicht leblos in den Schubladen bleiben, sondern in die Praxis einer Einrichtung/eines Dienstes umgesetzt werden, kann das Instrumentarium von Qualitätsprüfungen/Qualitätsaudits genutzt werden. Hier wird nach der Verwirklichung und dem Verwirklichungsgrad der Ziele einer Einrichtung/Dienstes gefragt, eben jenem Corporate Identity, das diese Organisation unverwechselbar mit einer eigenen spezifischen Ausprägung von Qualität erkennen läßt.

4.2
Elemente

Zu 2.: Fragt man als nächstes danach, wie die Ziele verwirklicht werden, so muß man sich mit den Prozessen und Strukturen sowie den Ergebnissen einer Einrichtung auseinandersetzen. Da zumindest die formellen Strukturen, die sich in Konzepten, Organigrammen, Lage und Größe einer Einrichtung sowie vielem anderen mehr niederschlagen, innerhalb einer Organisation relativ leicht erkennbar sind, möchte ich mich hier stärker mit den Prozessen auseinandersetzen. Diese müssen besonders innerhalb eines Audits berücksichtigt werden. Bei den Prozessen muß eine Unterscheidung in drei Ebenen getroffen werden, jeweils in die Ebene

- des unmittelbaren Prozesses am Klienten/Patienten,
- des Prozesses der Organisation und Optimierung der Klienten/Patienten-Leistungen und
- des Prozesses der Optimierung der Organisation als Ganzes.

Die Ausrichtung auf die Mitarbeiter und auf die gesellschaftlichen Veränderungen, die sich auf die jeweilige Organisation auswirken, sollten dabei eine besondere Rolle spielen.

Jede der drei Prozeßebenen muß in sich so gestaltet sein, daß sie in der Lage ist, sich ständig fortzuentwickeln und sich an veränderte Rahmenbedingungen anzupassen.

Die Informationen zwischen den unterschiedlichen Prozeßebenen und deren Entwicklungsbedarf bzw. -notwendigkeit muß kontinuierlich kommuniziert werden. Denn nur aufeinander abgestimmte Prozesse ermöglichen eine homogene Fortentwicklung, die ein Auseinanderfallen der Organisation verhindert.

Insbesondere bei der unmittelbaren Arbeit wird immer wieder die Frage gestellt: „Wie kann die Arbeit, die getan wird, gemessen werden? Sie ist doch einmalig, unverwechselbar und nicht standardisierbar." Gewiß, diese Feststellungen treffen für viele Arbeitsschritte im Sozial- und Gesundheitswesen zu. Hier geht es nicht um die Reproduzierung standardisierter Dienstleistungen, wie die Fahrt mit einem Taxi vom Bahnhof zum Flughafen, sondern es geht vielmehr darum, den individuellen Wünschen und Ansprüchen von Klienten und Patienten Rechnung zu tragen und nach Lösungen zu suchen, die fachlich verantwortbar sind, den Bedürfnissen der Klienten entgegenkommen und den individuellen Hilfebedarf befriedigen.

Dennoch lassen sich beispielsweise in der therapeutischen/pädagogischen Arbeit eines multiprofessionellen Teams auch Leistungsprofile der unmittelbaren Klientenarbeit erstellen (vgl. Abb. 1, 2, 3; Fragebogen Leistungsprofil). Fragebögen wie der abgedruckte, ergänzt durch einen Fragebogen zu den mittelbaren Leistungen, haben wir im Bereich der Dienste und Einrichtungen der Gemeindepsychiatrie eingesetzt, im Vorfeld der Erstellung von Leistungsbeschreibungen. Hier werden die Leistungen differenziert nach kontinuierlichen oder periodischen Leistungen, nach ihrer Bedeutung und ihrer Häufigkeit bewertet. Insbesondere im Einrichtungsvergleich lassen sich daraus Unterschiede erkennen. Diese Unterschiede sind dann wieder Ansatzpunkte für Verbesserungsaktivitäten.

Leistungsbeschreibung
Fragebogen Leistungskategorien

Fachbereich:_____
Betreuungsschlüssel:_____
Dienststelle/Teilbereich:_____
erstellt von Mitarbeiter:_____
erstellt von Träger:_____

1 unmittelbare Leistungen

	kontinuierliche Leistung	periodische Leistung	Bedeutung der Leistung 1 - 5	Häufigkeit der Leistungserbringung 1 - 5	Bemerkungen
1.1 Erschließen von Hilfen					
1.2 Planende Hilfen					
1.3 Soziale Hilfen					
1.4 Behandlung					
1.5 Versorgende Hilfen					

© Benno Rehn 1997

Abb. 1. Leistungsprofil: unmittelbare Leistungen, Teil 1, Übersicht

	K/P	1 - 5	1 - 5	Bemerkungen
1.1 Erschließen von Hilfen				
1.1.1 Information über Hilfen und Angebote				
1.1.2 Motivation zum Annehmen von Hilfen				
1.1.3 Weitervermittlung				
1.2 Planende Hilfen				
1.2.1 Ermittlung des individuellen Hilfebedarfs				
1.2.1.1 medizinische Diagnostik				
1.2.1.2 psychologische Diagnostik				
1.2.1.3 soziale Diagnostik				
1.2.2 Erstellen eines Hilfeplans in folgenden Bereichen				
1.2.2.1 Behandlung / Pflege / Rehabilitation				
1.2.2.2 Wohnen				
1.2.2.3 Arbeit und berufliche/schulische Bildung				
1.2.2.4 Soziale Teilhabe und Verwirklichung materieller Rechte				
1.3 Soziale Hilfen				
1.3.1 Beratung				
1.3.1.1 sozialrechtlich				
1.3.1.2 finanziell				
1.3.1.3 psychosozial				
1.3.1.4 Krisenintervention				
1.3.1.5 Gesundheitsprophylaxe				

© Benno Rehn 1997

Abb. 2. Leistungsprofil, unmittelbare Leistungen, Teil 2, Detailfragen

		K/P	1 - 5	1 - 5	Bemerkungen
1.3.2	**Begleitung / Unterstützung**				
1.3.2.1	im Bereich Wohnen				
1.3.2.2	in den Bereichen Arbeit und/oder Schule				
1.3.2.3	im rechtlichen Bereich				
1.3.2.4	Klientenbesuche				
1.3.2.5	Begleitung zu Facheinrichtungen oder niedergelassenen Ärzten				
1.3.2.6	soziales Training				
1.3.3	**soziale Gruppenarbeit**				
1.3.3.1	tagesstrukturierende Maßnahmen				
1.3.3.2	kontaktfördernde Maßnahmen				
1.3.3.3	Freizeitmaßnahmen				
1.3.3.4	soziales Training				
1.3.3.5	Bildungsmaßnahmen				
1.4	***Behandlung***				
1.4.1	medizinische Behandlung				
1.4.2	psychotherapeutische Behandlung				
1.4.3	sozialtherapeutische Behandlung				
1.5	***Versorgende Hilfen***				
1.5.1	Anleitung / Training				
1.5.2	teilweise dauerhafte Unterstützung				
1.5.3	vollständiger Ersatz einer selbständig zu leistenden Handlung durch einen Helfer				

© Benno Rehn 1997

Abb. 3. Leistungsprofil, unmittelbare Leistungen, Teil 3, Detailfragen

Einrichtungen und Dienste müssen sich auch mit der Frage der Ergebnisqualität bzw. der Messung der Ergebnisse von Prozessen und dem Zielerreichungsgrad auseinandersetzen. Dies ist nicht leicht. Denn hierbei müssen unterschiedliche Faktoren bedacht werden. Zum einen geht es nicht ohne die Befragung von Mitarbeitern und Klienten, zum anderen haben diese Befragungen auch ihre Grenzen. So antworten Klienten und Mitarbeiter tendenziell sozial erwünscht, d. h. sie versuchen mehr oder weniger in ihren Antworten das abzubilden, was man von ihnen erwartet. Andererseits gibt es eine allgemeine Tendenz bei Zahlenbewertungen, eher einen mittleren Wert zu bevorzugen. Auch dies gilt es zu berücksichtigen und schließlich die Fragen wie: Kann ein Patient in einem Krankenhaus denn überhaupt die fachliche Notwendigkeit einer bestimmten ärztlichen Maßnahme einschätzen und nachvollziehen? Ist hier nicht eine Überforderung gegeben? Solche Fragen müssen sorgfältig überlegt werden, wenn Befragungen durchgeführt werden. Auch interne Audits müssen dies berücksichtigen, denn nur so kann nachvollzogen werden, ob die durchgeführte Mitarbeiterbefragung auch richtig ausgewertet, ob die richtigen Schlüsse daraus gezogen oder ob leichtfertig mit Zahlen und Fakten umgegangen wurde. Eine nicht unerhebliche Rolle spielt hierbei die Transparenz bestimmter zur Bewertung stehender Faktoren. Je geringer die Transparenz für den Befragten, um so schwieriger die Auswertung und Verwendbarkeit der Aussagen. Der leichtfertige Umgang kann zu fatalen Fehlschlüssen führen. Dies leitet über zur dritten Frage, nämlich nach den Dokumenten.

4.3
Dokumente

Zu 3.: Die Verwirklichung der Ziele muß anhand von Dokumenten belegt werden können. Beim Wort Dokument denken jetzt viele an eigens erstellte Ablaufpläne, Verfahrensregelungen und vieles andere mehr. Sicherlich, soweit diese vorhanden sind und sich als nützlich erwiesen haben, müssen sie für interne Audits herangezogen werden. Aber in jeder Organisation gibt es eine Fülle von Dokumenten, die ganz unterschiedliche Teile der Arbeit festhalten.

Die unmittelbare Arbeit am Klienten/Patienten wird vor allen Dingen in einer Klienten-/Patientenkartei festgehalten. Idealerweise sind zentrale Angaben dieser Kartei so standardisiert, daß sie sich für eine statistische Beobachtung leicht auswerten lassen. EDV-gestützt ist das besonders hilfreich. Im Sozial- und Gesundheitswesen gibt es sehr unterschiedliche Dokumentationssysteme, die eine statistische Auswertung von Klienten-/Patientendaten hinsichtlich epidemiologischer Entwicklungen oder in Relation zu Mitarbeiter- und Organisationsstruktur zulassen.

Eine weitere überall vorhandene zentrale Dokumentation ist die Dokumentation von Mitarbeiterdaten. Hier werden Ausbildungs-, Fort- und Weiterbildungsstand und viele andere Daten festgehalten wie z. B. Krankheitstage und Fehltage. Idealerweise ist auch diese Dokumentation standardisiert und statistisch auswertbar. Nicht selten wird anhand des Krankenstandes auf die Belastung der Mitarbeiter in einer Organisation oder Einrichtung geschlossen. Dies ist nur eine Form der Auswertung. So bietet sich auch eine differenzierte Auswertung des Fort- und Weiterbildungsstandes im Vergleich mit anderen Einrichtungen an. Inwieweit nehmen die Mitarbeiter Fortbildungs- und Supervisionsangebote sowie andere Angebote wahr? Wenn nicht, woran liegt dies? So stellten wir 1995 bei einem Vergleich der EBIS-Daten (eine bundesweite

Dokumentation im Bereich der Suchtkrankenhilfe) fest, daß der Weiterbildungsstand unserer Mitarbeiter weit über dem Bundesdurchschnitt lag. Dennoch war die Forderung nach guter und gut finanzierter Fortbildung ein ständiges Anliegen der Mitarbeiter dieses Bereiches.

Aber damit nicht genug. Es gibt auch Dokumente über den Bereich der Weiterentwicklung der Organisation. Diese finden sich vor allen Dingen in Besprechungsprotokollen wieder, in verschiedenen Forschungsdokumentationen, in Organigrammen, in Führungskonzepten, in Einstellungsrichtlinien, in Mitarbeiterbefragungen, Klientenbefragungen und vielem anderen mehr.

Das Problem in diesem Bereich ist, daß es sich häufig, anders wie bei den Mitarbeitern und den Klienten-/Patientendaten, selten um standardisierte und statistisch auswertbare Dokumente handelt. Die Folge davon ist, daß in den meisten Fällen Verbesserungsprozesse, die die gesamte Organisation betreffen, von Zeit zu Zeit hochkochen und dann in Form von Papieren, Protokollen und Konzepten wieder in den Schubladen landen, ohne umgesetzt zu werden. Werden sie dennoch umgesetzt, so werden sie nicht auf ihre Wirksamkeit überprüft. Bei den meisten Organisationen gibt es gerade in diesem Bereich viel zu tun, denn hier liegt eine enorme Quelle von Verbesserungspotential einerseits und Mitarbeiterunzufriedenheit andererseits.

Es ist ein Kennzeichen eines gut funktionierenden Qualitätsmanagementsystems, die Unternehmensprozesse oder Organisationsprozesse transparent und für jeden Mitarbeiter nachvollziehbar zu gestalten, und diese auch einer regelmäßigen Bewertung zu unterziehen. Daher ist bei der Einrichtung eines internen Audits zunächst eine Art Voraudit zu machen. Dabei geht es um die Bestandsaufnahme. Die vorhandenen Dokumente müssen gesichtet werden, um dann Vorschläge zu erarbeiten, wie insbesondere die organisationsbezogenen Prozesse so dokumentiert werden können, daß sie in einen regelmäßigen Überprüfungsprozeß einbezogen werden können. Es lohnt sich, diese Mühe aufzuwenden und alles sorgfältig zu strukturieren und zu ordnen, denn die Arbeit aller kommenden Jahre wird davon profitieren, nicht nur die internen Audits. Denn wer weiß, was er tut, kann auch ohne Angst davon erzählen.

5
Erste Schritte für ein erstes Audit

Wie fängt man an, wenn man eine Organisation zum erstenmal einer systematischen Qualitätsprüfung unterziehen will, um daraus Erkenntnisse zu gewinnen für die weitere Arbeit; gewissermaßen als Beginn einer Qualitätsentwicklung?

Vorab erarbeitet man eine Checkliste, nach der vorgegangen werden soll (vgl. Abb. 4 und Abb. 5 Auditplan für soziale Dienste und Einrichtungen).

Da sich bei der Durchführung dieses ersten Schrittes oft schon Probleme ergeben, wie wir in unsern eigenen Einrichtungen erfahren haben, seien hier die wichtigsten genannt. Die größten Probleme entstehen mit der Zuordnung einzelner Fragenbereiche in die Matrix des Auditplans. Gewünschte Ergebnisse sind nicht in der Spalte Ergebnisse festzuhalten, sondern in der Regel handelt es sich hier um Ziele, die in der Spalte Ziele festzuhalten sind. Erreichte Ziele sind Ergebnisse. Ein weiterer Stolperstein sind die Abläufe oder Prozesse. Deren genaue Beschreibung machte bei der Bearbeitung vor allem dadurch Schwierigkeiten, daß z. B. der Geamtprozeß der Klientenarbeit, der den wichtigsten Hauptprozeß darstellt, wiederum in viele unterschied-

Auditplan für soziale Dienste und Einrichtungen

Bereich	Ziel	Strukturen	Abläufe	Ergebnisse	Dokumente
Übergreifendes	• schriftlich fixiertes Einrichtungsziel • berufsethische Standards • Leitbild	• Gebäude • Anzahl, Größe, Zustand • Lage der Einrichtung • Leistungsbeschreibung	• Fortschreibung der Zielsetzungen • Beachtung der Berufsstandards	• aktuelle Zielbeschreibungen • Vorhandensein und Kenntnis der Berufsstandards	• gesetzliche Grundlagen • Leistungsvereinbarung • Richtlinien • Leitbild • Konzeption
Klientenarbeit Verantwortung der Fachmitarbeiter	• Lebenserfülltheit der Klienten • Lebensraumorientiertes Handeln	• schriftliches Konzept • Informationsblätter/-broschüren • Ausstattung der Beratungsräume • EDV-Unterstützung und Ausstattung • Klientendokumentationssystem • Marketing	Ablaufstandards für: • Beratungsgespräche • Informationsgespräche • Einhalten von Festlegungen für den Erstkontakt • Beachtung des therapeutisch pädagogischen Selbstverständnisses • Beachtung der konzeptionellen Vorgaben	• Entwicklung der Klientenzufriedenheit • Anzahl und Ausmaß der erreichten Hilfeziele	• Beantragungen • Berichte • Gutachten • Untersuchungsergebnisse • Erstdiagnostik • Verlaufsdiagnostik • Hilfeplan (Gesamtplan) • Therapieplan • Verordnungen • Interventionen • Abrechnungen
Weiterentwicklung der Klientenarbeit Verantwortungsbereich Dienststellen und Einrichtungsleitungen	• Arbeitsoptimierung • Reflexionsfähigkeit	• Fachbuchbestand • Ausstattung von Besprechungsräumen • Teilnahme an Supervision • Teilnahme an Selbsterfahrung • Teilnahme an Fortbildung	Beachtung der Ablaufstandards für: • Fallbesprechungen • Dienstbesprechungen • Konzeptentwicklung	• Entwicklung der Klientenzahlen • Weiterbildungsstand der Mitarbeiter • optimierte Ablaufstandards	• Protokolle der Fallbesprechungen • Teamprotokolle • Klientenbefragungen • Supervisionsverträge • Fortbildungsnachweise • Klientenstatistik

Abb. 4. Auditübersichtsplan mit Stichpunkten für die Erstellung eines ersten Auditplans, Teil 1

Auditplan für soziale Dienste und Einrichtungen

Weiterentwicklung der Organisation Verantwortung von Trägern in Abstimmung mit Leitungen	• Mitarbeiterzufriedenheit • Innovationsfähigkeit • Bedarfsabdeckung • Marktorientierung	• Personalentwicklungsplan • Konzeptentwicklungsplan • Marktanalysen • Fortbildungsplanung • Supervisionsplanung • Marketing	• Vorgaben für die Festlegung von Ablaufstandards • Vorantreiben von Organisationsentwicklungsprozessen	• Entwicklung der Mitarbeiterzufriedenheit • Anzahl und Auswirkungen neuer Arbeitsweisen	• Organigramm • Personalentwicklungsplan • Mitarbeiterbefragungen • Stellenbeschreibungen
Finanzierung Verantwortung von Trägern in Abstimmung mit Leitungen	• Erfüllung der gesetzlich vorgeschriebenen Rechenschaftslegungen; Erstellung eines Jahresabschlusses	• EDV-Ausstattung	• Organisation der internen Abläufe, um eine zeitnahe Buchung gem. GoB (Grundsätze ordnungsgemäßer Buchführung) zu gewährleisten	• Abbildung der Geschäftsprozesse in finanzwirtschaftlicher Sichtweise	• Belegsystem der Buchhaltung • Jahresabschluß (Bilanz, GuV, Anlagenspiegel, Lagebericht)
	• Sicherung der kurz-, mittel- und langfristigen Finanzierung	• Belegsystem der Buchhaltung	• Kapitalbedarfsplanung • Fortschreibung des Liquiditätsplans	• Kassendisposition d.h. Zahlungsmittelüberschüsse über einen längeren Zeitraum vermeiden • Zahlungsunterdeckungen vermeiden	**kurzfristig** • Liquiditätsplan
			• Erstellung des Haushaltsplans anhand des Leitfadens • Kontrolle des laufenden Haushaltes durch Soll/Ist Vergleiche	• Informationsbasis zur Steuerung des Unternehmens anhand von Kosten- und Erlösentwicklung	**kurzfristig** • Haushaltsplan • Leitfaden zu Haushaltsplanerstellung • Haushaltskontrolle
			• Führung eines mittel- und langfristigen Finanzplans unter Berücksichtigung von • Investitionen • Erlösentwicklung • Kostenentwicklung	• Informationsbasis für strategische Entscheidungen	**mittel- und langfristig** • Finanzplan • Investitionsplan

Abb. 5. Auditübersichtsplan mit Stichpunkten für die Erstellung eines ersten Auditplans, Teil 2

liche Teilprozesse gegliedert ist. Bei dem Auditplan, der hier verwendet wird, werden bei der Spalte Ziele nur die Ziele für den Gesamtprozeß Klientenarbeit abgefragt, während die Ziele der Teilprozesse als Bestandteil der Spalte Prozesse aufgefasst werden. Dennoch sind damit nicht alle Fragen gelöst, und es muß immer wieder in der konkreten Situation überlegt werden, was wohin sortiert wird. Wenn eine Festlegung erfolgt ist, sollte diese über einen längeren Zeitraum beibehalten werden, um den Vergleich der einzelnen Audits miteinander nicht unnötig zu erschweren.

5.1
Dokumente sammeln

Der erste wesentliche Schritt besteht im Sammeln aller vorhandenen Dokumente. Diese Dokumente werden entsprechend der Bereiche Übergreifendes, Klientenarbeit/ Arbeit mit den Patienten, Weiterentwicklung der Klientenarbeit/Weiterentwicklung der Arbeit am Patienten, Weiterentwicklung der Organisation und Finanzierung zugeordnet. Hierbei können ohne weiteres auch Doppelnennungen vorgenommen werden. Stellt man bei diesem ersten Schritt fest, daß notwendige Dokumente nicht vorhanden sind, müssen Maßnahmen ergriffen werden, damit diese künftig vorhanden sind.

5.2
Dokumente sichten

Nun müssen die Dokumente gesichtet werden. Sie werden nach drei verschiedenen Gesichtspunkten geordnet. Zum einen nach den Zielen, zum anderen nach den Abläufen und als letztes hinsichtlich der Ergebnisse.

5.2.1
Ziele

Die Dokumente werden genau untersucht hinsichtlich der Zielsetzungen, die es in der jeweiligen Institution/Organisation gibt. Sind wesentliche Ziele nicht festgelegt, müssen zur Festlegung dieser Ziele Maßnahmen ergriffen werden. In gleicher Weise sollten Maßnahmen ergriffen werden, wenn sich herausstellt, daß es innerhalb der Organisation sich widersprechende Ziele gibt. Für die Aufstellung und Kontrolle von Maßnahmen eignet sich die Checkliste in der Abb 6. Maßnahmenkatalog.

5.2.2
Prozesse

Nach den Zielen wendet man sich sinnvollerweise den Abläufen zu. Hier gilt es herauszufiltern, welche Abläufe durch die vorhandenen Dokumente nachvollziehbar sind. Welche Abläufe werden durch Dokumente festgelegt? Stellt es sich heraus, daß wesentliche Abläufe nicht festgelegt sind oder nicht dokumentiert werden, so sind Maßnahmen zu ergreifen, damit diese Abläufe künftig festgelegt und dokumentiert werden. Idealerweise bietet sich hierzu eine Prozeßanalyse an.

Maßnahmenkatalog

Was	Wer	bis wann	geprüft
1.			
2.			
3.			
4.			
5.			
6.			
7.			

Abb. 6. Maßnahmenkatalog zur Festlegung von Verbesserungsmaßnahmen, die im Rahmen der Durchführung des Audits erkannt wurden

5.2.3
Ergebnisse

Nun erfolgt der Schritt, daß die Dokumente dahingehend untersucht werden, welche Ergebnisse sie enthalten, und wie diese Ergebnisse mit den Zielen und Abläufen übereinstimmen. Stellt man fest, daß wesentliche Ergebnisse nicht dokumentiert wurden, sind Maßnahmen einzuleiten, damit künftig diese Ergebnisse dokumentiert werden. Auch bei der Feststellung, daß Ergebnisse nicht auf festgelegte Abläufe zurückzuführen sind, müssen Maßnahmen ergriffen werden, um den Zusammenhang zwischen Abläufen und Ergebnissen transparenter zu gestalten. Bilden die Ergebnisse nicht den Zielerreichungsgrad ab, so sind Maßnahmen zu treffen, damit der Zielerreichungsgrad nachvollzogen werden kann. Sind gar die Ziele und die Ergebnisse nicht miteinander vereinbar, so muß eine grundlegende Struktur- und Prozeßanalyse erfolgen, um herauszufinden, warum dies so ist, um in absehbarer Zeit einen Zustand herzustellen, bei dem die Ergebnisse unmittelbare Folge der festgelegten Ziele und Abläufe eines Unternehmens sind.

5.2.4
Strukturen

Bevor man zu einer Gesamtbeurteilung kommt, ist es sinnvoll, sich auch noch die Strukturbedingungen einer Institution/Organisation anzusehen. Dies kann, wie im Auditplan vorgeschlagen, direkt nach den Zielen oder auch nach den Ergebnissen erfolgen.

Für einen solchen ersten Check der Ziele, Strukturen, Abläufe, Ergebnisse und Dokumente eignet sich der Auditplan für soziale Dienste und Einrichtungen (s. Abb. 4 u. 5). Dieses Raster läßt eine detaillierte Analyse von Organisationen zu.

5.3
Zusammenfassung

Kernstück einer ersten internen Auditierung ist ein differenzierter und vollständiger Plan mit Fragestellungen, der das Unternehmen möglichst umfassend widerspiegelt.

Beim Vorgehen ist darauf zu achten, daß überall da, wo Fragen auftauchen oder Unklarheiten entstehen, diese für den Auditbericht festgehalten werden, der gerade beim ersten Audit die Grundlage für das Unternehmen bildet, künftig Überprüfungen effektiv und zielgenau zu gestalten (vgl. hierzu Abb. 7). In ein solches erstes Audit muß wesentlich mehr Zeit investiert werden, als in die nachfolgenden Audits. Es bereitet gewissermaßen die Grundlage für alle künftigen Arbeiten, daher kommt ihm eine zentrale Bedeutung zu. Aber nicht nur das erste Audit ist mit einer Fülle von Arbeit verbunden, auch die festgestellten Defizite, die anschließend in Form von Maßnahmen umgesetzt werden müssen, bedürfen der Bearbeitung. Ohne dieses konsequente Umsetzen lohnt der Kraftaufwand der Auditierung nicht. Erst beim zweiten oder dritten Audit und den jeweils folgenden Verbesserungen und Feststellungen lernen alle Beteiligten mit diesem Instrumentarium umzugehen, und sie lernen es schätzen, hinsichtlich seiner Wirkungen ein Unternehmen konsequent an den strategischen Zielen einer Organisation auszurichten. Das interne Audit ist ein zentrales Instrumentarium der Unternehmensführung, da durch eine differenzierte Überprüfung komprimiert die wichtigsten Unternehmensdaten miteinander abgeglichen werden können.

Auditberichtsblatt für soziale Dienste und Einrichtungen Berichtsblatt 2 Abläufe/Prozesse				
Bereich	• Abläufe	IST	BELEG	SOLL
Übergreifendes	•			
Klientenarbeit	•			
Weiterentwicklung der Klientenarbeit	•			
Weiterentwicklung der Organisation	•			
Finanzierung	•			

Abb. 7. Auditberichtsblatt, Abläufe zur Erhebung der Auditfeststellungen

6
Aufbau eines auditierbaren Qualitätsmanagementsystems nach den Vorgaben des Bundessozialhilfegesetzes (BSHG)

Der § 93,2 BSHG schreibt vor, daß Inhalt, Umfang und Qualität der Leistungen zu vereinbaren sind und die Wirtschaftlichkeit und die Qualität der Leistungen überprüft werden sollen. Entsprechend der Bundesvereinbarung zum § 93 BSHG (Entwurfsstand 24. Jan. 1998) ist die Qualität einer Einrichtung hinsichtlich ihrer Struktur-, Prozeß- und Ergebnisqualität zu überprüfen. Diese Überprüfung erfolgt vorrangig anhand von Dokumenten, die zur Struktur-, Prozeß- und Ergebnisqualität in der Einrichtung vorhanden sind, so sieht es der Entwurf zur Landesrahmenvereinbarung in Hessen mit Stand 29.06.1998 vor. Es wird sicherlich auch möglich sein, daß im Rahmen der Prüfung der Qualität und Wirtschaftlichkeit ein Besuch der Einrichtung vorgenommen wird. Interne Qualitätsprüfungen haben hierbei die Funktion sicherzustellen, daß die Einrichtungen entsprechend den Vereinbarungen und den Trägervorgaben arbeiten. Die externe Überprüfung erfolgt ausschließlich hinsichtlich der Ergebnisse der Arbeit nach den Vereinbarungen, die mit den Kostenträgern geschlossen wurden. Ein solches externes Controlling ist aus Sicht aller Einrichtungen, die gut arbeiten, nur zu begrüßen, da sie hierdurch die Bestätigung der Qualität ihrer Arbeit auch von außen erhalten. Wichtig für das Funktionieren solcher interner und externer Qualitätsprüfungen ist, daß diese Systeme möglichst frei von tagespolitischen und haushaltspolitischen Überlegungen gestaltet werden können. Nur die relative Unabhängigkeit bei der

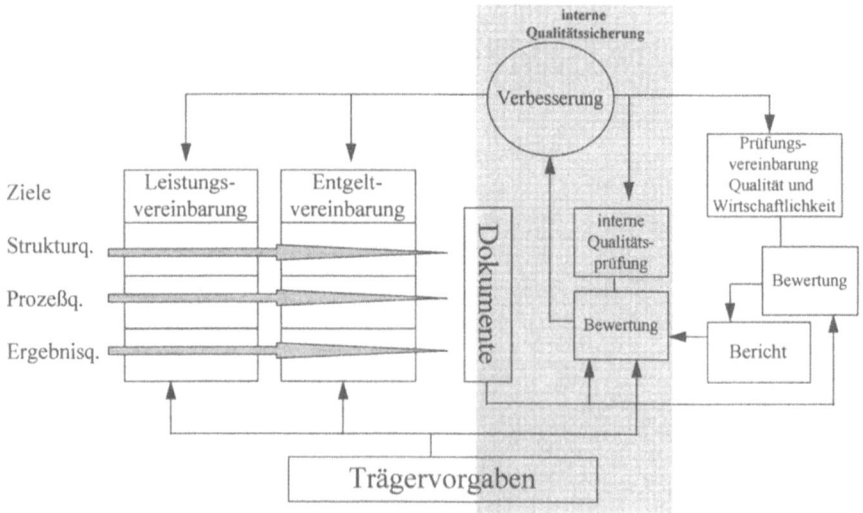

Abb. 8. Graphische Darstellung eines QM-Systems mit internen Audits auf der Grundlage des § 93 Bundessozialhilfegesetz

internen und externen Qualitätsüberprüfung sichert die Qualität von Einrichtungen. Jegliche Abhängigkeit von Interessen führt dazu, daß nicht mehr die Qualität der Arbeit, sondern andere Ziele im Vordergrund stehen. Dies aber führt den Sinn des Gesetzes ad absurdum (vgl. hierzu Abb. 8 Qualitätssicherung mit internen Qualitätsprüfungen nach den Vorgaben des § 93 BSHG).

7
Das regelmäßige Audit

Die DIN ISO 8402 (Entwurf März 1992) definiert das Qualitätsaudit als:
„Eine systematische und unabhängige Untersuchung, um festzustellen, ob die qualitätsbezogenen Tätigkeiten und die damit zusammenhängenden Ergebnisse den geplanten Anforderungen entsprechen und ob diese Anforderungen wirkungsvoll verwirklicht und geeignet sind, die Ziele zu erreichen."

Audits haben erst dann ihren Sinn, wenn sie wiederholt durchgeführt werden und die Feststellungen und Ergebnisse in die Neustrukturierung der Einrichtungen und Dienste einfließen. Dabei stellt der Auditor regelmäßig den Ist-Zustand fest und belegt dies anhand von Dokumenten. Dokumente können in diesem Fall auch Gesprächsnotizen von in der Einrichtung geführten Gesprächen mit Mitarbeitern und Leitungen sein. Bei der Beurteilung wird der vorangegangene Auditbericht zum Vergleich mit herangezogen. Der wünschenswerte Zustand wird neben den jeweiligen Feststellungen des Ist-Zustandes gleichfalls festgehaten, um dadurch Schwachstellen aufzuzeigen (vgl. Abb. 7 Auditplanberichtsblatt Nr. 2).

Der Auditbericht kann dann auch Empfehlungen für Maßnahmen geben, die es ermöglichen, dem Soll-Zustand näherzukommen. Hierzu bietet sich für die Einrichtung bei der Umsetzung an, entsprechend dem Maßnahmenkatalog vorzugehen (vgl. Maßnahmenkatalog, Abb. 6).

Die Durchführung interner Audits im Bericht des Sozial- und Gesundheitswesens kann in mehreren Varianten erfolgen.

7.1
Durchführungsvarianten der internen Audits

7.1.1
Das einrichtungsinterne Audit

Das einrichtungsintere Audit bezieht sich auf auf eine gesamte Einrichtung wie Wohnheim, Krankenhaus, Werkstätte, Beratungsstelle usw., die laut ihrer Aufgabenschreibung als selbständige Einheit Leistungen erbringen und abrechnen kann.

Bei größeren Einrichtungen kann als Variante dazu auch für einzele Bereiche/Abteilungen ein von der Gesamteinrichtung getrenntes Audit sinnvoll sein.

7.1.2
Das trägerinterne Audit

Große Träger haben viele verschiedenartige Einrichtungen, die untereinander von ihrer Leistungserbringen nicht unmittelbar existentiell aufeinander angewiesen sind.

Daher kann ein Träger innerhalb seines Tätigkeitsbereiches ebenfalls ein System der internen Auditierung schaffen. In der Regel werden dann Fachmitarbeiter unterschiedlicher Einrichtungen für diese Aufgabe ausgebildet, um dann für die Auditierung spezifischer Einrichtungen jeweis kompetente Teams, die nicht Mitarbeiter der zu auditierenden Einrichtung sind, zusammenzustellen.

7.1.3
Das spitzenverbandsintere Audit

Alle Träger im Sozial- und Gesundheitswesen sind in unterschiedlichen Spitzenverbänden/Gesellschaften zusammengeschlossen, die sich als Interessenvertretungen der Träger auf Landes- oder Bundesebene verstehen. Diese Zusammenschlüsse gibt es sowohl fachspezifisch als auch fachübergreifend nach anderen Gesichtspunkten strukturiert, wie beispielsweise die Verbände der Liga der freien oder der öffentlichen Wohlfahrtspflege. Fachspezifische Verbände sind z. B. Landeskrankenhausgesellschaften.

Diese Organisationen haben die Möglichkeit, finanziert über Umlagen, ein eigenes internes Auditsystem aufzubauen, das kostengünstig, mit wenigen zentralen hauptamtlichen Fachkräften und unter punktueller Hinzuziehung von Fachleuten aus den Mitgliedeinrichtungen arbeitet.

7.2
Fragen für die systematische Nutzung interner Audits

Für die systematische Nutzung des Instrumentes interner Audits ist es sinnvoll, zu Beginn der Einführung mindestens folgende Fragen zu klären:

- Welche Aufgaben soll das interne Audit in unserer Einrichtung/Organisation erfüllen?
- Finden die Audits regelmäßig in vorgegebnen Zeitintervallen statt, und/oder gibt es gezielt Anlässe für die Durchführung eines Audits?
  Wird das Audit auf bestimmte Anlässe hin durchgeführt, so sind diese genau zu benennen.
- Welche Regeln sind bei der Durchführung des Audits zu beachten?
- Wer führt das Audit verantwortlich durch, und wer ist daran beteiligt?

Aufgrund der großen Wechselwirkungen zwischen Strukturen, Prozessen und Ergebnissen ist es im Sozial und Gesundheitswesen erforderlich, jeweils ein umfassendes Audit durchzuführen, das alle Teilaspekte beleuchtet. Eine Reduktion des Erhebungsaufwandes kann sinnvollerweise nur durch die Reduktion auf Teilbereiche der Leistungserbringung einer Einrichtung erfolgen.

8
Ausblick und Zusammenfassung

Der große Nutzen interner Audits liegt in dem systematischen Ausschöpfen von Verbesserungspotentialen. Sie dienen der Steuerung einer Organisation/Einrichtung und zeigen in der vergleichenden Zusammenstellung mehrer Audits Entwicklungsrichtungen und -perspektiven auf. Aufgrund eigener Erfahrungen in der Umsetzung haben wir das hier dargestellte Modell etwas modifiziert und konkretisiert. So ist aus dem Prozeß der Finanzierung ein Stützprozeß geworden, der nun die Bereiche Verwaltung, Finanzierung, Versorgung und ergänzende Leistungen zusammenfaßt. Dies war notwendig, weil die Realität unserer Einrichtungen einen vermischten Stützprozeß aufweist und eine künstliche Trennung den Anforderungen der Praxis nicht gerecht wird. Schließlich haben wir auch den übergreifenden Bereich, der zunächst so bequem erschien, weggelassen, da wir in der konkreten Arbeit ohnehin alle übergreifenden Dinge realisieren und nachweisen müssen. Nun liegt mittlerweile ein umfassender, gestufter Fragenkatalog vor, der geordnet nach den Hauptprozessen den Einrichtungen und Diensten als Hilfestellung für die Selbstevaluation dienen soll. Es hat sich gezeigt, daß nicht nur die Zuordung zu einzelnen Bereichen, sondern auch das Stellen der richtigen Fragen geübt sein muß. Ein weiterer Grund für den Fragenkatalog war die Tatsache, die viele Praktiker kennen: Je einfacher ein System in die Praxis umzusetzen ist, um so eher wird es von Mitarbeitern und Trägern angenommen. Dem derzeitigen System mit Fragenkatalog, das noch nicht in der Praxis erprobt ist, liegen alle Anforderungen der Din ISO 9000 ff., die Fachstandards des DiCV Mainz und des Systems Sylque des Verbandes Katholischer Einrichtungen und Dienste für geistig behinderte Menschen zugrunde. Damit die Einrichtungen und Dienste nicht an diesen umfangreichen Fragen und Anforderungen scheitern, empfehlen wir, in kleinen Schritten i. S. der kontinuierlichen Verbesserung vorzugehen. Jedes Jahr sollen sich die Einrichtungen einen Teil dieser Fragen herauszugreifen und deren Optimierung angehen, um so nach und nach alle Anforderungen in die tägliche Arbeit von Mitarbeitern, Leitungen und Trägern umzusetzen. Auf diese Art und Weise könnte sich eine Kultur des ständigen Lernens, Ausprobierens und Verbesserns entwickeln, die aus verwalteten Einrichtungen lernende Organisationen macht. Das ist jedoch Vision aber noch keine Praxis und daher nicht Hauptgegenstand dieses Artikels.

Es ist zu wünschen, daß dieser Bereich sich zum Nutzen aller im Gesundheits- und Sozialwesen Beteiligter weiterentwickelt, damit Ressourcen umfassend genutzt werden können. In gleicher Weise muß die Unabhängigkeit und größtmögliche Objektivität dieses Instrumentariums gewahrt bleiben, damit die Ergebnisse nicht nur den bestellten und gewollten Interessen von Kosten- und/oder Einrichtungsträgern entsprechen. Vielmehr kann, wie sich gezeigt hat, das interne Audit als ein innovatives Instrumentarium des kontinuierlichen Verbesserungsprozesses genutzt werden.

Von der Vision zur Wirklichkeit – zum Aufbau einer gemeinsamen Vision und deren Umsetzung am Beispiel der Pflege im Klinikum Innenstadt der LMU

Strategien, Erfahrungen und was man bedenken sollte

R. SCHEIBECK

Inhaltsverzeichnis

1	Die gemeinsame Vision	72
2	Ausgangssituation	73
3	Das Klinikum Innenstadt der Ludwig-Maximilians-Universität München	74
4	Erfahrungen mit Qualitätsmanagementsystemen	76
5	Umsetzungsstrategie zum Qualitätsmanagement	77
5.1	Arbeitsgruppe „Qualitätssicherung Pflege"	78
5.2	Die Leitbilder des Klinikums Innenstadt	80
5.2.1	Das Unternehmensleitbild des Klinikums Innenstadt	80
5.2.2	Das Pflegeleitbild	81
5.3	Arbeitsplatzbeschreibung mit individuellen, integrierten Zielvereinbarungen	83
5.4	Organisationsstruktur und Ressourcen zur Umsetzung des Pflegeleitbildes	83
5.4.1	Umsetzungsworkshops	83
5.4.2	Stabsstellen der Pflegedirektion	85
5.4.3	Innerbetriebliche Fort- und Weiterbildung	86
5.4.4	Interne Prozeßbegleitung/Mentoren/Dokumentationssystem	86
5.4.5	Qualitätsmanagementbeauftragte	87
5.4.6	EDV für Krankenpflege	87
5.4.7	Das Einarbeitungskonzept für Mitarbeiter	87
5.4.8	Pflegestandards und Pflegerichtlinien	88
6	Projektablauf: Implementierung eines Qualitätsmanagementsystems	88
6.1	Vorbereitungsphase	88
6.2	Aufbau eines Qualitätsmanagementsystems	89
6.3	Coaching und Schulung	91
7	Zusammenfassung	92
8	Perspektiven	95
	Literatur	96

1
Die gemeinsame Vision

Der Rohstoff, aus dem die Zukunft entsteht, sind Visionen. Wie in einem „self-fulfilling-phrophecy-thriller" sind die Zuschauer die Akteure. Die Vision als Abbildung der Einbildung ist die Bildung bildlicher Vorstellungen von dem, was war, ist und sein wird. Unabhängig von der Möglichkeit, wirklich zu sein, unterliegt sie nur diesem Willen und Vorstellungsvermögen, denn nichts ist, was nicht Vision wäre. Alles menschliche Bewußtsein ist Vision des Wahren, von dem wir zwar nichts wissen können, wie uns der große Sokrates lehrte, von dem wir aber glauben wollen und müssen, daß sie so sind, wie sie sich uns als Vision darstellen. Visionen sind also das einzige, von dem wir wirklich wissen können. Sie sind unsere Vorstellungen von dem, was ist, was wir gerne hätten, daß es wäre, und auch von dem, was unmöglich sein kann. Kurz, es sind die plastisch bildlichen Verdichtungen von Ideen, die dem Visionär die Möglichkeit einer Raumzeit-unabhängigen Einsicht in die Welt der begrenzten Freiheit geben. Am Anfang steht die Vision. Bevor ich mich auf den Weg machen kann, muß ich mir überlegen, wohin ich will, wohin es gehen soll.

Im Gesundheitssektor ist zunächst die Frage zu stellen, welche Herausforderungen auf uns zukommen werden. Das Gesundheitswesen wird sich prospektiv und in voller Konsequenz der Frage der Wirtschaftlichkeit stellen müssen. Der von den Leistungsträgern eingeleitete Zwang zum Sparen, der durch den Gesetzgeber gefördert wurde und der die rechtlichen Rahmenbedingungen hierzu lieferte, führt zu neuen Wettbewerbsbedingungen. Er fordert Transparenz auf den verschiedenen Betriebsebenen und in den Abläufen. Der Wandel der gesellschaftlichen Werte und Normen, die zunehmende Abkehr von sozialen Elementen, wie beispielsweise das Auflösen des Subsidiaritätsprinzips und des Solidaritätsprinzips, führt in eine Mehrklassengesellschaft und erzeugt neue, noch nicht vorhersehbare genuine Probleme.

Probleme stellen Herausforderungen dar. Wir sehen diese aber nicht als Bedrohung, sondern als Chance. Situationen der Unsicherheit sind die Phasen höchster kreativer Energie. Diese zu nutzen, ist die Aufgabe des Veränderungsmanagements. Unsere gemeinsame Vision ist das Reagieren. Das Lenken von Energie, hin zur Freisetzung von Prozessen, die neue Wege und Lösungen aufzeigen und angehen.

Durch die gelebte Anwendung von Managementtechniken treten wir Entwicklungen nicht entgegen, sondern agieren in einem neuen Wirkungskreis. Der Abbau von Klinikbetten wird zu einer Personalfreisetzung führen. Zunehmende Rationalisierungen im Dienstleistungsbereich reduzieren die persönlichen und individuellen Beziehungen, durch die aber vor allem die Pflege ihren Beitrag an den Prozessen der Patienten lebt. Die Herausforderungen, die uns durch die Zukunft gestellt werden, sind nur zu erahnen, daher aber ist ihr Gewicht beachtlich.

Die Vision heißt, daß wir einen Rahmen schaffen, in dem wir unter vielen Aspekten existieren können: Verbesserung der Wirtschaftlichkeit, Erhalt von Arbeitsplätzen, Standortsicherung, Steigerung der Qualität unserer Leistungen und Ausbau des Leistungsangebotes unter der Devise, daß dies unter dem Aspekt einer zunehmenden multikulturellen Ethik, sich dynamisch mit den gesellschaftlichen Ansprüchen und Erwartungen, an zu vertretende moralische Entwicklungen und Tendenzen, nicht kontraproduktiv entwickeln läßt.

2
Ausgangssituation

Die Qualitätssicherung ist in den letzten Jahren zu einem feststehenden Begriff geworden. Gerade das Krankenhaus als Dienstleistungsbetrieb ist künftig ohne ein abgestimmtes Qualitätsmanagement, in dessen Mittelpunkt der Mensch steht, nicht denkbar. Aufgrund der gesetzlichen und ökonomischen Rahmenbedingungen im Gesundheitswesen ist das Krankenhausmanagement gefordert, Kostensenkungsprogramme in Verbindung mit der Sicherstellung eines hohen Qualitätsstandards in der ärztlichen, pflegerischen und psychosozialen Versorgung zu realisieren. Diese Forderungen des Gesetzgebers nach qualitätssichernden Maßnahmen sind im Gesundheitsstrukturgesetz (GSG), in der Pflegepersonalregelung (PPR) § 1 Abs. 3.3.3, im fünften Sozialgesetzbuch (SGB V) § 137 und in der Bundespflegesatzverordnung (BPflV) §§ 11 und 26 für die Krankenhäuser verbindlich festgeschrieben.

Mit der Zukunft der Krankenhäuser und deren Wettbewerbsfähigkeit sowie dem anstehenden Krankenhausvergleich ab 1998 ist auch die Zukunft der Krankenpflege eng verbunden. Wenn wir wollen, daß die Krankenpflege auch in Zukunft ein attraktiver Beruf sein soll, werden wir unser Handlungskonzept neu strukturieren und planen, bisherige Arbeitsabläufe überdenken, Leitungs- und Kommunikationsstrukturen hinterfragen und zusätzlich zu den bisher stark ergebnisorientierten Arbeitsmethoden prozeßorientierte Vorgehensweisen entwickeln müssen.

Ziel der Qualitätssicherung ist es, Defizite zu erkennen, Veränderungsprozesse in der bisherigen Qualität einzuleiten sowie ein eigenes Qualitätsverständnis für Krankenhäuser zu definieren und daraus die Qualitätskriterien sowie Richtlinien abzuleiten. Das Konstrukt der eben genannten Prozesse sollte nicht starr zementiert werden, denn *nicht Standards sind wegweisend für die Zukunft, sondern Richtlinien, die den Weg abstecken.*

Eine Verbesserung der qualitativen Versorgung ist nicht nur ein weiterer wichtiger Beitrag zur Wirtschaftlichkeit, sondern führt unweigerlich auch zu einer besseren Nutzung von Ressourcen, einer effektiveren Patientenversorgung und nicht zuletzt zu einer Steigerung der Motivation des Personals im Pflegedienst. Gleichzeitig wird die Akzeptanz bei den Kunden – nämlich den Patienten und niedergelassenen Ärzten – verbessert, und dem Patienten selbst kommen vom Projektziel her die verbesserten Strukturen und Arbeitsabläufe direkt zugute.

Qualitätssicherung ist also keine begrenzte Initiative oder befristete Maßnahme, sondern ein umfassend angelegtes Unternehmensprogramm und ein langfristig orientierter Prozeß, bei dem Verantwortung für pflegerische Qualität auf den kompetenten Mitarbeiter an der Basis übertragen wird.

Keine andere Wirtschaftsbranche in Deutschland wird so reglementiert wie das Gesundheitswesen. In den letzen 20 Jahren gab es 46 Gesetze und über 6.800 Verordnungen, die alle auf Kostendämpfung zielten. Um einer Minderung der qualitativen Versorgung der pflegerischen und medizinischen Betreuung und Begleitung durch die restriktive Sparpolitik entgegenzusteuern, ist eine kontinuierliche und gezielte Überarbeitung sämtlicher Strukturen im Krankenhaus notwendig.

In diesem Beitrag werde ich den Weg von einer gemeinsamen Vision zu deren Umsetzung am Klinikum aufzeigen. Eine wichtige Rolle hierbei spielt die Implementierung eines Qualitätsmanagementsystems, am Klinikum Innenstadt der Ludwig-Maximilians-Universität.

Im Krankenhaus haben Managementtheorien bisher in nur geringem Ausmaß Einzug gehalten. Nagorny und Plocek (1997) sehen eine Ursache dafür in der Tatsache, daß Kliniken bisher eher verwaltet als geführt wurden. Mit dem Begriff KAIZEN, der aus der japanischen Unternehmensphilosophie stammt und übersetzt bedeutet:

- KAI wie Veränderung oder Wandel,
- ZEN wie zum Besseren, im positiven Sinn,
- KAIZEN gleich kontinuierliche Verbesserung (vgl. Nagorny et al. 1997, S. 17)

startete das Krankenhausmanagement einen Prozeß, der von der obersten Leitung initiiert wurde.

3
Das Klinikum Innenstadt der Ludwig-Maximilians-Universität

Der Träger des Klinikums Innenstadt ist der Freistaat Bayern. Das Staatsministerium für Unterricht, Wissenschaft, Kultus und Kunst stellt dem Klinikum Innenstadt Personalstellen und Mittel zur Durchführung seiner Aufgaben, nach Maßgabe des Staatshaushaltes, zur Verfügung.

Das Klinikum Innenstadt wurde im Jahre 1991 durch den Zusammenschluß von 10 Einzelkliniken der Ludwig-Maximilians-Universität, welche bis dato selbständig agierten, gebildet. In ihm ging das sehr traditionsreiche, allgemeine Krankenhaus von 1813, später Klinikum „Links der Isar" genannt, auf. Durch eine Beschlußfassung des Bayrischen Staatsministeriums für Unterricht, Wissenschaft, Kultus und Kunst wurden die Einzelkliniken unter einem institutionellen Dach vereinigt und zentralisiert. Der Grund für diesen Zusammenschluß war die Überzeugung, daß die Kernaufgaben in Krankenversorgung, Forschung und Lehre in neuen Strukturen, angesichts der Neuerungen im Gesundheitswesen, besser wahrgenommen werden können.

Das Innenstadtklinikum, mit insgesamt 1250 Betten, liegt im Zentrum Münchens, zwischen Hauptbahnhof und den Isarauen, zwischen Sendlinger-Tor-Platz und Goetheplatz.

Im Krankenhausplan des Freistaates Bayern (Stand 01.01.1998) ist das Innenstadtklinikum mit folgender Bettenverteilung (Zahlen in Klammern) in den einzelnen Fachgebieten ausgewiesen:

Innere Medizin (239), Kinderheilkunde (168), Kinderchirurgie (72), Chirurgie (161), Mund-Kiefer-Gesichtschirurgie (38), Frauenheilkunde und Geburtshilfe (203), Hals-Nasen-Ohren-Heilkunde (29), Augenheilkunde (140), Psychiatrie (200), Dialyseplätze (16).[1]

Jede Klinik verfügt über Hauswirtschaft, Küche, Werkstätten, Seelsorge, Labor und Krankengymnastik. Das Blutdepot befindet sich in der Chirurgischen Klinik. Die Computertomographie ist in der Medizinischen und Chirurgischen Klinik angesiedelt. Das Haunersche Kinderspital besitzt natürlich einen Kindergarten, eine Schule und eine Kinderbücherei für seine kleinen Patienten.

---

[1] Krankenhausplan des Freistaates Bayern. Stand: 01.01.1998 (22. Fortschreibung). Bayrisches Staatsministerium für Arbeit und Sozialordnung, Familie, Frauen und Gesundheit, Wolnzach.

Fachgebietsbezogene Spezialambulanzen, Diagnostik, Röntgen, Funktionsabteilungen und zahlreiche Spezialabteilungen ergänzen das Angebot. Fast alle Kliniken, natürlich ohne die Neubauten, stehen unter Denkmalschutz.

Aufgrund des Artikels 53, Absatz 7, in Verbindung mit Artikel 52, Absatz 3, Artikel 40, 41, 32 des Bayrischen Hochschulgesetzes (BayHSchG) vom 21. Dezember 1973, in der Fassung vom 08. Dezember 1988, wurde für das Klinikum Innenstadt der Universität München, die Klinikumsordnung erlassen. Sie regelt die Organisation und den Haushalt des Klinikums Innenstadt, die Leitung des Klinikums, die Aufgaben der Direktion sowie die Aufgaben des Ärztlichen Direktors, des Verwaltungsdirektors und der Pflegedirektorin. Die Klinikumsordnung beschreibt und regelt außerdem die Aufgaben der Klinik- und Institutsvorstände und legt die Übergangsregelung fest. Diese Regelung trat am 01.04.1991 für das Klinikum in Kraft.

Das Klinikum Innenstadt wird von einer Direktion geleitet, die aus dem Ärztlichen Direktor, dem Verwaltungsdirektor und der Pflegedirektorin besteht. Die Aufgaben der Direktion sind in der Klinikumsordnung definiert und beschrieben. Die Qualitätsmanagementbeauftragte der obersten Leitung ist die Pflegedirektorin.

Insgesamt werden im Klinikum ca. 4.800 Personen beschäftigt. Davon sind 750 Ärzte in Voll- bzw. Teilzeitbeschäftigung, 200 Mitarbeiter im Verwaltungsbereich, ebenfalls Voll- und Teilzeitbeschäftigte, der Rest verteilt sich auf sonstige Abteilungen/Referate der verschiedenen Berufsgruppen und Institute. Den größten Anteil der Beschäftigen bilden die Mitarbeiter im Pflege- und Funktionsdienst (nicht-wissenschaftliches Personal) mit 1.800 Personen. Das wissenschaftliche Personal setzt sich aus ca. 699 Vollzeitkräften zusammen. Im Klinikum Innenstadt werden jährlich über 800 Krankenpflege- und KinderkrankenpflegeschülerInnen für die praktische Ausbildung eingesetzt. Hebammenschülerinnen werden ebenfalls ausgebildet.

Das Klinikum Innenstadt kann auf eine lange Tradition in der Spitzenforschung zurückblicken. Herausragende Mediziner, wie von Pfeufer, Lindwurm, von Pettenkofer, von Siebold, von Voit, von Buhl, von Ziemssen, von Nußbaum, von Rothmund, Kraeplin, Sauerbruch, von Müller, Lynen und von Frisch, waren in unseren Kliniken tätig.

Maßstab aller wissenschaftlicher Anstrengungen ist die Internationale Spitzenforschung, zu der wir nicht nur Wesentliches beitragen, sondern für die wir auch weiterhin Standards setzen. Das Klinikum beweist seit Jahren seine führende Stellung im wissenschaftlichen Wettbewerb (Drittmittel). Unsere Forschung dient dem Wohle kranker Menschen und orientiert sich am Prüfstein medizinischer Ethik. Die zahlreichen, wesentlichen Forschungsprojekte und Publikationen der einzelnen Kliniken und Institute sind im Leistungsbericht des jeweiligen Berichtsjahres zusammengefaßt. Dies gilt auch für Berufungen, Ernennungen, Kongresse und Tagungen. Forschung und Lehre gehören zusammen. Forschungsergebnisse und neue Fähigkeiten dienen unseren Patienten, da sie professionell gelehrt und systematisch weitergegeben werden. Professionelle Lehre und Ausbildung wird in Zukunft ein entscheidender Vorteil unseres Klinikums sein.

In der Krankenversorgung übernimmt unser Klinikum Aufgaben der Maximalversorgung. Unsere Patientenzahlen belegen, daß wir für einen großen Teil der Münchner Bevölkerung einen wichtigen Versorgungsauftrag erfüllen. Ein entscheidender Grund dafür ist unsere zentrale Lage im Herzen Münchens und die sehr gute Erreichbarkeit (Bahnhofsnähe). Gerade für Notfallpatienten und Patienten, die häufig in unserer Klinik behandelt werden müssen, wie z. B. chronisch kranke Patienten, stellt dieser Faktor auch in Zukunft einen entscheidenden Vorteil dar. Angehörigen erleichtert der zentrale Standort die Besuchsmöglichkeiten.

Darüber hinaus suchen und pflegen wir auch mit anderen klinischen Einrichtungen eine enge Kooperation. So können wir noch besser unsere wesentlichen Stärken und Kompetenzen konzentrieren.

Auf der Basis des § 135–137 SGB V sind alle Krankenhäuser zur Qualitätssicherung gesetzlich verpflichtet. Das bedeutet für das Klinikum Innenstadt zwingend die Implementierung von Qualitätsmanagementsystemen, mit folgenden Zielen:

- Verbesserung der Patientenversorgung,
- eine effiziente und effektive Leistungserbringung in den Bereichen der Ablauforganisation und innerhalb der Planung der Leistungsprozesse,
- eine konsequente Ausschöpfung der vorhandenen Ressourcen (Zeit, Personalkosten, Materialkosten etc.),
- Weiterentwicklung, Spezialisierung und Lenkung von neuen Therapieformen.

Zur Forschung und Innovation sind alle Berufsgruppen am Klinikum Innenstadt aufgerufen.

Unter dem Aspekt betriebswirtschaftlicher Überlegungen bedeutet die Implementierung von Qualitätsmanagementsystemen für das Klinikum eine intensive, differenzierte Planung, die unter dem Hauptaspekt des „Kontinuierlichen Verbesserungsprozesses" (KVP) zunächst Kosten verursacht, jedoch langfristig eine Reduzierung der Gesamtkosten, durch Minimierung der Kontrollvorgänge und Korrekturen, bedeutet. Viethen und Meier beschreiben dies sehr treffend, denn „wer auf die Kosten schielt, senkt die Qualität, wer auf die Qualität schielt, senkt die Kosten" (Viethen et al. 1996, S. 8).

Das heißt auch für uns, daß die Qualität der Maßnahmen primär in Behandlungsergebnissen aller Berufsgruppen (Hotelleistung, Verwaltung, Ärzte, Pflegedienst) zum Ausdruck kommt. Für die Zukunft bedeutet dies für das Klinikum Innenstadt die Sicherung eines Wettbewerbsvorteils und einer Standortsicherung innerhalb der Bayrischen Universitätskliniken.

Aufgrund unserer Vorerfahrungen auf dem Gebiet der Implementierung von Qualitätsmanagementsystemen auf der Grundlage gesetzlicher Vorgaben und der bereits zertifizierten Medizinischen Klinik und der Klinikapotheke ist somit die Zertifizierung aller Innenstadtkliniken, die logische Schlußfolgerung.

4
Erfahrungen mit Qualitätsmanagementsytemen

Der Apotheke des Klinikums Innenstadt wurde nach Einführung des Qualitätsmanagementsystems und erfolgreichem Zertifizierungsaudit am 19. Februar 1996, das Zertifikat nach DIN EN ISO 9001 durch die Landesgewerbeanstalt Bayern verliehen. Die Medizinische Klinik bekam nach Implementierung des Qualitätsmanagementsystems und erfolgreichem Zertifizierungsaudit am 19. Dezember 1996, als zweite Universitätsklinik in Deutschland, das Zertifikat nach der internationalen Qualitätsnorm DIN EN ISO 9001 verliehen.

In allen zehn Innenstadtkliniken und Instituten sind vielfältige qualitätssichernde Maßnahmen in Form von Projekten, Dokumentationen, Prozessen, Weiterbildungen und Schulungen sowie Publikationen, Presse- und Öffentlichkeitsarbeit bereits initiiert. Diese Maßnahmen werden später weiter ausgeführt. Unsere interne Qualitätssicherung befaßt sich mit allen Maßnahmen, die zur Sicherstellung einer hohen Qualität dienen. Sie stellt die Evaluation der Leistungen der Mitglieder einer Berufsgruppe, eines Teams oder einer Einzelperson, durch diese selbst dar.

5
Umsetzungsstrategie zum Qualitätsmanagement

Die Maßnahmen zur Qualitätssicherung in der Pflege dehnen sich inzwischen auf das gesamte Klinikum Innenstadt aus. Das beweist deutlich die Einrichtung der Abteilung EDV für Krankenpflege; ebenso zeigt sich dies in der Umsetzung des Medizin-Produkte-Gesetzes und in der Schaffung von Stellen für Hygienefachkräfte.

Eine Verbesserung der Pflegequalität zeigt sich besonders in Schulungs- und Weiterbildungsmaßnahmen für Pflegekräfte. Die Innerbetriebliche Fort- und Weiterbildung (IBFW) des Klinikums Innenstadt hat hierbei eine zentrale Bedeutung. Die IBFW wurde aufgebaut, um die Fachkompetenz im Pflegedienst zu erhalten und weiterzuentwickeln. Es werden neben fortlaufenden Bildungsmaßnahmen auch spezielle Fachweiterbildungen angeboten, in den Bereichen Operationsdienst, Intensiv und Anästhesie, Innere Medizin und Intensiv, Psychiatrie, Pflege, die Weiterbildung zur Stationsleitung und eine Zusatzweiterbildung zur Mentorin/zum Mentor. Seit Januar 1996 läuft eine Schulung für ausgewählte Pflegekräfte aller Bereiche „Systematische Qualitätsarbeit im Pflegedienst eines Krankenhauses", um eine interkollegiale Qualitätsarbeit auf den Stationen zu erzielen und so ein Verantwortungsbewußtsein für Pflegequalität bei den MitarbeiternInnen der Basis zu fördern.

Um den Informationsaustausch zwischen dem Geschehen in der Qualitätssicherung und den Führungskräften zu unterstützen, nehmen die MitarbeiterInnen der IBFW regelmäßig an den Pflegedienstleitungsbesprechungen teil. Denn die Pflegedienstleitungen der verschiedenen Bereiche sind als Verantwortliche für die Umsetzung der qualitätssichernden Maßnahmen ein wichtiger Teil im Management der Krankenhausleitung.

Ihnen und den MitarbeiterInnen an der Basis sind Interne Prozeßbegleiterinnen zur Seite gestellt. Acht interne Prozeßbegleiterinnen sind Pflegekräfte, die aufgrund entsprechender Qualifikation in einem Fachbereich und mit einer pädagogischen Zusatzausbildung in der Lage sind, qualitätssichernde Maßnahmen in ihren Kliniken einzurichten, um die Pflegedienstleitung und Pflegekräfte bei der Umsetzung innovativer Projekte zu unterstützen.

Wichtige qualitätssichernde Maßnahmen, die maßgeblich von Internen Prozeßbegleiterinnen eingeleitet wurden, sind die Einführungstage für neue MitarbeiterInnen im Pflegedienst am gesamten Klinikum Innenstadt, ein einheitliches Mitarbeitereinführungskonzept, außerdem verschiedene Arbeitskreise in den einzelnen Kliniken. So zum Beispiel die „Arbeitskreise für Mentoren" und „Pflegestandards und Dokumentation in der Pflege".

Die Ergebnisse aus den dezentralen Arbeitskreisen werden zusammengetragen und in einer zentralen „Arbeitsgruppe der Internen Prozeßbegleiterinnen" der Innerbetrieblichen Fort- und Weiterbildung dargestellt. Ebenso werden in diesen Gruppen gemeinsame Richtlinien erarbeitet, welche den Arbeitskreisen vor Ort als Arbeitsgrundlage dienen.

Entscheidend verbessert wurde in den letzten Jahren die Erfassung und Weitergabe von Informationen. Im wesentlichen dazu beigetragen hat die Einführung eines einheitlichen Dokumentationssystems im gesamten Klinikum. Zu diesem Informations- und Kommunikationssystem gehören unter anderem auch die täglichen Dienstübergaben auf den Stationen sowie die regelmäßig stattfindenden Teambesprechungen. Supervision und Praxisberatungen ergänzen das System. Dieser Informationsaustausch findet in der Regel in interdisziplinären Teams statt und verhindert so die Problematik an den Schnittstellen.

Ein weiterer wesentlicher Teil in der Qualitätssicherung ist die vielerorts bereits eingeführte Pflegeplanung, die Bereichspflege, die Pflege nach dem Bezugssystem und die Pflegevisite.

Auch sei das Forschungsprojekt „Arzneimittelbestände auf der Station" genannt, das zum Ziel hat, den Umgang mit Produkten hinsichtlich Wirtschaftlichkeit und Sicherheit zu vereinfachen. Für dieses Forschungsprojekt wird zur Zeit eine Ist-Analyse erstellt.

Solche innovative Schritte sind nur mit gut ausgebildeten Führungskräften und ausreichend qualifiziertem Personal im Pflegedienst möglich. Im Klinikum Innenstadt ist dies weitgehend sichergestellt.

5.1
Arbeitsgruppe „Qualitätssicherung Pflege"

Das Klinikum Innenstadt versteht sich nicht nur als Institution, welche dem kranken Menschen zu seiner Genesung und Gesunderhaltung verhilft, sondern es ist untrennbar verbunden mit seiner innerbetrieblichen Gesundheit, sprich Qualität der Organisationsstruktur und seiner Dienstleistung am Patienten. Qualitätsvorgaben und Qualitätskonzepte sind grundsätzlich vom Krankenhausmanagement vorzugeben, unter Berücksichtigung der vorhandenen Infrastrukturen des Betriebes und der Arbeitssituation seiner Mitarbeiter an der Basis, anders ausgedrückt, der vorhandenen Ressourcen. Eine Identifikation der Mitarbeiter mit diesen Vorgaben kann nur erfolgen, wenn ihnen Raum gegeben wird, Kreativität zu entwickeln, ihre eigenen Zielvorstellungen zu formulieren und sich kontinuierlich an der Umsetzung zu beteiligen.

Gerade hier bestehen für eine Arbeitsgruppe ausgezeichnete Möglichkeiten, Veränderungsprozesse herbeizuführen und Mitarbeiter dahingehend zu motivieren, sich mit Qualitätsdefiziten und Mängeln nicht zufriedenzugeben und gleichermaßen, sich nicht auf den bisher erreichten guten Ergebnissen auszuruhen.

Die erste Sitzung der Arbeitsgruppe „Pflegeleitbild" fand am 15.12.1993 statt. Parallel dazu entstand eine weitere Arbeitsgruppe zur „Konzeptentwicklung" mit der Aufgabe, ein Konzept für ein Qualitätssicherungssystem der Pflege am Klinikum Innenstadt zu entwickeln. Aus diesen beiden Arbeitsgruppen, der „AG-Pflegeleitbild" und „AG-Konzeptentwicklung", bildete sich im August 1995 die „AG-Qualitätssicherung Pflege".

Diese Arbeitsgruppe verfolgt das Ziel, unter Berücksichtigung der strukturellen und ökonomischen Rahmenbedingungen, den Qualitätsstandard in der Pflege ständig zu optimieren. Dabei werden die Erkenntnisse aus der Pflegeforschung und Pflegewissenschaft der letzten Jahre genutzt.

Die Inhalte der ersten Treffen im Sommer und Herbst 1994 betrafen folgenden Items: die Interessendarlegung der einzelnen Teilnehmer, eine Begriffssammlung zum Thema Qualitätssicherung, Planung der Treffen und des weiteren Vorgehens, eine gemeinsame Zielformulierung und Adaption. Die Planung der strukturellen Arbeit, zur Installation eines Konzeptes zur Pflegequalitätssicherung im Klinikum Innenstadt, waren Ziel dieser Itemerstellung.

Die Grundlage für Qualitätsarbeit in der Pflege ist die Entwicklung eines Pflegeleitbildes (siehe dazu S. 81). Durch die Schaffung der „Arbeitsgruppe Pflegeleitbild" war die Basis dafür vorhanden. Mit einer Großveranstaltung am 17.05.1995 für alle Beschäftigten im Pflegedienst des Klinikums sollte das „WIR-Gefühl" der Basis unterstützt und gefördert werden. Daß der Patient im Mittelpunkt des betrieblichen Geschehens gesehen wird, wurde ebenfalls übermittelt. Die bisherige Arbeit der AG's wurde in dieser Veranstaltung allen Beschäftigten vorgestellt.

Da alle Projektschritte nicht mehr allein durch die Gesamtgruppe zu bewältigen waren, bildeten sich aus dieser großen „AG-Qualitätssicherung Pflege" Teilprojektgruppen. Die AG „Qualitätssicherung" splittete sich in drei Teilgruppen, deren zentrale Aufgabenstellung die Umsetzung des Leitbildes sowie die Ausarbeitung und Weiterentwicklung der Qualitätssicherung im Pflegedienst ist. Mit Mitarbeitern aus den unterschiedlichen Ebenen und Bereichen der Klinik und der Klinikleitung konnte so das große Spektrum an Interessen und Aufgaben adäquat berücksichtigt werden. Neben einem externen Berater rekrutierten sich die Teilnehmer beispielsweise aus den Ebenen der Stabsstellen, der Pflegedienstleitungen, der Stationsleitungen, der Innerbetrieblichen Fort- und Weiterbildung sowie aus dem Bereich des Funktionsdienstes und des Stationspersonals.

Es ergaben sich drei prioritäre Teilaufgaben:

- Die Erstellung einer Ist-Analyse und einer Organisationsdiagnose als empirische Datenbasis zur Entwicklung eines Maßnahmenkatalogs bei der Umsetzung des Leitbildes.
- Die Spezifizierung des Qualitätsmodells auf Makro- und Mikroebene.
- Die Entwicklung eines ganzheitlichen Kommunikationskonzepts, inklusive der Druckgestaltung des Leitbildes und der Konkretisierung der Kommunikationsmedien für eine zielgruppenorientierte interne und externe PR.

Das *Analyse-Team* bearbeitet die erste Teilaufgabe, das *Modell-Team* die zweite, und schließlich wurde dem *PR-Team* die letze Aufgabe zu geordnet. Die Gesamtgruppe übernahm die Funktion einer Regiegruppe, die Tätigkeiten der Untergruppe steuern und koordinieren sollte.

■ **Bericht des Analyse-Teams.** Das Analyse-Team fand sich im Berichtszeitraum zu fünf Arbeitstreffen zusammen. Zentrale Aufgaben sind die Erstellung einer Stärken-Schwächen-Analyse von Arbeitsabläufen, die Organisationsdiagnose im Rahmen des Qualitätssicherungssystems und die Ausarbeitung des Pflegeleitbildes. Bei einem Treffen der AG Analyse wurde im April des Jahres ein Termin für einen ganztägigen Workshop vereinbart, um für die weiteren Vorgehensweisen ein Konzept zu erstellen. Ergebnisse des Workshops waren die Unterteilung der AG-Analyse in drei Untergruppen, welche mit speziellen Aufgaben betraut wurden. Die Untergruppen teilten sich auf, nach folgenden Gebieten: Mitarbeiterbefragung mündlich, Mitarbeiterbefragung schriftlich, Patientenbefragung.

- **Bericht des Modell-Teams.** Im Berichtszeitraum 1996 fanden elf Arbeitstreffen statt, mit dem Ziel, einer umfassenden Informationsstrategie für das Qualitätsmanagement-Konzept am Klinikum Innenstadt. Inhalte waren die Erstellung und Durchführung des Schulungskonzeptes für Stationsleitungen und die Planung der Basisschulungen für alle Mitarbeiter im Pflegedienst. Für die Schulungen der Stationsleitungen wurde ein Dozententeam gebildet. Dieses Team konzipierte ein zweitägiges Schulungsseminar für Stationsleitungen am Klinikum.

- **Bericht des PR-Teams.** Es fanden fünfzehn Arbeitstreffen im Berichtszeitraum statt. Ziele des Teams waren die Ausarbeitung einer Klinikbroschüre und der Aufbau eines Beziehungs- und Informationsnetzes. Kontakte zu professionellen Graphikern führten zu einem Arbeits- und Finanzkonzept. Die Informationsbroschüre für Patienten und Mitarbeiter wird Ende 1998 zur Druckreife gebracht. Im Intranet sind alle qualitätsrelevanten Informationen des Pflegedienstes abgebildet.

Sinn und Zweck der „AG-Qualitätssicherung Klinikum Innenstadt" muß vorrangig sein, ein eigenes Qualitätsverständnis für das Klinikum zu definieren, um daraus Qualitätsmaßstäbe abzuleiten. Daraus folgt, daß wir uns nicht länger an dem bereits Vorhandenen orientieren, sondern in unsere Überlegungen einbeziehen, was grundsätzlich möglich ist, um eine Qualitätssteigerung zu erreichen.

Das Qualitätsverständnis in der Pflege, vielleicht unter einem anderen Namen, war schon immer ein wesentlicher Bestandteil unserer täglichen Arbeit und unserer Verantwortung für den Patienten. Der Unterschied zu unserem heutigen Qualitätsdenken ist darin zu sehen, daß die systematische Überprüfung und Evaluation der Pflegetätigkeit als eine weitere, bewußte Aktivität hinzukommt.

5.2
Die Leitbilder des Klinikums Innenstadt

Eine Niederschrift unserer Vision stellen die beiden Leitbilder, die anschließend vorgestellt werden dar. Es sind die logischen und konsequenten Operationalisierungen, um von der theoretisch, abstrakten Ebene auf das praktische Handlungsfeld zu gelangen.

5.2.1
Das Unternehmensleitbild des Klinikums Innenstadt

Es beantwortet für die Mitarbeiter, Patienten, Lieferanten etc. die Frage, nach dem Sinn des Unternehmens. Auf der Basis des Leitbildes können konkrete und meßbare Ziele formuliert werden. Es ist somit Ausgangspunkt und Basis der Zukunftsstrategie des Klinikums. Das Leitbild des Innenstadtklinikums beschreibt die Betriebsphilosophie, die Leistungen für den Patienten, Forschung und Innovation, Lehre, die Zusammenarbeit, Öffentlichkeit und Zukunftsperspektiven. Es bildet vor allem ein wichtiges Fundament für das Qualitätsmanagement.

Auszüge aus dem Leitbild mit Aussagen zum Qualitätsmanagement:

> „Das Gesundheitswesen wird sich auch langfristig der Wirtschaftlichkeitsfrage in voller Konsequenz stellen müssen. Der Sparzwang bei Kassen und Trägern wird durch die Strategie des Gesetzgebers unterstützt, im Klinikbereich Wettbewerbsbedingungen zu schaffen, Qualitätsmanagement auf hohem Niveau zu fordern, sowie finanzielle Durchsichtigkeit und Verantwortlichkeit herzustellen."

Gerade weil die wirtschaftlichen Rahmenbedingungen zu einer Begrenzung der finanziellen Ressourcen führen, ist es wichtig, die vorhandenen Mittel so konzentriert wie möglich für unsere Patienten zu nutzen.

Ein umfassendes, von allen Berufsgruppen und Mitarbeitern getragenes patientenorientiertes Qualitätsmanagement ist die unerläßliche Voraussetzung für die optimale Nutzung der vorhanden Mittel, zum Wohl unserer Patienten.

Wesentliche Aspekte dieses patientenorienten Qualitätsmanagements sind die ständige und aktive Verbesserung der bestehenden Abläufe im Klinikum, Aufbau und Ausbau patienten- und mitarbeiterorientierter Führungsstrukturen und eine patientenorientierte Kostengestaltung.

5.2.2
Das Pflegeleitbild

Seit 1996 hat der Pflegedienst ein Pflegeleitbild, gültig für alle Innenstadtkliniken, das in seinen Inhalten wesentliche Werte, das Verständnis von Gesundheit und Krankheit, das Pflegeverständnis, Berufsverständnis, sowie den partnerschaftlichen Umgang mit allen internen und externen Partner definiert.

Unser Verständnis von Gesundheit und Krankheit
Wir achten den Menschen unabhängig von seinem Geschlecht, seiner Abstammung, seiner Rasse, seiner Sprache, seiner Heimat und Herkunft, seinem Glauben, seinen politischen Anschauungen und seinem körperlichen, psychischen und geistigem Befinden.

Gesundheit ist für uns ein komplexes, dynamisches Zusammenspiel von subjektivem Wohlbefinden und objektivem Zustand eines Menschen. Dabei sehen wir die Gesundheit als einen vielschichtigen Anpassungsproze ß:

- an altersgemäße Entwicklungsphasen,
- an sich verändernde persönliche Lebenssituation,
- und an Umwelteinflüsse natürlicher und sozialer Art.

Demgegenüber ist Krankheit die Störung dieses Anpassungsprozesses, sowie das subjektive Gefühl des Menschen von Kranksein.

Unser Pflegeverständnis
Bei der Definition unseres Pflegeverständnisses haben für uns die Kernaussagen zeitgenössischer Pflegetheoretikerinnen, wie Virginia Henderson, Dorothea Orem und Nancy Roper, Gültigkeit.

Pflegerische Versorgung und Gesundheitsberatung sind wesentliche Teile unserer Aufgaben,

- um den Patienten das Gesundwerden und die Gesundheitserhaltung während und nach dem Krankenhausaufenthalt zu ermöglichen,
- um den Patienten im Zustand von andauernder Krankheit oder Behinderung (Invalidität) zu weitestgehender Selbständigkeit zu verhelfen,
- um den Sterbenden unter Achtung seiner Menschenwürde bis zu seinem Tode zu begleiten.

Den Bedürfnissen der einzelnen Patienten gerecht werdend, fließen im Pflegeprozeß sowohl unsere persönlichen, fachlichen und sozialen Kompetenzen zusammen. Pflege besteht daher sowohl in professionellem Wissen und Können, als auch darin, eine vertrauensvolle Beziehung zum Patienten aufzubauen.

Bei der Planung der Pflege stehen die individuellen Lebensaktivitäten des Patienten, abgestimmt auf seinen aktuellen Krankheitszustand, sowie die Einflüsse seiner sozialen Situation im Vordergrund:

Bei der Durchführung fördern wir die aktive Selbstbeteiligung des Patienten, unter Berücksichtigung seiner körperlichen Fähigkeiten und Bedürfnisse. Wir beziehen die Angehörigen und die vom Patienten benannten Bezugspersonen sinnvoll in unser Handeln ein.

Für die Zukunft planen wir eine Überleitungspflege, um eine reibungslose Wiedereingliederung in die häusliche Umgebung sicherzustellen.

Unser Berufsverständnis

Das Krankenpflegepersonal ist eine eigenständig Berufsgruppe innerhalb der Institution Krankenhaus. Der Pflegedienst ist umfassend verantwortlich für die Feststellung der Pflegebedürftigkeit, die Planung, Ausführung und Beurteilung der Pflege.

Durch Beiträge zur Pflegeforschung schaffen wir Voraussetzungen zur Durchführung pflegewissenschaftlicher Projekte, dabei werden die Ergebnisse in unsere Praxis mit einbezogen.

Das Gesundheitswesen steht unter ökonomischen Druck. Das heißt für uns, daß eine qualifizierte Pflege auch unter wirtschaftlichen Gesichtspunkten durchgeführt werden muß. Bei der Bestimmung der Pflegebedürftigkeit jedoch, dürfen Kosten-Nutzen-Abwägungen keine Rolle spielen.

Professionalität sichern wir durch regelmäßige Teilnahme an Fort- und Weiterbildungsangeboten.

Die Entfaltung unseres professionellen Potentials verwirklichen wir in einer kreativen, menschlichen und offenen Atmosphäre, einem vertrauensvollen Arbeitsklima – geprägt von Konstruktivität und Leistungsbereitschaft.

- Wir fördern Teamarbeit auf allen Ebenen.
- Wir garantieren und optimieren den Kommunikations- und Informationsfluß.
- Wir beziehen alle MitarbeiterInnen in Entscheidungsprozesse mit ein.
- Wir respektieren die Würde und Privatsphäre eines jeden Mitarbeiters.

Unsere Partner

Der Pflegedienst hat mit einer Vielzahl von Partnern zu tun. Innerhalb der Klinik sind es u. a. Ärzte, Mitarbeiter der Verwaltung, des medizinisch-technischen Dienstes und der Hauswirtschaft. Außerhalb der Klinik sind es u. a. Behörden, Gesundheits- und Sozialdienste, sowie Berufsverbände und Bildungsinstitute.

Die koordinierte Zusammenarbeit mit allen diesen Partnern ist Voraussetzung für den Erfolg unseres Pflegeauftrages.

Wir legen Wert auf ein vertrauensvolles, ehrliches und konstruktives Verhältnis zu allen beteiligten Berufsgruppen.

Wir sichern den beständigen Dialog mit unseren Partner.

Wir erarbeiten und überprüfen fortlaufend gemeinsame Ziele.

Wir definieren gemeinsam gegenseitige Rechte und Pflichten.

Wir betreiben gezielt und konsequent Öffentlichkeitsarbeit, indem wir ein Image vertreten, daß unseren spezifischen Kompetenzen gerecht wird. Dabei prägt das Handeln jedes Einzelnen das Bild unserer Berufsgruppe.

5.3
Arbeitsplatzbeschreibung mit individuellen, integrierten Zielvereinbarungen

Für das Klinikum Innenstadt sind die Arbeitsplatzbeschreibungen mit indiviuellen, integrierten Zielvereinbarungen, kurz AIZ das Mittel, um die Organisationsstruktur für alle Beteiligten auf verständliche und durchschaubare Weise zu fixieren. Sie gibt eine genaue Darstellung des Aufgaben-, Zuständigkeits- und Verantwortungsbereiches jeder Stelle. Für alle Führungskräfte und Mitarbeiter im Pflegedienst sowie sonstigen Leitungsteams liegen die AIZ vor.

5.4
Organisationsstruktur und Ressourcen zur Umsetzung des Pflegeleitbildes

Der Pflegedienst ist abgesehen von den nachfolgenden Qualitätssicherungsmaßnahmen, Mitglied im „Netzwerk für Qualtiätssicherung in der Pflege" auf europäischer und nationaler Ebene.

5.4.1
Umsetzungsworkshops

Von April bis September 1997 haben die leitenden Führungskräfte des Klinikums Innenstadt langfristige Entwicklungsziele und die strategischen Kernziele für das Jahr 1998 erarbeitet. Auf dieser Basis wurden im nächsten Schritt die oben beschriebenen Arbeitsplatzbeschreibungen mit integrierter Zielvereinbarung eingeführt.

Diese Zielvereinbarungen sind an die Stelle der herkömmlichen Stellenbeschreibungen getreten.

Das System der AIZ stellt sicher, daß die Berufsgruppen, innerhalb der Unternehmensstrategie in den einzelnen Bereichen systematisch die Kräfte und Energien auf mittelfristige Ziele, Jahresziele und spezielle Projektziele konzentrieren.

1. Basis: langfristige Entwicklungsziele für 8 erfolgsrelevante Handlungsfelder
2. Daraus leitet der Leitungskreis 3 Jahresziele für die jeweiligen Berufsgruppen ab. Diese geben die weitere Entwicklung an.
3. Aus den 3 Jahreszielen leitet der Leitungskreis präzise Jahres-Kernziele für das Großklinikum als Ganzes ab. Sie werden bis zum 31.12.1998 umgesetzt.

4. Aus diesen Vorgaben leitet jeder Bereich und jede Klinik 3 Jahresziele mit Realisierungsplänen ab.
5. Aus diesen Vorgaben der Leitung leitet jeder Bereich, jede Arbeitsgruppe und jede Klinik präzise Jahresziele mit Projektkonzepten ab.

Sowohl für die Realisierung des Pflegeleitbildes, als auch des Unternehmensleitbildes wurden unabhängig voneinander mehrere eintägige externe Workshops veranstaltet.

Teilnehmer des Workshops waren Mitglieder des Leitungsteams der verschiedenen Berufsgruppen. Bei allen Workshops bzw. Klausurtagungen bildete die Basis bei der Vorgehensweise, daß vorliegende Unternehmensleitbild, an dessen Inhalten sich die Berufsgruppen orientierten.

In einer ersten Klausurtagung wurde nochmals das Führungsverständnis aller beteiligten Berufsgruppen reflektiert und ein Leadersphip-Ideal erarbeitet, sowie die ersten Schritte zur Vision erarbeitet. Kernfragen die in dieser Klausurtagung erarbeitet wurden waren:

- Welche Erfolge haben wir schon erreicht?
- Welche Stärken hat das Leitungsteam?
- Wo können wir besser zusammenarbeiten?
- Was tun wir konkret um besser zusammen zu arbeiten?

Es wurden Leitfragen zu Verbesserungsprojekten erarbeitet und drei Verbesserungsprojekte initiiert.

Im ersten Workshop wurde ein Stärken- und Schwächenprofil des Großklinikums erstellt und Interessenlage der Berufsgruppen analysiert. Hierbei waren Leitfragen zur Patientenzufriedenheit, Mitarbeiterzufriedenheit, Qualität der erbrachten Leitung, Qualität der innerbetrieblichen Abläufe, Fragen zur Servicequalität, finanzielle Kompetenzen, Innovations- und Forschungskompetenz, sowie Leitfragen zur Öffentlichkeitsarbeit maßgeblich. In einem Strategiestern (Abb. 1) wurde die derzeitige potentielle Ausschöpfung dokumentiert.

Aus den Ergebnissen wurden die Chancen für die Berufsgruppen identifiziert und die Vorbereitung und Arbeitsinhalte für den zweiten Workshop festgelegt.

Im zweiten Workshop wurden die Verbesserungsstrategien (acht Handlungsfelder) anhand des Strategiesterns, die eine zukünftige Entwicklung des Großklinikum verdeutlicht, erarbeitet und zwar vorrangig in den Bereichen, die der 100% Ausschöpfung am wenigsten nahegekommen waren.

Daraus wurden ein jeweilig ein Entwicklungsziel, sowie mittel- und langfristige Teilziele zur Erreichung erarbeitet, sowie ein Verantwortlicher der jeweiligen Gruppe bestimmt.

Die Handlungsfolge hieraus waren wiederum die Methoden zur Zielerreichung, sowie eine Evaluation bereits vorhandener Projekte, die eine Umsetzung konstruktiv unterstützen. Dies galt ebenso für die Evaluation der Mittel, beziehungsweise Ressourcen.

Im dritten Workshop wurde sichergestellt, daß alle Handlungsfelder bearbeitet und systematisch gepflegt werden. (Zielformulierung präzisieren, Meßmethoden entwickeln und Einführen, Projektideen umsetzen).

Die daraus resultierenden Meßmethoden und Kennzahlen werden derzeit eingeführt, die erwähnte Mitarbeiter und Patientenbefragung bildet hierfür die Grundlage.

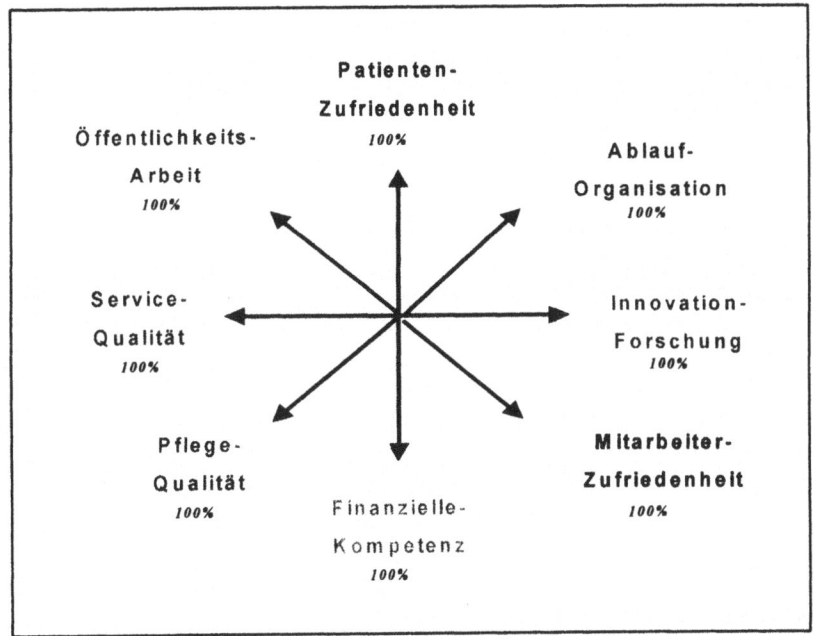

Abb. 1. Strategiestern des Klinikums Innenstadt

Auf dieser Basis wurden sechs wesentliche Kernziele formuliert, die als konkrete Projektplanung für das Jahr 1998 dienen und bis zum 31.12.1998 abgeschlossen sein werden. Hieraus wiederum wurden drei sogenannte wichtige „Signalprojekte" entwickelt.

Um die Informationsweitergabe an die Mitarbeiter an der Basis zu sichern, wurde ein Kommunikationskonzept und ein Fehlermanagement mit gültigen Spielregeln für alle Berufsgruppen entwickelt, daß derzeit in schriftlicher Form noch präzisiert und ausgearbeitet wird.

Weitere Workshops sind derzeit in Planung.

Auf der Basis von Kennzahlenanalysen soll so die Versorgungsqualität in allen Bereichen und die Zufriedenheit der Mitarbeiter deutlich verbessert werden. Das Ergebnis soll wie folgt aussehen:

- Die Mitarbeiter kennen am Jahresende den Gesamtzusammenhang zwischen Leitbild und Jahresplanung.
- Erhöhung der Glaubwürdigkeit bei allen Interessenpartner des Großklinikums.
- Verbesserung der Qualität bei gleichzeitiger Absenkung der Personalkosten.
- Leistungstransparenz der pflegerischen Tätigkeiten gegen Stellen- und Bettenabbau.

5.4.2
Stabsstellen der Pflegedirektorin

Es sind zwei Mitarbeiterinnen, deren Ausbildungsprofil das einer Pflegedienstleitung ist. Sie sind direkt in der Pflegedirektion eingesetzt. Alle aus den Innenstadtkliniken eingehenden Leistungsdaten werden durch diese Mitarbeiterinnen beurteilt, EDV-mäßig erfaßt und aufbereitet. Dies gilt ebenso für alle internen und externen administrativen Anfragen und den Schriftverkehr.

Weitere Aufgaben dieser Stabsstellen sind:

- zentrale Abwicklung der Bewerber nach Stellenplan und deren Erfassung in einer Datenbank,
- interne Budgetierung und Nachkalkulation von Personalkosten,
- Bewirtschaftung des Stellenplans,
- Umsetzung der gesetzlichen Vorgaben innerhalb aller pflegerelevanten Prozesse,
- Presse und Öffentlichkeitsarbeit, Dozententätigkeit in der Innerbetrieblichen Fortbildung,
- Organisation, Planung und Durchführung von Kongressen und Tagungen,
- Einbindung und Begleitung des Zertifizierungsprozesses durch die Pflegedirektorin,
- Informations- und Bindeglied zwischen Pflegedirektorin und den Kliniken, sämtliche den Pflegedienst betreffende übergeordnete Aufgaben.

5.4.3
Innerbetriebliche Fort- und Weiterbildung

Die Innerbetriebliche Fort- und Weiterbildung als Stabsstelle der Pflegedirektorin, mit drei Mitarbeitern, bietet Weiterbildungslehrgänge für interne und externe Teilnehmer an. Die Weiterbildungslehrgänge umfassen Leitungskurse, Fachweiterbildungslehrgänge und innerbetriebliche Seminare. Jeder Mitarbeiter dokumentiert seine persönliche Weiterbildung in einem Nachweisheft. Zusätzlich dazu werden die Weiterbildungsmaßnahmen in der Personalakte dokumentiert. Die Qualität jeder Fortbildungsmaßnahme wird durch Fragebogen ermittelt und wirkt sich direkt auf die weitere Planung aus. Den weiteren Weiterbildungsbedarf beeinflussen die direkten Vorgesetzten.

In den jeweiligen Innenstadt Kliniken gibt es außerdem zahlreiche Arbeitsgruppen für Qualitätsstandards in der Pflege, Pflegedokumentation und -planung, die durch die Internen Prozeßbegleiterinnen, in Kooperation mit der Innerbetrieblichen Fort- und Weiterbildung, betreut werden.

5.4.4
Interne Prozeßbegleitung/Mentoren/Dokumentationssystem

Alle Innenstadtkliniken verfügen über je eine Interne Prozeßbegleiterin als Stabsstelle der Pflegedirektion, dies gilt auch für die Funktionsbereiche: Kinderintensivstation, Intensivstation und Anästhesie. Die vorrangige Aufgabe der Internen Prozeßbegleiterinnen ist die Umsetzung von sämtlichen Konzepten im Rahmen der Qualitätssicherung, sowie die kontinuierliche Begleitung und Fachberatung der MitarbeiterInnen im Pflege- und Funktionsdienst. Vom Berufsprofil her sind 80% der Internen Prozeßbegleiterinnen Lehrerinnen für Krankenpflege. Zur Ermittlung der Qualität und der Mitarbeiter/Schülerzufriedenheit bei der Einarbeitung, führen die Internen Prozeßbegleiterinnen regelmäßig Fragebogenaktionen und Mentorenanalysen durch. Jede Station (ca. 70 insgesamt) und jeder Funktionsbereich innerhalb des Klinikums Innenstadt, verfügt jeweils über mindestens einen Mentoren/Mentorin, die für die Einarbeitung neuer MitarbeiterInnen und KrankenpflegeschülerInnen zuständig sind.

Im Klinikum Innenstadt wird ein einheitliches Dokumentationssystem verwandt und die Pflegeplanung nach dem Pflegeprozeß durchgeführt, dies beinhaltet auch die Übergabe am Patientenbett und die Pflegevisite, sowie den Einsatz von Stationshandbüchern.

5.4.5
Qualitätsmanagementbeauftragte

Seit 01.10.1996 verfügt der Pflegedienst über zwei Qualitätsmanagementbeauftragte als Stabsstellen der Pflegedirektion, die beide über die Ausbildung zur Qualitätsberaterin und Zusatzausbildung zum TQM-Auditor verfügen. Beide Mitarbeiterinnen sind examinierte Krankenschwestern, bzw. Lehrerin für Krankenpflege. Qualitätsmanagementbeauftragte der obersten Leitung am Klinikum Innenstadt ist die Pflegedirektorin Frau R. Scheibeck.

5.4.6
EDV für Krankenpflege

Die Stabsstelle EDV für Krankenpflege steht der Pflegedirektorin in allen EDV-Fragen beratend und unterstützend zur Seite. Dies beinhaltet insbesondere die Auswahl neuer Software den Pflegedienst betreffend. Die EDV für Krankenpflege ist generell für die Schulung und Betreuung der im Pflegedienst eingesetzten Software zuständig.

Jede Station und nahezu jede Funktionseinheit ist seit dem mit einem PC-Arbeitsplatz ausgestattet. Im April 1996 wurde mit einer flächendeckenden Einführung des Dienstplangestaltungs- und Abrechnungsprogramms (SP-Expert) begonnen. Zum jetzigen Zeitpunkt sind die ca. 1800 Mitarbeiter des Pflege- und Funktionsdienstes erfaßt. Die Bedienung des Programmes erfolgt auf Stationsebene, durch geschulte und qualifizierte Stationsleitungen, auf der Basis eines umfassenden Betreuungskonzeptes. Die technischen Voraussetzungen für die Schnittstellen zur Bezirksfinanzdirektion sind geschaffen, der Freigabeantrag liegt dem Staatsministerium für Unterricht, Wissenschaft, Kultus und Kunst vor.

Seit der Implementierung dieses Programms wurden, aufgrund zahlreicher Anfragen anderer Universitätskliniken, mehrere Präsentationen im Klinikum Innenstadt und extern durchgeführt. Qualitätsmaßnahmen innerhalb des Dienstplangestaltungs- und Abrechnungsprogramms sind Besetzungsstärken (Qualifikation/Funktion), Personaldisposition, Stundenausdruck, Ausfallstatistik und systeminterne Berechnung der Schicht- bzw. Wechselschichtzulagen. Die EDV für Krankenpflege leitet gleichzeitig die Arbeitsgemeinschaft Internet/Intranet im Pflegedienst.

5.4.7
Das Einarbeitungskonzept für Mitarbeiter

Neue Mitarbeiter werden in die Grundsätze der Klinik eingeführt und erhalten die Basisinformation zum Qualitätsmanagement. Für die neuen Mitarbeiter im Klinikum

Innenstadt werden quartalsweise je zwei Einführungstage veranstaltet. Am ersten Einführungstag erfolgt eine Führung durch das Klinikum Innenstadt und anschließend eine ganztägige Informationsveranstaltung. Die persönliche Begrüßung durch die Pflegedirektion steht natürlich am Anfang dieser Veranstaltung, danach erfolgen allgemeine Informationen hinsichtlich Aufbauorganisation, Pflegeleitbild, Qualitätsmanagementbeauftragte, Personalrat und Personalreferat. Die fachlichen Informationen betreffen vor allem die Innerbetriebliche Weiterbildung, Information zum Medizinproduktegesetz, Apotheke, Klinikhygiene und Arbeitssicherheit.

Den zweiten Einführungstag gestalten am Vormittag die Internen Prozeßbegleiterinnen, die den jeweiligen Klinikbereich vorstellen und klinikspezifische Informationen geben.

Anschließend erfolgt die Einführung und Orientierung auf der jeweiligen Station/Abteilung und Zuweisung des Mentors.

5.4.8
Pflegestandards und Pflegerichtlinien

Im Klinikum Innenstadt sind derzeit ca. 120 Pflegestandards/Pflegerichtlinien in Zusammenarbeit mit der Innerbetrieblichen Fort- und Weiterbildung, den Internen Prozeßbegleitern der Kliniken, sowie in Kooperation mit dem ärztlichen Bereich, Hygienefachkräften und den Mitarbeitern in der Pflege erstellt und eingeführt. Die Pflegestandards sind, mittels Unterschrift der Direktion, freigegeben.

6
Projektablauf: Implementierung eines Qualitätsmanagementsystems

Das Qualitätsmanagementsystem ist ein Organisationssystem. Es dient als Fundament für alle im Krankenhaus initiierten Qualitätsmanagement- und Qualitätsverbesserungsmaßnahmen. Ein Qualitätsmanagementsystem nach DIN ISO stellt durch die Elemente „Verantwortung der obersten Leitung", „Interne Audits" und durch die Elemente zum Fehlermanagement einen dynamischen kontinuierlichen Verbesserungsprozeß sicher. Der Projektablauf gliedert sich in folgende Stufen.

6.1
Vorbereitungsphase

Die Abwicklung der einzelnen Projektschritte beinhaltet die Sichtung und Bewertung bereits vorhandener Strukturen, Erstellen eines angemessen Projektplans, sowie die Erstellung des Programms und aller erforderlichen Maßnahmen bis zur Zertifizierung. Information der Leitung und Mitarbeiter.

In einer Informationsveranstaltung mit den Leitungen und Führungskräften werden die Schritte zur Einführung des Qualitätsmanagementsystems bis zur Zertifizierung dargestellt und diskutiert. Chancen und Risiken im Zusammenhang mit einem zertifizierten Qualitätsmanagementsystem vorgestellt und diskutiert. Gemeinsam werden die Kerngedanken der zukünftigen Qualitätspolitik als Konzentrat aus den beiden Leitbildern, erarbeitet.

Bewertung vorhandener Unterlagen
Erstellung einer Liste aller qualitätsrelevanten Dokumente und Unterlagen. Sie werden hinsichtlich ihrer Eignung und Integrationsmöglichkeiten geprüft und bewertet. Über die Bewertung der Unterlagen erfolgt ein Bericht.

Voraudit
Bei der Planung des Audits werden die zu auditierenden Bereiche abgegrenzt und festgelegt, ein Zeitplan erstellt, allgemeine und spezifische Auditfragen formuliert und ein Auditteam benannt. Die Auditfragen können den beteiligten Bereichen zur Verfügung gestellt werden. Die Durchführung des Audits beginnt mit einem Einführungsgespräch bei der Leitung. Danach werden die zu auditierenden Bereiche in Interviews befragt.

Im Mittelpunkt steht die systematische Erhebung des IST-Standes, die qualitätsrelevanten Prozesse werden ermittelt, die Schnittstellen geprüft und strukturelle Schwachstellen aufgedeckt. In einem Abschlußgespräch mit der Leitung werden die Auditfeststellungen zusammengefaßt und mitgeteilt. Im Auditbericht werden die analysierten Ergebnisse dargestellt. Alle Schwachstellen werden konkret benannt und Lösungsvorschläge unterbreitet. Der Auditbericht wird der Leitung und den Führungskräften der Bereiche dargelegt.

Der Auditbericht ist die erste Qualitätsaufzeichnung innerhalb des Qualitätsmanagements des Innenstadtklinikums.

Projektplan
Der Projektplan wird auf der Grundlage des Auditberichts und mit dem Direktorium erstellt (Abb. 2).

Daraus ergeben sich nach Inspektion der Verhältnisse vor Ort folgende Handlungsabläufe:

- Festlegung des weiteren Projektablaufs (Aktivitäten, Reihenfolge, Zeitplan, Schulungsaktivitäten,
- Zusammenstellung eines gemischten Projektteams aus Mitarbeitern und Beratern,
- Erstellen des projektbegleitenden Qualitätsmanagementplans,
- Ausarbeitung und Abstimmung der Handlungsvorschläge und Festlegung der Maßnahmen mit Verantwortlichen, mit Terminen,
- Abstimmung der gewonnen Erkenntnisse, Auswertung, Analyse von Informationen, Abläufen, Strukturen.

6.2
Aufbau des Qualitätsmanagementsystems

Grundsätzlich muß diese Arbeit gemeinsam, unter Einbezug der Berater und Mitarbeiter erfolgen, damit eine Identifikation der Beteiligten mit den Arbeitsergebnissen gegeben ist, und der Erfolg des Projekts nachhaltig gesichert ist.

- **Entscheidungsvorlagen.** Die Entscheidung und Auswahl einer geeigneten Zertifierungsgesellschaft wird analog der gängigen Vorgaben zur Ausschreibung gebracht. Erarbeitung einer geeigneten Dokumentenverwaltung durch moderne Dokumentenmanagementsysteme soll auf der Basis einer DV-gestützten Gesamtlösung realisiert werden. Die Entscheidungen hierfür werden durch das Direktorium getroffen.

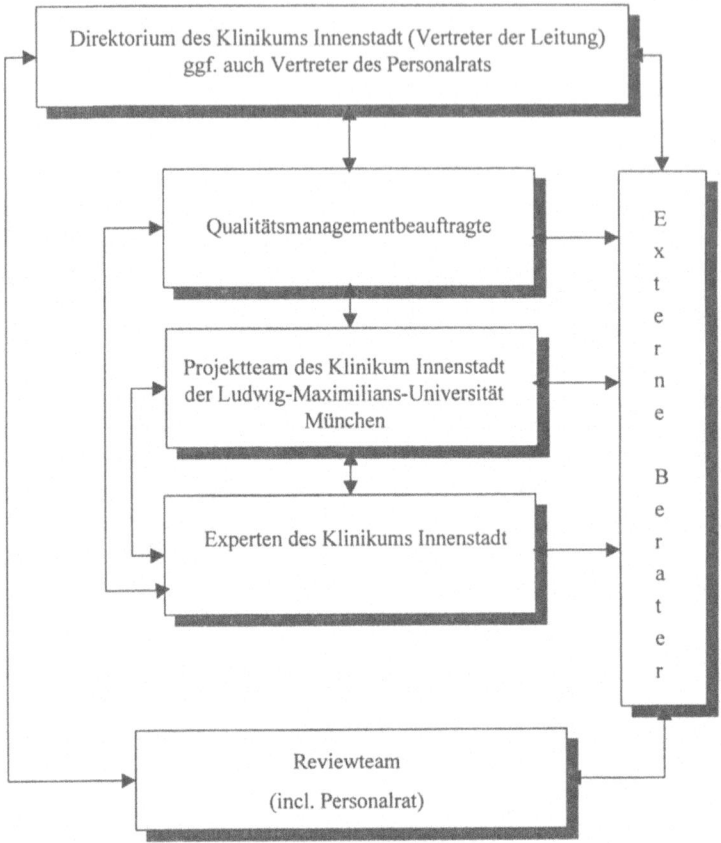

Abb. 2. Projektplan

■ **Dokumentationsstandards.** Die Vorgabe festgelegter Standards für die Form von Verfahrensanweisungen, Arbeitsanweisungen, Prüfanweisungen, Auditberichten, Prüfkontrolle, Checkliste etc., erleichtert die Strukturierung und spätere Pflege des Dokumentationssystems. Die Standards werden in einer Verfahrensanweisung zur Erstellung von Dokumenten und Aufzeichnungsformularen festgeschrieben.

Die Dokumentationsstandards werden in Zusammenarbeit mit dem externen Beratern und dem Direktorium bzw. allen Bereichen des Klinikums abgestimmt Die Freigabe der Standards erfolgt durch das Direktorium.

■ **Definition der Prozesse und Schnittstellen.** Alle qualitätsrelevanten Prozesse werden zusammen mit ihren Schnittstellen ermittelt, aufeinander abgestimmt und strukturiert. Zu allen Prozessen werden Qualitätsmerkmale benannt, mit denen ein Qualitätsvergleich (Soll/Ist) durchgeführt werden kann, wobei die erarbeiteten Abläufe in Verfahrensanweisungen dokumentiert werden.

Es wurden mehrere Workshops durchgeführt, in denen mit den Beteiligten die Abläufe erarbeitet und festgehalten werden. Die Wechselwirkungen und Schnittstellen wurden benannt und festgeschrieben.
Die Qualitätsmanagement relevante Organisation umfaßt:

- Regelung der Kompetenzen, um Präventivmaßnahmen gegen mögliche Fehler zu veranlassen, Fehler festzustellen und aufzuzeichnen, Lösungen zu erarbeiten und umzusetzen und die Ergebnisse zu verifizieren
- Benennung von Qualitätsbeauftragten, die als Prozeßeigentümer verantwortlich sind
- Regelungen der Verantwortung für das Management-Review

■ **Berichtswesen.** Erstellung eines Konzeptes zur Verdichtung der Daten, Zusammenführung der Informationen, Erstellung von Berichtszyklen, mit Benennung der Zielpersonen. Das Berichtswesen wird durch die Leitung bzw. das Direktorium bekanntgegeben. Alle Informationsquellen, die qualitätsrelevant sind, werden ermittelt bzw. neu eingeführt.

■ **Dokumentationssystem und Qualitätsmanagementhandbuch.** Es wird ein Qualitätsmanagementhandbuch für das gesamte Klinikum Innenstadt erstellt. Auf Besonderheiten der einzelnen Kliniken und Institute wird in Unterpunkten gesondert eingegangen. Das Qualitätsmanagementsystem wird als Ganzes beschrieben.

Das Qualitätsmanagementhandbuch wird so abstrakt und knapp wie möglich gehalten. Die Ausformulierung der Verfahrens-, Arbeits- und Prüfanweisungen und Checklisten wird durch das Klinikum durchgeführt. Die erstellten Dokumente werden hinsichtlich fehlender Verfahrensbeschreibungen und unberücksichtigter Einzelpunkte ergänzt.

Die Begleitung des Dokumentationsprozesses erfolgt durch externe Berater, welche die Zwischenergebnisse prüfen, sowie Anregungen und Verbesserungsvorschläge geben. Die Umsetzung der Änderungen veranlaßt der Qualitätsmanagementbeauftragte der Bereiche.

Gleichzeitig werden interdisziplinäre Qualiätsteams pro Einrichtung gebildet, die Ansprechpartner, Koordinatoren und Know-How-Verteiler in der jeweiligen Einrichtung sein sollen. Für die Mitglieder dieses Teams werden intensive Schulungen und Trainingsveranstaltungen angeboten.

Die Freigabe des Handbuches erfolgt wiederum durch das Direktorium. Das freigegebene Qualitätsmanagementhandbuch wird dem Auditor der Zertifizierungsgesellschaft zur Einsicht und Bewertung zur Verfügung gestellt.

Ergebnis nach Abschluß des Stufenplan 2: Dokumentiertes Qualitätsmanagementsystem

6.3
Coaching und Schulung

Ein gelebtes Qualitätsmanagement ist die Voraussetzung, um sich den Anforderungen an Kundenorientierung, kontinuierlicher Verbesserung, Fehlervermeidung, Mitarbeiterorientierung und Wirtschaftlichkeit zu stellen. Es ist ein wichtiges Instrument zur Umsetzung unserer Vision.

In Schulungen wird aufgezeigt und diskutiert, wie Mitarbeiterpotentiale besser genutzt werden können. Die Information und Schulung aller Mitarbeiter erfolgt durch externe Berater.

- **Individuelle Trainingsprogramme.** Veränderungsprozesse werden immer unter Berücksichtigung unserer Zielsetzung, überwiegend aus den Reihen der Mitarbeiter aller Bereiche angestoßen. Parallel zum Aufbau des Qualitätsmanagmentsystems ist daher die Einrichtung von sogenannten Verbesserungsteams, speziell geschult, notwendig.

Die Devise heißt: „Aus Ausführenden, engagierte verantwortungsvolle Beteiligte machen." Die Strategie des Trainings ist der „bottom-up" Ansatz, der die Leitung entlastet; Probleme werden von den betroffenen Mitarbeitern nicht nur definiert, sondern methodisch so weit bearbeitet, daß sie praktikabel sind. Die Teilnehmer werden nach Abschluß des Trainings als Multiplikatoren eingesetzt, die Problemlösungsteams für die jeweiligen Bereiche etablieren. Eine straffe Koordination dieser Teams wird durch eine Steuergruppe sichergestellt.

- **Pflege und Nutzung des Qualitätsmanagementsystems.** In einem Workshop mit den Verantwortlichen und dem evaluierenden Institut, zusammen mit dem Innerbetrieblichen Fort- und Weiterbildungsinstitut werden die Kerninhalte und Pflege des Qualitätsmanagementsystems verdeutlicht.

- **Individueller Auditfragenkatalog.** Mit diesem Instrument prüfen wir die Wirksamkeit des Qualitätsmanagementsystems.

Das Qualiätsmanagementsystem, sowie die Erreichung der Qualitätsziele wird durch interne Audits bewertet. Um das Audit vollständig zu unterstützen werden zu allen Qualitätsmanagement – Normelementen, Auditfragen zusammen gestellt. Das evaluierende Institut erstellt auf der Grundlage des dokumentierten Qualitätsmanagementsystems einen individuellen Auditfragenkatalog.

7
Zusammenfassung

Auf der Basis dieses Organisationssystems wird eine Fundament für ein umfassendes Qualitätsmanagement gelegt, im Sinne einer kontinuierlichen und systematischen Sicherung und Verbesserung der Qualität in allen Klinikbereichen.

Die Umsetzung dieser modernen Qualitätsmanagement-Methode im Krankenhaus, setzt neben der fachlichen Qualifikation der Mitarbeiter, die Anwendung von Prozeßmanagement und Qualitätsverbesserungsmaßnahmen voraus.

Das Projekt zielt darauf ab, alle Mitwirkenden mit den Verfahren und organisatorischen Maßnahmen, zur wirksamen Einführung und Anwendung eines Qualitätsmanagementsytems in allen Innenstadtkliniken, vertraut zu machen.

Von entscheidender Bedeutung ist, daß Vertreter aller Berufs- und Fachgruppen, die an der Patientenversorgung Anteil haben, frühzeitig in das Projekt mit eingebunden werden. Alle geplanten Seminare innerhalb des Projektes, vermitteln eine Wissensbasis für die Wahrnehmung der Aufgaben der jeweiligen Qualitätsbeauftragten, Ansprechpartner, Berufsgruppen und die einzelnen Mitarbeiter der entsprechenden Kliniken.

Ziel des Gesamtprojekts ist die erfolgreiche Einführung und Anwendung eines wirksamen Qualitätsmanagementsystems und die Zertifizierung nach DIN EN ISO 9001 aller Innenstadtkliniken und Validierung der Wirksamkeit des Managementsystems, gemeinsam mit den Qualitätsbeauftragten, den Mitarbeitern und Führungskräften vorzubereiten, die notwendigen organisatorischen Veränderungen sachkundig und angemessen zu begleiten und das integrierte Managementsystem zukunftsfähig auszubauen.

Der begonnene Weg soll unter Verstärkung der positiven Erfahrungen und Vermeidung erkannter Probleme weitergeführt werden. Gleichzeitig soll das Gesamtprojekt auf das Umweltmanagement ausgedehnt und eine Auditierung des Klinikums Innenstadt nach der Öko-Audit-Verordnung erreicht werden.

Eine weitere Zielsetzung ist die ganzheitliche und langfristige Standortsicherung des Klinikums Innenstadt, um die Effizienz der angebotenen Leistungen in allen medizinischen und pflegerischen Bereichen qualitativ zu stabilisieren und zu steigern.

Die Betreuung und beratende Unterstützung des integrierten Managementsystems erfolgt durch externe Berater.

Aus den obigen Zielen leiten sich folgende Aufgaben für das Qualitätsmanagementsystem im Klinikum Innenstadt ab:

- Benennung eines Qualitätsbeauftragten pro Klinik/Institut,
- Festlegung einer „Lenkungsgruppe" für das gesamte Klinikum,
- Analyse des Ist-Zustandes, Benennung aufgedeckter Schwachstellen und Erstellung eines Programmes zur kontinuierlichen Verbesserung, des weiteren Entwicklung von daraus abgeleiteten Zielen für die einzelnen Kliniken,
- Erarbeitung und Formulierung der Gesamtqualitätspolitik für das Klinikum Innenstadt, zusammen mit dem Direktorium, Klinikleitungen, sowie den Qualitätsmanagementbeauftragten,
- Erarbeiten, Erstellen und Dokumentieren der Verfahrensanleitungen/Arbeits- und Prüfanweisungen mit Wiedervorlage und Fertigstellung,
- Zusammenstellung der Unterlagen zu einem Qualitätsmanagement-Handbuch,
- Abstimmen und Integrieren von Qualitäts- und Umwelthandbuch,
- Coaching und Schulung der Mitarbeiter und der Verantwortlichen,
- Vorbereitung und Durchführung von Qualitätsaudits,
- Management-Review und Qualitätsentwicklungsplan.

Das Klinikum Innenstadt erbringt nicht nur durch die bereits erfolgte Zertifizierung, sondern auch im Bereich der Innerbetrieblichen Fort- und Weiterbildung als auch durch externe Schulungen seit Beginn des Jahres 1996, zahlreiche Eigenleistungen. Dazu gehören genauso die Schaffung von Stabsstellen in der Direktion, sowie zwei Qualitätsmanagementbeauftragte mit Zusatzausbildung zum Auditor.

Nachfolgend sind die Eigenleistung noch einmal detailliert aufgelistet:

- 2 Qualitätsmanagementbeauftragte, Vergütung BAT Kr. VII, 100% Freistellung;
- Interne ProzeßbegleiterInnen (9 Mitarbeiterinnen), BAT Kr. VI, 75% Freistellung;
- Stabsstellen der Pflegedirektion (2 Mitarbeiterinnen), BAT Kr. IX, 30% Freistellung;
- Seit Oktober 1996 sind zwei Qualitätsmanagementbeauftragte in Vollzeitbeschäftigung im Klinikum tätig.

Die Innerbetriebliche Fort- und Weiterbildung bietet seit Anfang 1996 für alle Mitarbeiter im Pflegedienst „Qualitätsmanagementseminare für den Pflegedienst", 12tägig an. Außerdem, ein 3 Tagesseminar zum Thema „Kundenorientierung und Qualitätsmanagement", an dem alle Berufsgruppen der jeweiligen Klinik teilnehmen können. Ein eintägiges Seminar für das Pflegepersonal mit dem Thema „Einführung in die Qualitätssicherung", rundet das Angebot ab.

Die Internen Prozeßbegleiterinnen aller Kliniken und Funktionsbereiche dienen als Vermittler/Koordinator und Kooperationsstelle für die Qualitätsmanagementbeauftragten und die Mitarbeiter.

Die Pflegedienstleitungen der Innenstadtkliniken, die Stabsstellen, Internen Prozeßbegleiterinnen und die Mitarbeiter der Innerbetrieblichen Fort- und Weiterbildung, wurden im September in einem eintägigen „Qualitätsmanagementseminar" geschult.

Die Stabsstellen in der Pflegedirektion waren in der Zertifizierungsphase, dem Abschluß des Qualitätsmanagementhandbuches, in der Öffentlichkeitsarbeit und Presse, im Auftrag der obersten Leitung, voll in das Projekt integriert. Eine Freistellung im üblichen Sinne erfolgte nicht, da diese Stellen in der Zielsetzung für die ständige Abwicklung übergeordneter Aufgaben geschaffen wurden. In erster Linie erfolgte die Zusammenarbeit mit den externen Beratern und den Qualitätsbeauftragten.

Die Weiterentwicklung nach der Förderphase soll folgendermaßen sein:

- Nach der Implementierung des Qualitätsmanagementsystems mit einer erfolgreichen Zertifizierung, ist das Klinikum Innenstadt künftig einem kontinuierlichem Verbesserungsprozeß, mit sogenanntem Benchmarking unterzogen.
- Hierbei stehen vor allem die Begriffe Erhaltung und kontinuierlicher Verbesserungsprozeß im Vordergrund, wobei die Aufrechterhaltung auf bestehende technologische, arbeits- und ablauffähige Standards abzielen. Zur kontinuierlichen Verbesserung führen alle Aktivitäten, die der Optimierung dieser bestehenden Standards dienen.
- Das Direktorium gibt Richtlinien zur Einhaltung der Standards vor, die Kontrolle erfolgt über das Management bzw. Qualitätskontrollen/Qualitätskontrollzirkel. Die Regeln sind für alle Mitarbeiter des Betriebes verbindlich.
- Eine Verbesserung auf allen Ebenen des Klinikums Innenstadt wird als Unternehmensziel proklamiert und durch das Direktorium gefördert, und beinhaltet ein konkretes Vorschlagswesen, an dem alle Beschäftigen des Klinikums mitwirken. Dies könnte auch die Einführung eines betriebsinternen Belobigungswesens und Zukunftswerkstätten beinhalten.
- Die Umsetzung der aufgestellten Prinzipien führt zur kontinuierlichen Anhebung der Standards, auf ein ständig höheres Niveau im Sinne des TQM (Total Quality Management), mit Null-Fehler-Ansatz.
- Dies bedeutet ein Umdenken, weg von der bisherigen Ergebnisorientierung mit hohen nicht rückverfolgbarem Kostenaufwand, hin zu einem prozeßorientierten Denken mit Ist-Analysen/Kontrollen, Systemverbesserung, Rückverfolgbarkeit/Vergleichbarkeit, Ressourcenausschöpfung und Kosten-Nutzen-Vergleich.
- Alle Verbesserungen und Kosteneinsparungen innerhalb eines Prozesses werden schriftlich dokumentiert und fließen in das statistische Berichtswesen/Controlling

ein, leiten diese Ergebnisse dem Direktorium zu, das wiederum die Ergebnisse bewertet und alle Beschäftigten, in adäquaten Zeiträumen, über die Fortschrittsergebnisse informiert. Dies bedeutet für das Klinikum Innenstadt als Verbund, eine Steigerung der inneren Öffnung, mehr Transparenz.

- Die Transparenz des Klinikums Innenstadt nach außen und Wissenstransfer, erfolgt über Instrumente wie Presse, Öffentlichkeitsarbeit, Publikationen, Hospitationen, Kongresse, Symposien. Die bundesweite qualitative Vergleichbarkeit schließt sich dieser Aufzählung an.

8
Perspektiven

Das eingeführte Qualitätsmanagementsystem kann und wird durch das Klinikum Innenstadt selbständig weitergeführt. Dies führt zu Kosteneinsparungen und dient zur Standortsicherung im wirtschaftlichen Bereich.

Die erfolgreiche Umsetzung des Qualitätsmanagementsystems wird sich aber vor allem primär in der Qualität der Behandlungsergebnisse, der Kundenzufriedenheit und Kundensicherung, als auch der Mitarbeiterzufriedenheit abbilden.

Durch ein gelebtes Qualitätsmanagement als modernes Führungsinstrument, erfahren alle Beschäftigen und Patienten moralische Stärkung und Sicherheit in einer Atmosphäre, die auch wichtige subjektive Qualitätsansprüche berücksichtigt und sicherstellt.

Für die Vertragspartner, die Kassen und niedergelassenen Ärzte stellt dies einen wettbewerbsfähigen und vor allem attraktiven Garanten als Universitätsklinik dar.

Mit der Implementierung eines Qualitätsmanagementsystems und erfolgreicher Zertifizierung aller Kliniken, wäre das Klinikum Innenstadt, das hierfür beste Voraussetzungen hat, eine Universitätsklinik im Zentrum Münchens, mit Modellcharakter, auf dem Weg zur Jahrtausendwende.

Um innerhalb der derzeitigen Gesetzeslage aktiv zu agieren und das Kernstück des Leitbildes, unsere Vision Wirklichkeit werden zu lassen, sahen wir als Mittel der Wahl aus den Leitbildern Zielformulierungen für die 8 Handlungsfelder abzuleiten und umzusetzen. Als Methode zur Sicherung und Realisation wurden wie eingangs beschrieben, die Workshops, Arbeitsplatzbeschreibungen mit individueller integrierter Zielvereinbarung, die Entwicklung von Jahreszielen und die Implementierung eines Qualitätsmanagementsystems gewählt und umgesetzt.

Eine Herausforderung mit der wir, quasi mittels eines Veränderungsmanagements, nämlich das Praktizieren von Qualitätssicherung- und steigerung, das Leitbild umsetzen. Qualitätsmanagement ist ein Mittel, das leitende Bild mit Leben zu erfüllen. Es ist ein Weg und der Weg ist das Ziel. Der kontinuierliche Verbesserungsprozeß und die regelmäßige Reflektion unseres Bildes, das uns leitet, hält unseren Betrieb dynamisch und flexibel, da wir auf Veränderungen reagieren können. Wir lernen von uns und den Mitarbeitern und von dem komplexen System Krankenhaus dazu und gestalten so unsere Zukunft aktiv mit.

Literatur

Bläsing, P. Jürgen und Friderich, Gerald (Hrsg.): Impulse für Qualität und Menschlichkeit. Qualitätsmanagement im Gesundheits- und Sozialbereich, Ulm 1997

Hansen, Wolfgang: Qualität sichern oder managen – ist der Weg das Ziel? Schriftenreihe der Ernst-Abbe-Stiftung Jena – Heft 13, 1. Auflage, Jena, 1996

Krankenhausplan des Freistaates Bayern. Stand: 01.01.1997 (22. Fortschreibung). Bayrisches Staatsministerium für Arbeit und Sozialordnung, Familie, Frauen und Gesundheit, Wolnzach

Nagorny, Heinz-Otto und Plocek, Michael (Hrsg.): Praxishandbuch Qualitätsmanagement im Krankenhaus, Kulmbach, 1997

Schubert, Hans-Joachim und Zink, J. Klaus (Hrsg.): Qualitätsmanagement in sozialen Dienstleistungsunternehmen, Berlin 1997

Trill, Roland: Krankenhaus-Management, Aktionsfelder und Erfolgspotentiale, Neuwied, Kriftel, Berlin, 1996

Viethen, Gregor und Maier, Irene: Qualität rechnet sich, Erfahrungen zum Qualitätsmanagement im Krankenhaus, Stuttgart, 1996

Wirtschaftlichkeit als operative Größe von Qualitätsmanagementstrategien

Direkte und indirekte Auswirkungen auf Wirtschaftlichkeit und Qualität im Krankenhaus

S. Terkatz, F. von Kries

Inhaltsverzeichnis

1	Die Lage der Krankenhäuser	*97*
2	Auswirkungen auf den Alltag im Krankenhaus	*99*
3	Kritischer Dialog zwischen Kaufmann und Mediziner	*100*
4	Einstieg in ein Qualitätsmanagementsystem (QMS)	*101*
5	DIN EN ISO 9001	*102*
5.1	Qualitätsmanagement aus medizinischer Sicht	*102*
5.2	Qualitätsmanagement aus wirtschaftlicher Sicht	*103*
6	Rationalisierung statt Rationierung	*107*
7	Kontinuierliche Verbesserung	*109*
7.1	Beispiel: Eigenblutspende	*111*
7.2	Beispiel: Aufnahmetag in einer operativen Abteilung	*114*
8	Kennzahlen	*116*
9	Diskussion	*117*
	Literatur	*119*

1
Die Lage der Krankenhäuser

Über viereinhalb Millionen Arbeitslose belasten die soziale Gemeinschaft, verursachen eine Krise des Sozialsystemes in Deutschland. Ausgelöst durch die Diskussion über den Wirtschaftsstandort Deutschland ist die Gesellschaft, repräsentiert durch das Parlament, nicht mehr bereit, steigende Ausgaben für das Gesundheitswesen zu akzeptieren. Dies betrifft auch die Beiträge für die gesetzlichen Krankenversicherungen, die als Teil der Lohnnebenkosten vor 1993 regelmäßig zur Verteuerung der Arbeit

---

Vortrag anläßlich des 3. Lübecker Symposiums „Qualitätsmanagement im Gesundheitswesen", Lübeck 04.–06.12.1997.

in Deutschland beigetragen haben. Daher sind seit Verabschiedung des 1. und 2. NOG auch die gesetzlichen Krankenkassen wie alle anderen Partner im Gesundheitswesen gehalten, wirtschaftlich zu arbeiten. Für die Krankenhäuser sind, ausgelöst durch das Gesundheitsstrukturgesetz (GSG) seit 1993 die Zeiten vorbei, in denen steigende Budgets der übliche Weg war, steigende Kosten zu kompensieren. Statt dessen stehen wir als Leistungsanbieter für die stationäre Versorgung vor der Frage, wie mit begrenzten Budgets qualitativ hochwertiger immer mehr Leistung erbracht werden kann, wie wir effektiver werden können.

Wirtschaftlichkeit heißt für jedes Krankenhaus, daß es sich selbst tragen und aus sich heraus Veränderungen in Zukunft gewachsen sein muß. Dauerhafte finanzielle Unterstützung zur Sicherung der Existenz einzelner Krankenhäuser wird sich kein privater oder kirchlicher Träger auf Dauer leisten können. Sanierungsmaßnahmen und Strukturveränderungen müssen konsequent und schnell durchgeführt werden, um nicht Arbeitsplätze zu gefährden. Aber auch die Krankenhäuser der Kommunen und die Universitätskliniken werden angesichts der finanziellen Misere, der hohen Staatsverschuldung und der rasch zunehmenden sozialen Probleme in Deutschland die Wirtschaftlichkeit als die wesentliche operative Größe der nächsten Jahre akzeptieren müssen.

Wie ist nun die Wirtschaftlichkeit als operative Größe für Qualitätsmanagementstrategien zu sehen:

Für den Bereich der Krankenhäuser innerhalb des Gesundheits- und Sozialwesens in Deutschland stellt sich die Situation wie folgt dar.

- Gedeckelte Budgets 1992 bis 1996: Das Gesundheitsstrukturgesetz (GSG 1993) verfügte für die Jahre 1993 bis 1995, daß jedes Krankenhaus in diesen Jahren von den Kostenträger ein „gedeckeltes" Budget erhielt, welches sich am Budget 1992 orientierte. Dieses Budget 1992 wurde weder auf seine Berechtigung überprüft noch an die Leistungsfähigkeit der Klinik angepaßt. Das heißt, Kliniken mit einem „üppigen" Budget konnten in den Folgejahren ohne dramatische Einschnitte hiervon zehren, wirtschaftlich oder sparsam geführte Kliniken gerieten so unter erheblichen Rationalisierungsdruck. Statt der erhofften Freigabe der Budgets wurde 1996 durch das Stabilisierungsgesetz der Druck noch verschärft, da die bis dahin möglichen „Löcher" im Deckel des GSG verschlossen wurden.
- Sinkende Budgets 1997 bis 1998: Das Beitragsentlastungsgesetz, gültig ab 1.1. 1997 sieht vor, daß die Budgets der Krankenhäuser für die Jahre 1997 bis 1999 a priori um 1% pro Jahr sinken. Vergleichsgröße ist hier das Budget 1996. Diese Senkung soll den Druck auf die Krankenhäuser erhöhen, die sog. „Fehlbelegung" abzubauen. Damit sind Patienten gemeint, die nach Meinung der Kostenträger und der Politiker nicht stationär, sondern teilstationär oder ambulant oder gar auf Kosten der Pflegeversicherung behandelt werden sollten.
- Kontinuierlicher Bettenabbau: War der Abbau von nicht belegten Betten schon seit Jahren das politische Steckenpferd der Gesundheitspolitiker der Länder, um staatliche Fördergelder zu sparen, interessiert die Kostenträger der Abbau belegter Betten. Vergleiche mit den Niederlanden und den USA zeigen, daß das Ansinnen der Kostenträger seine Vorbilder hat. Daher wird die Zahl der Krankenhausbetten mit sinkender Verweildauer und dem Ausbau der ambulanten Versorgung auch bei uns weiter abnehmen.

- Steigende Personalkosten: Ohne die Tariferhöhungen aus den Tarifverhandlungen erhöhen sich die Bruttopersonalkosten aufgrund der vereinbarten „automatischen" Lohnanpassungen innerhalb der Tarifverträge BAT und AVR um etwa zwei Prozent pro Jahr. Bei einem etwa 70% Anteil der Personalkosten an den Gesamtkosten eines Krankenhauses bedeutet dies, daß jede politisch verordnete Kostendämpfung Auswirkungen auf die Personalplanung, aber auch auf die Betreuung der Patienten in den Krankenhäusern hat.
- Zunehmender Instandhaltungsbedarf: Bröckelnde Fassaden, undichte Dächer und Fenster sowie Energieverluste aufgrund fehlender Isolierungen sind die Folge des mangelhaften Verantwortungsbewußtseins der Landesregierungen – mit einer goldenen Ausnahme: Bayern. Das „Notopfer" der Versicherten von DM 20.00 in den restlichen Bundesländern ist lediglich ein Tropfen auf den heißen Stein. Vielleicht war es auch nur als Signal gedacht, die Gesundheitspolitiker der Länder aufzurütteln, dem Beispiel Bayern zu folgen. Betrag und Volumen sind jedenfalls wirklichkeitsfremd: Bei einer Fachtagung der Zeitschrift „f&w" im Dezember in Kassel wurde der Instandhaltungsbedarf der dort vertretenden Krankenhäuser auf 23 DM pro Patient und Tag beziffert (Meurer 1998).
- Wettbewerb: Neben der eindeutigen Priorität, die Kosten für das Gesundheitswesen in Deutschland in den Griff zu bekommen, hat die Politik der Bundesregierung einen weiteren Effekt erzielt: Der Wettbewerb unter den Krankenhäusern hat begonnen. Noch zielt dieser Wettbewerb mehr in Richtung der Landesregierungen und der Kostenträger; schon haben aber viele Krankenhäuser bemerkt, daß eigentlich der Patient derjenige ist, der diesen Wettbewerb mittel- und langfristig entscheiden wird.

2
Auswirkungen auf den Alltag im Krankenhaus

Politisches Mandat war und ist die Herstellung der Wirtschaftlichkeit deutsche Krankenhäuser mit elementaren Auswirkungen auf den Alltag im Krankenhaus. Auffallend sind vor allem die Veränderungen in den Betriebsleitungen seit Erlaß des Gesundheitsstrukturgesetzes 1993. Der Einfluß der Betriebswirte nahm zu, der der Ärzte und Pflegekräfte sank. Dies führte in nicht wenigen Krankenhäusern zur Polarisierung zwischen Ärzte-/Schwesternschaft auf der einen und der Verwaltung auf der anderen Seite. Propagierten erstere im Interesse der Patienten und der Qualität auf kostenträchtigen Investitionen insbesondere in der Medizintechnik bestehen zu müssen, argumentierte letzterer mit der Wirtschaftlichkeit und den begrenzten Mitteln. Kosten sparen und das Einhalten von medizinischen Qualitätskriterien schienen unvereinbar zu sein.

In vielen Krankenhäusern, in denen nicht der Kampf um Macht und Einfluß die Sitzungen der Betriebsleitungen beherrscht, ist man sich schnell der Not bewußt geworden, trotz gleichbleibender oder sogar geringerer Budgets die bisherigen Qualitätsansprüche aufrecht halten zu können. Qualitätssicherung tut not, zumal das Gesundheitsstrukturgesetz von 1993 diese als Gegengewicht zu drohenden Rationierungen im Gesundheitswesen zwingend vorgeschrieben hatte. Dabei wurde eines sehr schnell klar: Qualitätssicherung konnte nur der erste Schritt sein. Will man in der Konkurrenz zu anderen Krankenhäusern überleben, ist auch hier der Weg vorgezeichnet, den die deutsche Wirtschaft seit Jahren bereits vorlebt: Kontinuierliche Verbesserung der eigenen Qualität. Bei einem so komplexen System wie einem Krankenhaus mit vielen Interaktionen, unterschiedlichen Hierarchien und Vorgesetztenverhältnissen, die je nach Situation wechseln, muß diese Qualitätsverbesserung alle Bereiche betreffen. Und der Blickwinkel, unter dem der Begriff „Qualität" definiert wird, verändert sich grundsätzlich: Die Sicht des Patienten zählt!

3
Kritischer Dialog zwischen Kaufmann und Mediziner

Trennen sich hier die Wege des Kaufmannes und des Mediziners? Der eine ist auf der Suche nach dem effektivsten Kostenmanagement, der andere auf der Suche nach einem patientenorientierten Qualitätsmanagement. „Qualität kostet", lautet das Argument, das sich beide aus ihrem jeweiligen Interesse vorhalten können.

Aus Sicht des Mediziners ist das Achten auf seine Behandlungsergebnisse eine Selbstverständlichkeit. Seit Jahrhunderten lernt der Arzt aus seinen Erfahrungen. Ein systematisches Vorgehen bei der Auswertung dieser Erfahrungen nach den Gesetzen der Statistik ist seit Jahrzehnten üblich. Doch der Alltag in der Klinik kennt seine eigenen Gesetzmäßigkeiten. Großes Engagement bei organisatorischen Unzulänglichkeiten ersetzt oftmals ein systematisches Vorgehen. Es fehlt an geeigneten Instrumenten, um den hohen Standard der medizinischen Leistungen durch eine effektiv funktionierende Organisation zu unterstützen. Wartezeiten und Motivationsverluste auf seiten der Patienten wie der Mitarbeiter sind die Folge. Mögliche Qualitätsmanagementstrategien wird der Mediziner mit der Frage konfrontieren: Lohnt sich das? Spare ich Zeit und Nerven, wird der Aufenthalt für meine Patienten angenehmer, werden die Abläufe professioneller?

Der Kaufmann sieht die Kosten, die mit der Installation eines QMS verbunden sind. Aufgrund des vorgegebenen Budgets kann er nur ein „target costing" betreiben, d. h. er fragt nicht, ist die Leistung diesen Preis wert, sondern er muß fragen, wie ist diese Leistung zu dem geplanten Preis zu erbringen. Außerdem muß er gezielt nachfragen, ob, wann und wie das Geld zurückfließt, welches für ein QMS investiert wird. Die Wirtschaftlichkeit ist für ihn eine feste operative Größe bei der Beurteilung, ob ein Qualitätsmanagement Sinn macht. Er wird demnach auf direkte und indirekten Auswirkungen auf sein Betriebsergebnis achten. Seine Frage lautet: Rechnet sich das?

Nicht ausreichende Behandlungsergebnisse, „Kunstfehler", Zeitverlust und Beeinträchtigung der Zufriedenheit der Patienten sind Auswirkung organisatorischer Unzulänglichkeiten im Krankenhaus. Dies hat immer auch Auswirkungen auf die Wirtschaftlichkeit. Es ist daher naheliegend, Wirtschaftlichkeit als operative Größe von Qualitätsstrategien einzusetzen. Könnte durch ein Qualitätsmanagementsystem die Wirtschaftlichkeit verbessert werden, wären Zeit und Geld gewonnen. Beide Güter werden zumindest in den Krankenhäusern dringend benötigt, die bereits wirtschaftlich arbeitend in den gesetzlich verordneten Deckel geraten sind. Darüber hinaus werden beide Güter benötigt, um in einer weiteren Entwicklung heute vorhandene Qualitätsmanagementsysteme im Krankenhaus transparent für den Patienten die eigenen Untersuchungs- und Behandlungsergebnisse anhand von international anerkannten Prüfmethoden zu erfassen und mit vergleichbaren Abteilungen oder Kliniken zu vergleichen.

In den folgenden Abschnitten dieses Beitrages werden aus Sicht des Kaufmannes und des Mediziners Erfahrungen aus Sicht der Geschäftsleitung eines Krankenhausträgers geschildert, wo Wirtschaftlichkeit als operative Größe Auswirkungen auf das QMS und das QMS Auswirkungen auf die Wirtschaftlichkeit zeigt.

4
Einstieg in ein Qualitätsmanagementsystem (QMS)

Der Beginn der Diskussion über die Einführung eines QMS an einer Klinik läuft oft ähnlich ab. Die Bedingungen sind hierfür ideal: In Deutschland provozieren Änderungen Widerspruch, schneller Erfolg weckt Gefühle wie Neid und Mißgunst. Auf das einzelne Individuum bezogen werden die mit der Änderung der eigenen Situation verbundenen Ängste höher eingestuft als die damit verbundenen Chancen. Auf ein Krankenhaus projiziert sieht der verantwortliche Kaufmann hauptsächlich die Kosten. Mediziner und Pflegekräfte fragen: Wieso ist so etwas bei uns nötig? Ist man mit unserer Arbeit unzufrieden?

So läßt sich zumindest die Situation des Kaufmannes und des Mediziners in unserem Unternehmen im Jahre 1995 beschreiben. Welten lagen zwischen ihnen. Fühlte der eine sich der Wirtschaftlichkeit verpflichtet, versuchte der andere die Qualität seiner Arbeit zu retten (Abb. 1).

Eine klare „Top – Down" Strategie war nötig, um den Einstieg in Qualitätsmanagementstrategien im Krankenhaus zu finden. Es begann auf höchster Führungsebene ein kritischer Dialog zwischen Arzt und Controller über Zusammenhänge und Widersprüche eines effektiven Kostenmanagementes und eines verantwortungsbewußten Qualitätsmanagementes. Politisch vorgegeben waren sowohl Wirtschaftlichkeit und Qualitätssicherung, politisch erzwungen wurde lediglich die Wirtschaftlichkeit, Einbußen in der Qualität werden hingenommen bzw. die Schuld dafür bei den Anderen gesucht.

Das erste Ergebnis dieses Dialoges war schnell gefunden: Wirtschaftlichkeit als operative Größe ist für die Führung einer Klinik unverzichtbar. Die weitere Diskussion drehte sich dann um die Frage: Taugt sie auch als operative Größe für Qualitätsmanagementstrategien?

Bereichert durch Erfahrungen aus amerikanischen Krankenhäusern und die Erfahrungen aus den eigenen Kliniken lautet heute der gemeinsame Standpunkt:

Abb. 1. Spannungsfeld zwischen Kaufmann und Mediziner zu Beginn der Diskussion um Wirtschaftlichkeit und Qualität im Deutsch-Ordens Hospitalwerk 1995

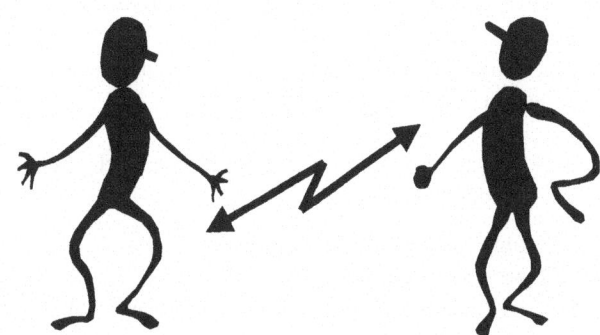

Ein effektives Kostenmanagement und ein vernünftiges Qualitätsmanagement treffen sich in der Mitte und sind jeweils unverzichtbar.

5
DIN EN ISO 9001

5.1
Qualitätsmanagement aus medizinischer Sicht:

Im Jahr 1995 war man von diesem Standpunkt noch weit entfernt. Qualitätssicherung war zwar gesetzlich vorgeschrieben. Doch der Streit schwelte vor sich hin, was man unter Qualität im Krankenhaus versteht und wie man sie messen will. Umstritten war insbesondere, ob man auf bekannte Strategien aus dem Dienstleistungsbereich der Industrie, die Normenreihe DIN EN ISO 9001 zurückgreifen sollte oder ob nicht eine eigene, deutsche Variante für die Krankenhäuser entwickelt werden sollte, die heute fast schon vergessenen Zertifikate A und B.

Die verantwortlichen Politiker und Funktionäre des deutschen Gesundheitswesens streiten sich zwar immer noch über das richtige Vorgehen. Doch sind durch das energische Handeln einiger weniger Krankenhausträger bereits im Jahre 1995 die Konturen deutlicher geworden, wie ein QMS im Krankenhaus aussehen könnte. Handeln statt warten. Die Norm DIN EN ISO 9001 ergänzt um erklärende Leitfäden lag als Instrument für das Einrichten eines QMS in Dienstleistungsbetrieben der Industrie vor. Sie bot sich als erprobtes Instrumentarium an, um systematisch und strukturiert in einem Dienstleistungsunternehmen wie es auch ein Krankenhaus darstellt, ein Qualitätsmanagement aufzubauen.

Dienstleistungsunternehmen? – 1995 konnte der Paradigmawechsel kaum krasser sein. Der Patient ein „Kunde"- so mancher Arzt und so manche Schwester haben die ersten Veranstaltungen über die neue Sicht der Arbeit im Krankenhaus erbost verlassen. Außerdem konnte keiner sagen, welche Auswirkungen mit dem Einführen eines QMS verbunden waren, das von Ingenieuren in erster Linie für Industriebetriebe geschrieben worden war. Der erste Kontakt mit der Norm waren erschreckend: Lähmende Bürokratie statt Verbesserung der Abläufe schien zu drohen.

Heute können wir berichten, daß das Anwenden der DIN EN ISO 9001 auf das Krankenhaus aus medizinischer Sicht:

- ein geeignetes Instrument für den strukturierten Aufbau eines QMS darstellt;
- einen Einstieg in die kontinuierliche Verbesserung der täglichen Abläufe ermöglicht;
- eine deutliche Steigerung der Motivation und des Verantwortungsgefühles der Mitarbeiter eines Krankenhauses bewirkt.

Wer hat sich denn vorher schon mit so einfachen Fragen beschäftigt, wie sie den Einstieg in das QMS begleiten:

- Was tun Sie eigentlich den ganzen Tag?
- Mit wieviel Leuten tun Sie es?
- Gibt es irgendwelche verbindlichen Unterlagen für Ihre Tätigkeit?

Organisatorische Probleme, die seit Jahr und Tag toleriert, deren Lösung immer wieder an den selben Köpfen scheiterte, müssen plötzlich auch noch schriftlich dokumentiert werden. Seit Jahren lieb gewonnene Gewohnheiten werden plötzlich von dem Arbeitskollegen hinterfragt. Gemeinsam sind Arbeitsanweisungen auszuarbeiten, die hinterher für jeden gelten, für den Chef der Abteilung ebenso wie für die neue Schülerin in der Krankenpflege. Theorie und Praxis, oftmals ein scheinbarer Widerspruch in der alltäglichen Arbeit. Jetzt müssen sie deckungsgleich sein. Anordnungen alleine reichen nicht. Wurden vorher Probleme oftmals hierarchisch gelöst, steht jetzt die Frage im Vordergrund: Welche Lösung ist die bessere für den Patienten? Können sich die Mitarbeiter mit diesem Ablauf identifizieren. Alle müssen sich diesem Prozeß unterwerfen, keiner bleibt auf Dauer ausgespart.

Erstaunliche Dinge treten zu Tage: Drei verschiedene Institutionen streiten sich darüber, wer eigentlich die Aufnahme des Patienten regelt. Wurden vorher stundenlange Wartezeiten in Wartezonen als im Krankenhaus gegeben hingenommen, wird die Wartezeit des einzelnen Patienten jetzt zur Kennzahl für fehlerhafte Organisation. Mußten gehbehinderte Patienten am Aufnahmetag stundenlang zwischen Verwaltung, Stationen und Funktionsbereichen pendeln, werden jetzt flüssige Abläufe erdacht, die sparsam mit der Zeit und den Schmerzen der Patienten umgehen.

Mittlerweile ist auch jedem Mitarbeiter im Krankenhaus klar, daß das Zertifikat „Geprüft nach DIN EN ISO 9001" keine gute Qualität garantiert. Doch sicher ist auch, daß das Haus, welches sich so der Öffentlichkeit „durchsichtig" darstellt, sich keine „schlechte" Qualität mehr leisten kann. Schließlich sind es externe Fachleute, die dieses Haus prüfen und die aus den zunehmenden, auch internationalen Vergleichsmöglichkeiten heraus erkennen, wo Verbesserung not tut. Schwer zu prüfen oder zu vergleichen sind die Behandlungsergebnisse. Zeit und Geld fehlen. Die wertvollsten Informationen über den weiteren Werdegang des Patienten nach der Entlassung sind in den riesigen Datenbanken der Kostenträger datenschutzrechtlich gesichert verborgen. Doch dadurch, daß jeder „Fehler als Chance" zur Verbesserung angesehen wird, schwindet die Angst vor der Bestrafung und macht Raum für die kontinuierliche Verbesserung aller Abläufe im Krankenhaus, also auch der medizinischen Diagnostik und Behandlung. Und hier zeigt sich, daß die Wirtschaftlichkeit als operative Größe für Qualitätsverbesserungsstrategien einen unschätzbaren Vorteil bietet.

Doch neben der Frage, lohnt es sich für den Patienten, haben wir ein weiteres Kriterium: Rechnet es sich auch?

5.2
Qualitätsmanagement aus wirtschaftlicher Sicht

In Zeiten knapp gefüllter Klinikkassen muß die erste rein betriebswirtschaftliche Fragestellung nach den ökonomischen Auswirkungen eines Qualitätsmanagementsystems ohne Wenn und Aber gestellt werden. Schließlich ist die Einführung eines umfassenden Qualitätsmanagementsystems mit erheblichem Aufwand und somit auch mit zusätzlichen Kosten verbunden, die möglichst schnell zurückverdient werden müssen, zumal die öffentliche Hand, sprich die Krankenkassen in aller Regel nicht bereit sind, die Kosten für die Einführung eines QM-Systems zu übernehmen und über das Klinikbudget zu finanzieren.

Schon immer sind in einem Krankenhaus wie auch in jedem anderen Industriebetrieb Qualitätskosten angefallen. Allgemein kann man Qualitätskosten als solche Kosten definieren, die vorwiegend durch Qualitätsforderungen entstehen. Man teilt diese Kosten in drei Kategorien ein:
1. Fehlerverhütungskosten, d. h. Kosten, die durch fehlerverhütende Maßnahmen anfallen;
2. Prüfkosten, d. h. Kosten, die durch Prüf- und Kontrollverfahren verursacht werden;
3. Fehlerfolgekosten, d. h. Kosten, die durch aufgetretene Fehler entstehen, inklusive Erlösschmälerungen.

Betrachtet man die allgemeine Definition der Qualitätskosten sowie die genannten Arten der entstehenden Qualitätskosten, wird sehr schnell deutlich, daß diese Kosten auch in einem Krankenhaus unmittelbar mit der Leistungserbringung in Zusammenhang stehen. Schwieriger als in einem Industriebetrieb, in dem relativ homogene Produkte gefertigt werden, ist jedoch die Erfolgsbeurteilung der qualitätssichernden Maßnahmen und deren kostensenkenden Auswirkungen. In einem Industriebetrieb wird die zulässige Ausschußquote festgelegt und durch einfache Divisionsrechnung lassen sich, vereinfacht gesagt, die Fehlerkosten ablesen. Sinkt nach Einführung eines QM-Systems die festgelegte Ausschußquote, hat sich das QM-System gerechnet. Doch wie soll man in einem Krankenhaus, d. h. in einem Dienstleistungsbetrieb die zulässige Ausschußquote definieren? Jeder Arzt wird seine Probleme damit haben, im Vorfeld die Zahl der wirtschaftlich vertretbaren mißlingenden Operationen festzulegen. Es scheint heute ja noch einmal möglich zu sein, zu definieren, wann eine Operation mißlungen ist(mit wenigen Ausnahmen). Die Begründung hierfür liegt darin, daß der Mensch bzw. der Patient nun einmal kein „homogenes Produkt" ist. Die Ausgangsbedingungen sind immer unterschiedlich. Dennoch fallen alle definierten Qualitätskosten in einem Krankenhaus Tag für Tag an. In einem Krankenhaus ist es besonders schwierig zu definieren, was eigentlich Qualitätskosten sind. Allzugern wird von der medizinischen Notwendigkeit der getroffenen Maßnahmen gesprochen. Kritische Nachfragen werden häufig als unethisch und menschenverachtend angesehen. Trotzdem, ein QM-System rechnet sich nur dann, wenn die Qualitätskosten gesenkt werden. Komplettiert wird die Schwierigkeit, Qualitätskosten zu senken dadurch, daß viele Leistungserbringer unterschiedliche Qualitätsanforderungen stellen. Wie wäre sonst der Zustand von unterschiedlichen Verweildauern, unterschiedlicher Anzahl von Labor- oder Röntgenleistungen zu erklären?

Kleinster gemeinsamer Nenner zur Definition von sinnvoll eingesetzten Qualitätskosten, scheinen die Maßnahmen zu sein, die zur Vermeidung von iatrogenen Komplikationen ergriffen werden. In dem Punkt, daß diese Komplikationen vermieden werden müssen, sind sich alle Beteiligten einig. Nach menschlichem Ermessen wird sich diese Komplikationsart zwar nie ganz vermeiden lassen, aber festgelegte Behandlungsstandards sind ein Hilfsmittel, diese deutlich zu senken.

Geht man von der (optimistischen) Annahme aus, daß in einer Klinik mit einem Budgetvolumen von 15 Millionen DM nur ein Prozent Blindleistung, d. h. solche Leistungen, die dem Patienten überhaupt nicht dienen oder gar doppelt und unnötig erbracht werden, liegt hier schon ein Einsparvolumen von 150.000 DM auf der Hand. Dieses Kostenvolumen kann, vorausgesetzt es wurde klar analysiert, im Personal- und Sachkostenbereich eingespart werden.

Trotzdem ist die Fragestellung erlaubt, ob sich nicht auch Personalkosten durch Entlassungen oder Nichtbesetzung von freiwerdenden Stellen einsparen lassen oder ob der Sachkostenbereich nicht auch durch Einkauf billigerer Produkte entlastet werden kann. Die Frage, ob hierzu unbedingt ein QM-System notwendig ist, kann mit einem eindeutigen Nein beantwortet werden. Geht man allerdings von der Tatsache aus, daß Qualität daß einzige ist, was ein Unternehmen einem Kunden zunächst bieten kann, sieht man sehr schnell die Gefahr einer unstrukturierten Rationalisierung. Werden Maßnahmen zur Rationalisierung ergriffen, die die Qualität der Leistungserbringung negativ beeinflussen, bringt sich das Unternehmen trotz beachtlichen anfänglichen Erfolgen selbst um einen seiner „big points". Die Folgen von derartigen Maßnahmen sind dann sehr schnell im Bereich der Fehlerfolgekosten, insbesondere im Erlösschmälerungsbereich abzulesen.

Trotz aller genannten Punkte ist die Einführung eines QM-Systems aus betriebswirtschaftlicher Sicht nur dann sinnvoll, wenn die zu erwartenden Einsparungen deutlich über den bereits heute entstehenden Qualitätskosten liegt. Ob diese betriebswirtschaftliche Forderung erfüllt wird, soll am Beispiel eines Modellkrankenhauses, welches nach DIN EN ISO 9001 zertifiziert wurde, überprüft werden.

Hierzu ist es zunächst notwendig, die Anforderungen aus wirtschaftlicher Sicht aufzulisten, wobei von der Annahme ausgegangen wird, daß sich Kosten nachhaltig nur durch Rationalisierungen senken lassen. Daraus läßt sich auch die Hauptforderung ableiten, daß ein gelebtes QM-System strukturierte Rationalisierung erlaubt. Im einzelnen lassen sich folgende betriebswirtschaftliche Anforderungen aufstellen.

- QM-System soll Einsparpotentiale aufzeigen und transparent machen;
- Return-on-Investment muß sichergestellt sein;
- QM-System soll klare Strukturen und Verantwortlichkeiten aufzeigen;
- QM-System soll strukturierte Rationalisierung ermöglichen;
- QM-System soll Fehlerkosten senken;
- QM-System soll die Standardisierung von Abläufen ermöglichen;
- QM-System soll klare Kalkulationsgrundlagen für die Krankenhausleitung geben.

Wie bereits erwähnt, ist die Einführung eines QM-Systems mit erheblichem Aufwand im Personal- wie auch im Sachkostenbereich verbunden. Aus unseren Erfahrungen lassen sich für unsere Modellklinik mit 100 Betten und zwei Fachrichtungen folgende wirtschaftlichen Voraussetzungen für die Einführung eines Qualitätsmanagementsystems ableiten:

- Einstellung eines Qualitätsmanagers: 100.000 DM
- 0,10 Vollkräfte des ärztlichen Dienstes: 15.000 DM
- 0,50 Vollkräfte des Pflegedienstes: 32.500 DM
- 0,10 Vollkräfte des Funktionsdienstes: 7.500 DM
- 0,05 Vollkräfte des Verwaltungsdienstes: 3.750 DM
- 0,10 Vollkräfte des med. techn. Dienstes: 7.500 DM
- 0,10 Vollkräfte des restlichen Personals: 7.500 DM
- Beratungshonorar: 100.000 DM
- Zertifizierungskosten: 10.000 DM
- Sachkosten: 12.000 DM
- *Einführungskosten:* *293.000 DM.*

Nach unseren Einschätzungen lassen sich diese Kosten bis zu einer Bettengröße von 400 mit dem Faktor 1,5 und bis zu einer Bettengröße von 1.000 mit dem Faktor 2,0 hochrechnen. Klinische Besonderheiten, wie z. B. hohes Maß an Outsourcing oder ähnlichem mögen Abweichungen verständlich machen.

Angesichts eines 15 Millionen DM Budgets unserer Modellklinik bedeutete die Einführung des QM-Systems einen Budgetverzehr von etwa 2%. Betrachtet man die gesetzlichen Steigerungsraten des Klinikbudgets in den letzten Jahren, müßte hier bereits über das wirtschaftliche k. o. Kriterium nachgedacht werden. Zu groß erscheint die Differenz zwischen Initialisierungskosten und möglichen Einsparpotentialen. Auch tritt hier die Frage nach den Folgekosten des QM-Systems in den Vordergrund. Diese Frage kann nach unseren Erfahrungen wie folgt beantwortet werden:

- 0,5 Vollkräfte für den Qualitätsmanager: 50.000 DM
- permanente Schulung der Mitarbeiter in Qualitätszirkeln u. ä.:   50.000 DM
- Weiterentwicklung des QM-Systems: 50.000 DM
- *Jährliche Folgekosten des QM-Systems:*   150.000 DM

Die Folgekosten entsprechen somit rund 1% der Klinikerlöse. Läßt man einmal die Initialisierungskosten außer Betracht, beträgt die wirtschaftliche Forderung nach Realisierung von Einsparpotentialen 150.000 DM p. a.

Dennoch haben wir die Forderung aufgestellt, daß sich auch die Einführungskosten innerhalb von maximal zwei Jahren amortisieren müssen. Hieraus läßt sich ein jährliches Einsparvolumen von insgesamt (Einführungskosten + Folgekosten/2) 221.875 DM ableiten. An dieser Stelle ist es notwendig, klar zu sagen, daß mit Erreichung des Einsparvolumens lediglich die Kosten des QM-Systems abgedeckt sind. Ergebnisverbessernde Einsparungen und somit wirtschaftliche Erfolge des QM-Systems wären hier noch nicht gegeben.

Dennoch scheint es angezeigt, hier einmal auf die Rahmenbedingungen einzugehen, die für unsere Modellklinik bestanden haben.

Durch die politischen Rahmenbedingungen sanken die Pflegetage 1996 zu 1995 von 27.757 auf 22.114 bei nahezu unveränderter Patientenzahl. Dies entspricht einem Rückgang von mehr als 20%. Da die Patientenzahl fast unverändert blieb, bedeutete dies für das Klinikpersonal, die gleiche Leistung in 1996 wie in 1995 zu erbringen, nur mit 20% weniger Zeit. Das eine derartige Zeitreduzierung mit Rationalisierung verbunden ist, steht wohl außer Zweifel. Die Gefahr war also groß, daß Rationalisierungsmaßnahmen ergriffen werden, die dem Patienten in irgendeiner Form schaden und somit der Klinik Nachteile bereiten würden. Mit dem Problem der Verweildauerreduzierung müssen sich mittlerweile fast alle Kliniken auseinandersetzen. Die Patientenzahl bleibt jedoch meistens relativ konstant. Die Ermittlung und Ausnutzung von Zeitreserven ohne qualitative Einbußen ist also zur Notwendigkeit geworden.

Um hier unstrukturiertes und somit nachteiliges Handeln zu vermeiden war der Ruf nach standardisierten Abläufen überall hörbar. Letztlich ist er sogar ausschlaggebend für die Einführung eines QM-Systems.

- Eine wesentliche Forderung des QM-Systems ist also die Ermittlung von Einsparpotentialen. Die Aufspürung dieser Potentiale ist in unserer Klinik nach dem Top Down Prinzip geschehen. Da es sich bei unserer Modellklinik um eine orthopädische Fachklinik handelt, lag es nahe, die Kosten für Implantate zu hinterfragen und so mögliche Wirtschaftlichkeitsreserven aufzudecken. Um die bisherige Qualität zu halten, kam ein Wechsel der „Behandlungsphilosophie" nicht in Frage, zumal die Klinik ihren Schwerpunkt im Bereich der Hüftendoprothetik hat. Geändert hat sich allerdings die Diskussionsgrundlage zwischen Kaufleuten und Medizinern. Die Fragestellung nach teuren oder billigen Implantaten ist vollständig in den Hintergrund getreten, da die Leistungserbringer durch das QM-System gezwungen sind, ihre Qualität zu definieren. So mußten hier lediglich die Qualitätsmerkmale des Implantates, d. h. z. B. Material, Beschichtung und Philosophie herausgearbeitet werden. Nachdem dies geschehen war, war der Einkauf der Klinik in der Lage, firmenunabhängige Angebote einzuholen. Entscheidend war nur, daß die festgelegten Qualitätskriterien erfüllt waren. Ein Lieferantenwechsel brachte keinerlei Probleme mit sich, es ließen sich pro Jahr 150.000 DM einsparen. Weitere Einsparungen mußten durch einzurichtende Standards, an die an späterer Stelle noch eingegangen wird, erzielt werden.

6
Rationalisierung statt Rationierung

Wirtschaftlichkeit als operative Größe – muß dies nicht Ausgrenzung und Rationierung von Leistungen, das Abweisen von Patienten an der Pforte des Krankenhauses mit sich bringen? Die Möglichkeit besteht und wird sicherlich in der Not auch von einzelnen Krankenhäusern praktiziert. Diese Methode wird kaum Zukunft haben. Unsere Fragen lautet aber: Taugt „Wirtschaftlichkeit" als operative Größe von Qualitätsstrategien? Dazu ist es notwendig, für das eigene Unternehmen festzulegen, was unter „Qualität" zu verstehen ist.

Wir verstehen in unserem Unternehmen unter Qualität das Erreichen von gesetzten Zielen, um die Philosophie des Unternehmens zu leben. Diese Philosophie des Unternehmens läßt sich zusammenfassen: Wir wollen Menschen helfen, daß ihr Leben gelingt und sie daran Freude haben. Auf die Situation in den Krankenhäusern übertragen heißt dies, daß wir nicht nur heilen, sondern auch dem einzelnen Menschen helfen wollen. Dazu gehört, daß wir nicht nur den medizinischen Teil eines Krankenhauses betrachten, sondern das gesamte Krankenhaus. Es geht darum, sich von „traditionellem" Denken zu lösen, die als hinderlich erkannten Strukturen des heutigen Krankenhauses zu beseitigen und darauf aufbauend das Krankenhaus der Zukunft zu schaffen: ein patienten- und kundenorientiertes medizinisches Dienstleistungsunternehmen.

Wir benutzen Wirtschaftlichkeit als operative Größe für Qualitätsstrategien, um uns zunächst auf die notwendigen, wichtigen Veränderung im Krankenhaus zu konzentrieren, mit dem Ziel, effektiver zu werden, Kosten zu sparen und Leistungen zu verbessern. Rationalisierung statt Rationierung heißt die Devise. Qualitätssteigerung alleine reicht nicht, es muß sich auch wirtschaftlich rechnen. Umgekehrt gilt dies ebenso: Wirtschaftlichkeitsreserven mobilisieren ohne auf die möglichen qualitativen Folgen zu achten, birgt die Gefahr von Fehlern. Und hier liegt die Besonderheit. Fehler kosten im Krankenhaus nicht nur „Geld", sondern gefährden Menschen, die sich im Vertrauen darauf, daß sie geheilt oder ihr Zustand verbessert wird, sich dieser Institution vertrauensvoll ausliefern.

Unter Beachtung der Wirtschaftlichkeit als operative Größe von Qualitätsstrategien läßt sich daher für das Krankenhaus fordern:

Mobilisieren von Wirtschaftlichkeitsreserven durch Vermeiden von unnötigen medizinischen Leistungen; Vermeiden unnötiger medizinischer Leistungen, um nicht den einzelnen Menschen zu gefährden. Erhöhung der Wirtschaftlichkeit der Leistungserbringung, um Verluste zu vermeiden bzw. positive Deckungsbeiträge zu erzielen; effektivere Leistungserbringung, um Wartezeiten für den Patienten zu verkürzen und um diese Leistung häufiger erbringen zu können. Dadurch steigt wiederum die Erfahrung, die Behandlungsergebnisse verbessern sich, Aufwand und damit Kosten werden zunehmend auf das Notwendige beschränkt getreu des alten Motto: Man muß viel wissen, um wenig zu tun.

Die vorrangig medizinischen Forderungen, die letztlich dem Patienten dienen, sind aus betriebswirtschaftlicher Sicht ebenfalls zu unterstreichen. Eine unnötig erbrachte Leistung, von der niemand einen Nutzen hat, kostet schließlich genausoviel Geld wie eine notwendig erbrachte Leistung.

Ein Hilfsmittel zur Vermeidung unnötiger Leistungen ist unseren Erfahrungen nach die Standardisierung von Arbeitsabläufen. Betrachtet man jedoch die Vielzahl der unterschiedlichen Erkrankungen der Patienten, grenzt es fast an Unmöglichkeit, für jede Diagnose einen Behandlungsstandard zu erstellen. Dies ist aber auch nicht notwendig, es reicht völlig aus, Standards für die häufigsten Erkrankungen einer Fachabteilung und für die häufigsten Tätigkeiten festzulegen. Voraussetzung ist allerdings, daß die Standards von allen Beteiligten gemeinsam erstellt werden, schriftlich festgehalten werden und bekannt gemacht werden. Das gilt besonders bei der Einarbeitung von neuen Mitarbeitern.

Der Beweis, daß sich mit Standards Kosten einsparen lassen, konnte in unserer Modellklinik erbracht werden. Weiter hat die gesammelte Erfahrung gezeigt, daß die Einführung von Standards auch mit einer Qualitätsverbesserung für den Patienten verbunden ist. Einsparungen und Qualitätsverbesserungen sollen hier an einigen ausgewählten Beispielen verdeutlicht werden.

Im Laufe von vielen Jahren hatte sich das Formularwesen der Klinik offenbar verselbständigt. Verwaltung, Sekretariate und Pflegedienstmitarbeiter entwickelten ständig neue Formulare, die die bestehenden ablösen sollten. Nur wurden die bestehenden Formulare nicht eingezogen. So existierten für ein und denselben Sachverhalt höchst unterschiedliche Formulare, die auch immer wieder in Druckauftrag gegeben wurden. Im Rahmen des QM-Systems waren auf einmal alle Mitarbeiter gezwungen, die Formulare zu sichten und mit einer entsprechenden Formularnummer zu versehen. Hier wurde schnell deutlich, daß ein Wildwuchs entstanden war, den in seiner Komplexität niemand kannte. Nach Erstellung des notwendigen Formblattkataloges wurde deutlich, daß die bestehende Formularzahl um 80 Stück gesenkt werden konnte. Neben der verschwendeten Arbeitszeit durch Doppelerfassung, Ablage usw. ließen sich so Druckereikosten um jährlich 5.000 DM reduzieren.

Ein weiterer Standard wurde für die Anforderung von Laborleistungen entwickelt. Da die Klinik kein eigenes Labor (Ausnahme Notfallabor) betreibt und das Fremdlabor nach Anzahl der erbrachten Leistungen abrechnet, mußte eine Anforderungsreduktion zu erheblichen Einsparungen führen. Bei Durchsicht von vielen Patientenakten fiel auf, daß bei gleicher Diagnose höchst unterschiedliche Laborparameter abverlangt wurden. Eine einleuchtende Erklärung hierfür konnte jedoch nicht gegeben werden. Also setzten sich Anästhesie und die operativ tätige Abteilung zusammen und entwickelten einen sog. Laborstandard. Abweichungen im Anforderungsverhalten müssen nun extra begründet werden. Durch den Wegfall von unnötigen (Doppel) Untersuchungen gingen die angeforderten Leistungen erheblich zurück und brachten der Klinik eine Einsparung von etwa 20.000 DM.

Für die in der Klinik zu verwendenden Arzneimittel wurde ebenfalls ein Standard entwickelt. Den Schwerpunkt bildeten hier sog. Standardtherapien. Hierzu wurden in der Arzneimittelkommission Arzneimittel und Standardtherapien festgelegt. Sinnvolle Medikamente wurden an Präparaten festgemacht und in einen Arzneimittelkatalog, der für alle verbindlich ist, aufgenommen. So ließ sich der Wildwuchs von Arzneimittel vermeiden und teure Medikamentengabe wurde standardisiert. Durch die Entwicklung eines Thrombosestandards ließen sich 40.000 DM, durch einen Antibiotikastandard 20.000 DM und durch einen Schmerztherapiestandard 2.000 DM einsparen. Insgesamt ersparte der Arzneimittelstandard der Klinik somit 62.000 DM.

Durch Einführung eines profanen Standards zur Vereinheitlichung der postoperativen Bettenausstattung ließen sich durch geringere Wäschekosten jährlich 2.500 DM einsparen. Hierzu wurde eine diagnosebezogene gleiche Bettenausstattung mit Lagerungsmitteln festgelegt. Es wurde eine Liste zulässiger Lagerungsmittel erstellt, durch die teure Lagerungsmittel wie z. B. Badehandtücher und Decken nicht mehr verwendet werden dürfen.

Auch im Personalkostenbereich ließen sich durch die Einführung von Standards Kosten einsparen. Eine Analyse des Stationsablaufes zeigte, daß auf jeder Station trotz gleicher Diagnosen unterschiedliche Tagesabläufe existierten. Aufnahme- und Entlassungsverhalten wichen z. B. deutlich voneinander ab. Visiten wurden unterschiedlich vorbereitet, die Dokumentation erfolgte ebenfalls in unterschiedlicher Weise. So war es völlig einleuchtend, daß das Stationspersonal nur die Arbeit im eigenen Stationsbereich beherrschte. Der Personaleinsatz auf den unterschiedlichen Stationen wurde für einen längeren Zeitraum geplant, wodurch belegungsbedingte nötige Flexibilität nicht genutzt werden konnte. Durch die individuellen Stationsabläufe wurde die Klinikleitung oft mit der Problematik der Mindestbesetzung konfrontiert.

Durch Einführung eines Standards, der die Angleichung der Stationsabläufe beinhaltete, konnte das Personal variabel auf allen Stationen eingesetzt werden. Einarbeitungszeiten entfielen hier fast vollständig. Durch tageweise Planung des Personaleinsatzes konnten nun Spitzenbelastungen einzelner Stationen berücksichtigt werden, was letztlich zu einer Einsparung von zwei Vollkräften (150.000 DM) führte.

7
Kontinuierliche Verbesserung

„Good, better, best, never let it rest" – dieses Motto wurde uns in einem amerikanischen Krankenhaus genannt, dem wenige Wochen zuvor von der amerikanischen Aufsichtsbehörde für Qualitätsstandards in den USA bescheinigt worden war, zu den „top 1%" der geprüften amerikanischen Krankenhäuser zu gehören.

Stillstand ist Rückschritt, lautet unsere Auffassung. Von daher halten wir auch „Qualitätssicherung" für den falschen Ansatz. Wir haben den Anspruch der kontinuierlichen Verbesserung der täglichen Abläufe und Leistungen in den Krankenhäusern. Dazu gehört natürlich, daß man nicht nur „Gutes" tut, sondern es dokumentiert, darüber spricht und fragt, ob man es nicht noch besser machen kann.

Kommunikation und Dokumentation – stände man vor der Frage, was in einem Krankenhaus nicht so gut funktioniert, würden diese beiden Themen auf den vorderen Plätzen rangieren. Welches Krankenhaus veröffentliche z. B. eine Leistungsdokumentation der operativen Abteilungen? Damit ist nicht die Aufstellungen im LKA (Leistungs- und Kalkulationsaufstellung) für die Kostenträger, sondern Exemplare für die Mitarbeiter und auch für interessierte Patienten gemeint. Ein OP – Katalog ermöglicht die Diskussion über die Leistungsfähigkeit der Abteilung, läßt Schwerpunkte erkennen und dient als Basis für die Frage der weiteren Entwicklung der Abteilung, zur Formulierung der Ziele für die kontinuierliche Weiterentwicklung.

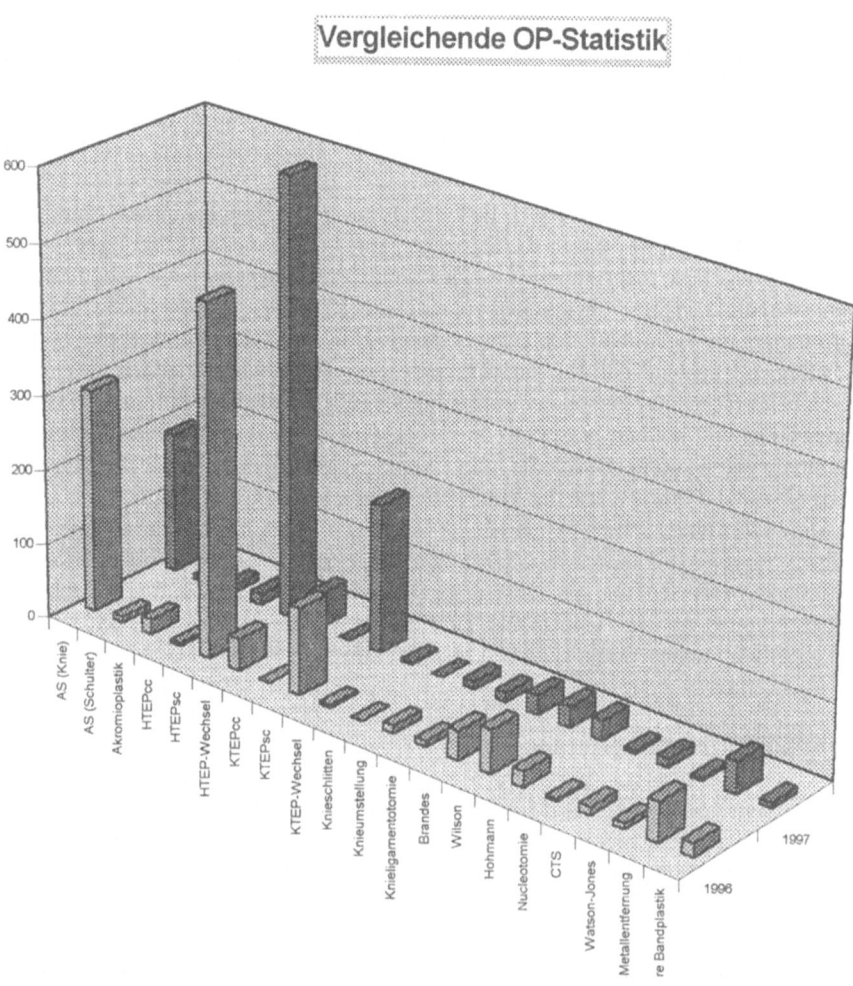

Abb. 2. Vergleichende OP-Statistik. *AS*: Arthroskopie, *HTEPcc/sc*: Hüfttotalendoprothese mit Zement/ohne Zement; *KTEPcc/sc*: Knieoberflächenprothese mit Zement/ohne Zement; *CTS*: Carpaltunnelsyndrom

Abbildung 2 zeigt eine Graphik aus einem OP-Katalog eines Krankenhauses. Jedem fachkundigen Arzt werden beim Überfliegen der Graphik sofort einige Punkte auffallen, wo er nachfragen, wo er Vorschläge zu der weiteren Entwicklung der Abteilung machen könnten. So einfach ist der Einstieg in die kontinuierliche Verbesserung auch bereits gut funktionierender Abläufen.

Die Diskussion über das angestrebte und erreichte operative Spektrum bringt neue Erfahrungen. Seit Jahrhunderten lernen Ärzte aus ihren Erfahrungen. Der Erfahrungsaustausch ist jedoch nicht mehr auf die eigene Wahrnehmung beschränkt, sondern findet seit vielen Jahrzehnten bereits international statt. Die so gewonnen Daten dienen als ein „Benchmarking" – wichtig ist die eigene Standortbestimmung und die Definition daraus abgeleiteter Ziele. Für die Hygiene und die postoperativen Kontrolluntersuchungen während des stationären Aufenthaltes läßt sich dies noch regeln. Verborgen bleibt in unserem Beispiel dem operativ tätigen Arzt der weitere Verlauf, falls sich der Patient nicht wieder an ihn selbst wendet. Mittel- und langfristig sieht er nur die Negativauslese, die eh eindrücklicher im Gedächtnis haften bleibt als die positiven Erfahrungen. Einzig aus dem sog. „Ruf" und der Zunahme der Patientenzahlen kann er ablesen, ob er erfolgreich arbeitet. Gerade bei den Operationen mit hoher Frequenz und hoher Erfolgsquote, z. b. bei Hüfttotalendoprothesen, wäre es für die Verbesserung der Ergebnisqualität unverzichtbar, die Informationen aus den Datenbänken der Kostenträger den Leistungsanbietern zur Verfügung zu stellen bzw. die Daten um die zur wissenschaftlichen Ausarbeitung notwendigen Informationen zu erweitern. Sinngemäß gilt dies natürlich auch für die „konservativen" Fächer.

Qualität ist das Erreichen gesteckter Ziele, Wirtschaftlichkeit eine operative Größe für Qualitätsstrategien – so hatten wir oben gesagt: Hier zwei Beispiele, wie diese beiden Thesen Alltagstauglichkeit bewiesen haben. Was hier jeweils der Motor für die Dynamik der aufgezeigten Entwicklung war, ist nicht wichtig. Entscheidend ist, daß nach Änderung der genannten Prozesse hinterher abgefragt wird, hat es sich gelohnt und rechnet es sich?

7.1
Eigenblutspende:

Führte die Eigenblutspende jahrelang aus wirtschaftlichen Erwägungen ein Schattendasein, gewann sie aus qualitativen und gesamtwirtschaftlichen Erwägungen heraus aus den Erfahrungen mit übertragbaren Krankheiten durch Bluttransfusionen plötzlich eine fast elementare Bedeutung für die Entscheidung eines Patienten bei der Wahl, wo er sich sein schmerzendes, arthrotisch veränderte Hüft- oder Kniegelenk durch eine Totalendoprothese ersetzen lassen sollte. Hier ist insbesondere die begründete Furcht zu nennen, eine HIV - Infektion zu erleiden. Darüber hinaus waren die Blutspendedienste nicht mehr in der Lage, den rasant steigenden Bedarf aus nationalen Ressourcen zu befriedigen.

In unserer Modellklinik entschied man sich aus diesen Gründen, aus einer Eigeninitiative heraus eine Eigenblutspende aufzubauen.

Ansprüche der sich schnell bildenden Interessenvertretungen von Transfusionsmediziner führten dazu, daß die Rahmenbedingungen schnell wechselten. Mittlerweile sind die Claims der widerstreitenden Parteien unter den Medizinern abgesteckt. Dies ermöglichte dem Haus im Rahmen des Qualitätsmanagementes, die 1995/96 noch nicht eindeutig geklärten Qualitätskriterien für die Eigenblutspende bei Patienten, die für eine Totalprothese anstanden, kontinuierlich zu verbessern. Beim Wiederholungsaudit durch den externen Fachmann wurde gerade dieser Bereich mit dem

Vincentius Krankenhaus-AG, Orthopädische Fachklinik, Untere Laube 2, Konstanz

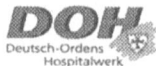

Verfahrensanleitung VA-0909
- Eigenblutspende -

4 **Beschreibung**

Wer	macht was	wie
Mitarbeit	Aufgabe/Tätigkeit	← Grundlage → Ergebnis

Wer	Nr.	Tätigkeit	wie
	0	0. Start	
	1	1. Wunsch des Patienten Eigenblut zu spenden	
einweisend.Arzt Arzt	2	2. Eigenblutspende sinnvoll und möglich	
Sekretariat	3	3. Sekretariat erstellt Formular für die Eigenblutspende	
Pflege	4	4. Formular geht in die EBS	
Pflege	5	5. interne Terminierung der Spendetermine 1. u. 2.Termin	
Pflege	6	6. Versand der Einbestellung per Post	← Terminformular - Information - Info an Hausarzt - Einwilligungsprotk
	7	7. Patient erscheint in der Eigenblutambulanz	
	8		

Abb. 3. Verfahrensanleitung – Eigenblutspende –

Anspruch der kontinuierlichen Verbesserung intensiv geprüft. Als Ergebnis konnte hier festgehalten werden, daß die Hauptforderung nach höchstmöglicher Sicherheit erfüllt und sogar verbessert wurde (Abb. 3).

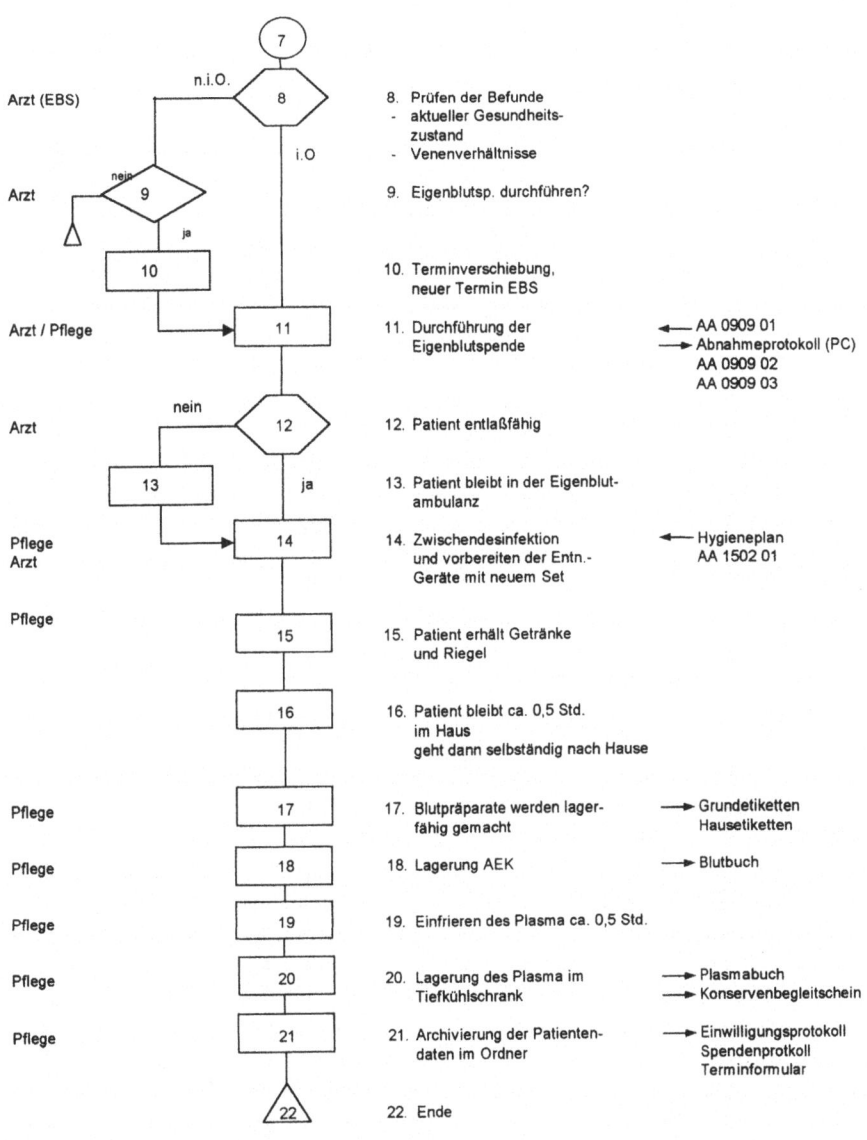

Abb. 3 (Fortsetzung). Verfahrensanleitung – Eigenblutspende –

7.2
Aufnahmetag in einer operativen Abteilung

Ähnlich verhielt es sich bei der Aufnahme. Vielen in der Klinik war es schon vor Einführung des QMS ein Dorn im Auge, daß die Patienten oft längere Wartezeiten bei der Aufnahme in Kauf nehmen mußten. Die Analyse des ersten Tages eines Patienten einer operativen Abteilung im Rahmen der Dokumentation für das QMS nach DIN EN ISO 9001 ergab: Alle erhielten die gleiche Aufnahmezeit. Nach der für manche Patienten erheblichen Wartezeit in der Wartezone vor der Aufnahme begann eine Wanderung durch das Haus, um die notwendigen Untersuchungen vor der Operation zu absolvieren: Schwesternstützpunkt auf der Station, erneute Wartezeit wegen Frühstückspause, Aufsuchen des Zimmers, Warten auf den Arzt, Untersuchung, Gehen zum Röntgen, EKG, Labor, Umherirren im Hause trotz ausführlicher Wegbeschreibung, wiederholtes Nachfragen nach dem richtigen Weg. Währenddessen wird der Patient von dem Anästhesisten und dem auserwählten Operateur gesucht und selten gefunden. Zeit geht verloren, Verärgerung auf beiden Seiten entsteht: Wo ist er denn? Wo schicken die mich den hin? Eine ungute Situation, zumal viele Patienten auch noch unter Schmerzen oder unter Gehbehinderungen leiden (Abb. 4).

Die Analyse des „Ist-Zustandes" und die dazu gehörende Dokumentation legt so einen Ablauf schonungslos dar. Jeder Laie erkennt sofort den Mangel an Organisation. Dank des Anspruches der kontinuierlichen Verbesserung wurde durch die Einführung des abgebildeten gemeinsam erarbeiteten Standards der Ablauf zum Wohle des Patienten geändert.

Neben den kostenersparenden Standards wurden auch Standards entwickelt, die neben einer geringen Einsparung von etwa 3.000 DM für den Patienten einen großen Qualitätsgewinn darstellten. Wie oftmals im Klinikalltag üblich, wurde der Patient vor Einführung des Standards von der Verwaltung aufgenommen, zum Labor und Röntgen geschickt, dann zur Station usw. Der Arzt war oft der letzte in der Kette, der den Patienten zu sehen bekam. Nichts desto trotz wurden dem Patienten an mehreren Stellen die gleichen Fragen gestellt.

Nach Einführung des sog. Aufnahmestandards wurden alle Bereiche, die mit der Patientenverwaltung zu tun hatten, zentralisiert. So wurde es möglich, daß der Arzt den Erstkontakt mit dem Patienten hatte. Hier konnten alle vorhandenen oder mitgebrachten Unterlagen gesichtet werden, die nötigen Untersuchungen konnten veranlaßt werden. Stellte sich z. B. während der (vorgelagerten) ärztlichen Untersuchung heraus, daß der Patient aufgrund einer Begleiterkrankung nicht operiert werden kann, kommt er nun ohne vorher in der Verwaltung gewartet zu haben oder vor dem Labor gewartet zu haben an den behandelnden niedergelassenen Arzt zurückverwiesen werden. Die Einsparungen resultieren in diesem Fall durch die Vermeidung von z. Z. unnötigen Untersuchungen, die bei einer endgültigen Aufnahme wiederholt werden.

Die Auswirkungen des veränderten Aufnahmeprozesses: Die Patienten sparen Wege und Zeit, das Gefühl des „ausgeliefert sein" gegenüber der Willkür eines Krankenhauses wird sicherlich geringer sein, die straffe Organisation vermittelt den Eindruck von Professionalität und damit Sicherheit auch für die geplante Operation.

Für die Mitarbeiter hat sich die Situation ebenfalls deutlich verbessert: Kein Streit mehr darüber, wer den nun das Blut abnimmt, keine zeitraubenden Wegbeschreibungen mehr, keine verärgerten Patienten, die seit Stunden auf den Arzt warten müssen,

Vincentius Krankenhaus-AG, Orthopädische Fachklinik, Untere Laube 2, Konstanz

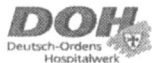

Verfahrensanleitung VA-0903
- Administrativer Ablauf einer stationären Aufnahme bzw. Entlassung -

4 Beschreibung

4.1 Patientenaufnahme

Wer Verantwortung Mitarbeit	macht was Aufgabe/Tätigkeit		wie ← Grundlage → Ergebnis
Pat. Aufnahme	1	1. Patient erscheint zur Aufnahme, wartet	← Sekretariat Aufnahmeplan
"	2	2. Aufnahme der pers. Daten	← Einweisungsschein Chip-Karte
"	3 (nein/ja) 4	3. Unterlagen vollständig Kassenpatient / Privat 4. Patient muß die fehlenden Unterlagen nachreichen	
"	5	5. Einlesen aller Daten in den PC	← Chip-Karte, Auskünfte, Einweisungsschein
"	6	6. Ausdruck der Aufn. Dokumente	→ Behandlungsvertrag Eigenbeteiligung Wahl-Vertrag Hinweis auf DV
"	7	7. Patient unterschreibt	
"	8	8. Unterlagen erklären Info Telefon	→ Klinikwegweiser DOH-Mitt. Etiketten f. Labor
"	9	9. Weitergabe der Dokumente an die Pforte, Patient geht zum Labor	← AA 0903 01
	10	10. Ende	

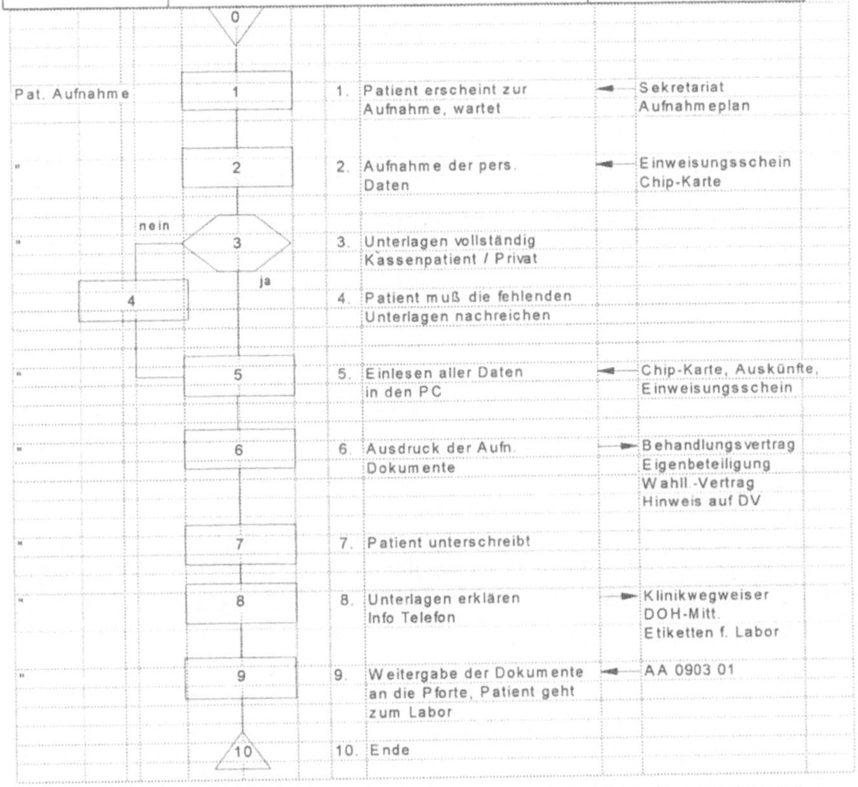

Revision 0   Stand: 29.04.1996

Abb. 4. Verfahrensanleitung – Administrativer Ablauf einer stationären Aufnahme bzw. Entlassung

statt ihr Telefon anmelden zu dürfen, harmonischerer Tagesablauf durch das Entzerren von Aufnahmeprozedur und Hauptbelastungszeit auf der Abteilung, Vermeiden von doppelt zu erbringenden Arbeiten – es sei nur an das wiederholte Abfragen des Namens, der Adresse des Hausarztes etc. erinnert.

8
Kennzahlen

Der Anspruch der Wirtschaftlichkeit hat dazu geführt, daß wir Kennzahlen für den internen Vergleich unserer Krankenhäuser entwickelt haben, die uns ermöglichen, Vergleiche anzustellen. Hierbei ist für uns die absolute Zahl lediglich im Rahmen des „benchmarkings" interessant. Erst der Trend bei der weiteren Verfolgung dieser Kennzahl zeigt, ob vereinbarte Ziele zur Verbesserung der Wirtschaftlichkeit wirklich angepeilt und erreicht werden.

Der oben genannte kritische Dialog behandelt auch dieses Thema: Eignen sich Kenngrößen zur Beurteilung der Wirtschaftlichkeit auch zur Beurteilung von Qualitätsstrategien, ist auch hier die „Wirtschaftlichkeit als operative Größe für Qualitätsstrategien" zu nutzen?!

Im folgenden sind zwei Kennzahlen aufgeführt, die ohne Betrachtung der Qualität der Leistung eine Aussage über die Kostenstruktur einer Abteilung aus wirtschaftlicher Sicht ermöglichen, aber erst durch den kritischen Dialog zwischen Controller und Mediziner eine Aussage zur Effektivität einer Abteilung erlauben.

Ein Akutkrankenhaus ist ein sehr personalintensives Dienstleistungsunternehmen. Durchschnittlich mehr als zwei Drittel der Kosten entstehen durch Personalkosten, wenn nicht durch hohe Investitionen diese Relation verzerrt wird. Die Beobachtung der gesamten Bruttopersonalkosten sowie ihr Anteil an den Gesamtkosten ermöglichen eine Aussage zur Wirtschaftlichkeit eines Krankenhauses sowie zu dem möglichen Rationalisierungsbedarf. Will man jedoch herausfinden, wie „effektiv" in den einzelnen Abteilungen gearbeitet wird, so lohnt der Vergleich der Belastung des jeweiligen Personals z. B. des Pflegedienstes (Tabelle 1).

Ist man mit der Anwendung des „Pareto - Prinzips" – mit 20% Aufwand 80% Ergebnis erzielen – auf diese Statistik nicht zufrieden, kann man die Entwicklung einer geeigneten Kennzahl mit einer Verweildauer – oder PPR (Pflege-Personal-Regelung) – nivellierter Kennzahl genauer fassen und daraus eine entsprechende Aussage ableiten.

Aus qualitativen Erwägungen heraus ist diese Kennzahl für den ärztlichen Dienst nicht zu gebrauchen: Die ärztliche Leistung ist weniger von der Verweildauer eines Patienten abhängig, sondern von seiner Erkrankung. Hier macht es Sinn, Vollkraft je Fall zu vergleichen (Tabelle 2).

Trotz fast gleicher Stellenbesetzung nach Bettenschlüssel offenbart der „qualitative" Vergleich der beiden Verhältniszahlen, daß das Personal in der Klinik Süd sowohl im Pflege- wie im ärztlichen Dienst weniger belastet ist als in der Klinik Nord – ein annähernd gleiches Diagnose- und Therapiespektrum vorausgesetzt.

Bevor nun die Einsparungen durch ein QM-System zusammengefaßt dargestellt werden, ist der Hinweis notwendig, daß hier bewußt nur solche Einsparungen berück-

Tabelle 1. Vollkraftäquivalent im Pflegedienst /Plan- oder belegtes Bett

Klinik	Abteilung	Planbetten	Belegte Betten	Personalbesetzung	Vollkraft je Planbett	Vollkraft je belegtes Bett
Nord	Innere	100	90	35	0,35	0,39
Süd	Innere	70	58	25	0,36	0,44

Tabelle 2. Vollkraftäquivalent im ärztlichen Dienst /Plan- oder 100 Fälle (Fallzahl auf das Jahr hochgerechnet)

Klinik	Abteilung	Planbetten	Fallzahl	Personalbesetzung	Vollkraft je Planbett	Vollkraft je 100 Fälle
Nord	Innere	100	815	9,99	0,10	0,31
Süd	Innere	70	510	7,67	0,11	0,38

sichtigt wurden, die nicht nur einen Einmaleffekt besitzen, sondern die nachhaltig wirken.

Erzielte Einsparungen:

- Einführung eines Formblattkataloges (Sachkosten)   5.000 DM
- Angleichung der Tagesabläufe (Sachkosten)   150.000 DM
- Postoperative Bettenausstattung (Sachkosten)   2.500 DM
- Zentralisierung der Patientenaufnahme (Sachkosten)   3.000 DM
- Standards im Arzneimittelbereich (Sachkosten)   62.500 DM
- Einführung von Laborstandards (Sachkosten)   20.000 DM
- Qualitätskriterien beim Einkauf (Sachkosten)   150.000 DM
- *Gesamteinsparung*   *392.500 DM*

Wurde die Forderung nach Amortisation der mit der Einführung eines QM-Systems verbundenen Kosten innerhalb von zwei Jahren erfüllt?

Um dies zu beurteilen, ist es notwendig, die Einführungskosten und die Kosten des ersten Jahres nach der Einführung zu differenzieren.

- Die Einführungskosten des QM-Systems betrugen   293.750 DM
- Die Folgekosten des ersten Jahres betrugen   150.000 DM
- *Gesamtkosten*   *443.750 DM*

Der Return-on-Investment läßt sich nun wie folgt berechnen:

- *Kosten der Einführung+Kosten des 1. Jahres nach Einführung*   *443.750 DM.*
- Kostenreduktion im ersten Jahr nach Einführung des QM-Systems   392.500 DM.

Das heißt, daß die entstandenen Kosten bereits nach *1,13 Jahren* zurückverdient werden. Für unsere Modellklinik hat sich also die Einführung eines Qualitätsmanagementsystems auch in betriebswirtschaftlicher Fragestellung gerechnet.

9
Diskussion

Die entscheidende Frage lautet: Taugt Wirtschaftlichkeit als operative Größe für Qualitätsstrategien?

Lohnt sich das? – fragt der Mediziner unter uns Autoren.

Die Antwort ist ein eindeutiges „ja!"

Vergleicht man die Rolle eines Mediziners im Krankenhaus vor dem politisch verordneten Primat der Wirtschaftlichkeit mit seiner heutigen bzw. der in naher in Zukunft, so könnte man wehmütig den „alten" Zeiten nachweinen, wo noch das Geld so floß, wie es abgerufen wurde. Abgesehen davon, daß diese Erinnerung an die Klinik, in der ungestört „Milch und Honig flossen" für die wenigsten privaten und konfessionellen Häuser zutreffen dürfte, so hat sich das Aufgabenspektrum des heutigen Mediziners wesentlich erweitert und birgt völlig neue Möglichkeiten:

Durch die Diskussion um die Wirtschaftlichkeit eines Krankenhauses wird klar, wo im Krankenhaus „das Geld verdient" wird. Man redet zwar immer über die liebgewonnen, kostenintensiven „Traditionen" der Mediziner und Schwestern, aber ein Krankenhaus besteht zu mindestens einem Drittel aus weiteren Mitarbeitern, die keine weiße Kleidung tragen. Die Frage nach der Wirtschaftlichkeit unterstützt hier wirkungsvoll Qualitätsstrategien. Schließlich muß ja auch im Krankenhaus das im V. Sozialgesetzbuch aufgestellte Wirtschaftlichkeitsgebot als Auftrag der Gesellschaft an die Leistungsanbieter umgesetzt werden: „Die Leistungen müssen ausreichend, zweckmäßig und wirtschaftlich sein; sie dürfen das Maß des Notwendigen nicht überschreiten."

Der Arzt hat jetzt die Möglichkeit, aus dem medizinischen Facharbeiterstatus hervorzutreten und sich an der Führung seiner Abteilung und des Hauses sowohl wirtschaftlich wie auch qualitativ zu beteiligen. Kann das ein Arzt überhaupt leisten? Hier schließt sich ein Kreis: Viele Kliniken sind durch Ärzte aufgebaut worden, der „Rückzug" auf die reine Lehre ist erst seit zwei Generationen üblich. Darüber hinaus trifft er mit und für seine Patienten täglich Entscheidungen, die die Gesundheit des jeweiligen Menschen betreffen. Gesundheit hat für das Individuum eine existentielle Bedeutung: Krankheit und Unfälle gehören zu einem Kreis existentieller Probleme wie Hunger und Durst, die mit dem Tod einhergehen. Von daher sind Entscheidungen von Problemen, die nicht existentiell sind wie Führen einer Abteilung oder die Beurteilung einer Gewinn- und Verlustrechnung oder das Einigen auf einen standardisierten Ablauf im Krankenhaus sicherlich einfacher zu treffen – vorausgesetzt, die Information hierfür ist verfügbar und die notwendige Kommunikation zwischen den jeweiligen Fachleuten funktioniert.

Dasselbe gilt auch für die anderen Berufsgruppen im Krankenhaus, z. B. für die Pflege: Statt sich auf das eigene Fachgebiet zu beschränken, können jetzt im Sinne der aus wirtschaftlichen Gründen notwendige Neuorientierung aus Sicht des Patienten neue Wege zur kontinuierlichen Verbesserung der Arbeit am Patienten als Team zwischen Ärzten, Pflegekräften und Servicepersonal gegangen werden. Bei qualitativ unzulänglichen Abläufen nimmt neben der Patientenorientierung die Wirtschaftlichkeit einen festen Stellenwert ein bei der Planung von Qualitätsstrategien. Gewohnte Lösungen der Vergangenheit, z. B. organisatorische Unzulänglichkeiten mit mehr Personal zu lösen, sind heute nicht mehr gangbar. Dafür stellt sich die Frage nach der Quadratur des Kreises im Krankenhaus: Wie kann man angesichts gleichbleibender oder sinkender Budgets höhere Qualität zu niedrigeren Bruttopersonalkosten mit mehr Mitarbeitern erzielen. Um diesen Weg erfolgreich zu gehen, bedarf es Qualitätsstrategien, die der Forderung nach mehr Wirtschaftlichkeit gerecht werden.

Die Frage: „Lohnt sich das?" läßt sich nur mit ja beantworten, wenn diese neue Rolle akzeptiert und mit vollem Herzen ausgeübt wird. Dann ist die kontinuierliche Verbesserung immanent, das Krankenhaus wird zu einer lernenden Organisation, die wie eine Amöbe ständig sein Aussehen verändert.

Mit den erzielten Ergebnissen sind wir, sind die Mitarbeiter unserer Häuser noch nicht zufrieden. Die von uns dargestellten Ergebnisse und Gedanken sind erst das Resultat des Einstiegs in den Prozeß der kontinuierlichen Verbesserung, dem sich auf Dauer kein Bereich entziehen kann, ohne seine Existenz zu gefährden. Wie schnell dies geht, haben wir an dem Haus gesehen, in dem wir als erstes ein QMS nach DIN EN ISO 9001 eingeführt haben. Bedurfte es bezüglich der Norm noch einer „Top-Down"- Entscheidung des Trägers, so war bereits während des Aufbaus des Qualitätsmanagementsystems lediglich eine fachkundige Begleitung erforderlich. Mittlerweile benennen die Mitarbeiter, vertreten durch eine „Kümmergruppe", die Abläufe, die Bereiche, wo Probleme bestehen oder wo Verbesserungen notwendig sind von sich aus und lösen diese in eigenen Problemlösungsteams. Aus der „Top-down"- ist eine „bottom-up"-Bewegung geworden. Der „Mitarbeiter vor Ort", der vor drei Jahren genau diese Probleme schon kannte, den aber keiner nach Lösungen fragte, ist jetzt zum Motor für eine dynamische Veränderung seines eigenen Bereiches, des gesamten Krankenhauses geworden. Er benötigt keine Anweisungen mehr, keine Stechuhr, sondern nur eine Vision, wo es hingehen soll. Und diese Vision lautet bei uns: Menschen helfen, daß ihr Leben gelingt!

Literatur

Meurer U (1998) Perspektiven für einen erfolgreichen Aufbruch. Führen & Wirtschaften 1:4–12

Darstellung von Prozessen als Basis für das Prozeßmanagement am Beispiel der stationären Krankenpflege

T. KRÄMER

Inhaltsverzeichnis

1 Aufgabenstellung und Einleitung *122*
2 Was sind Prozesse? *122*
2.1 Definition „Prozesse" und Bezug zum Gesamtversorgungsprozeß im Krankenhaus *122*
2.2 Definition „Krankenpflegeprozeß" als beispielhaft herangezogene Prozeßgruppe *125*
3 Tätigkeiten und Prozesse in der Pflege – Ergebnisse einer Literaturrecherche *127*
4 Erarbeitung einer Prozeßdarstellungsmethode *130*
4.1 Analyse vorhandener Darstellungsmethoden *130*
4.2 Darstellungskriterien *131*
4.3 Grundstruktur der Prozeßdarstellungsmethode *134*
4.4 Sinnbilder (Symbole) *135*
4.5 Grundformen von Ablaufstrukturen *137*
4.5.1 Aufeinanderfolge *138*
4.5.2 Und-Teilung *139*
4.5.3 Oder-Teilung *139*
4.5.4 Und-Zusammenführung *140*
4.5.5 Oder-Zusammenführung *140*
4.5.6 Und-Rückkopplung *141*
4.5.7 Oder-Rückkopplung *141*
5 Anwendung der Prozeßdarstellungsmethode an einem praktischen Beispiel *142*
5.1 Erhebung des Ist-Zustandes an einer Beispielstation *142*
5.1.1 Vorgehensmodell *142*
5.1.2 Techniken und Werkzeuge *143*
5.1.3 Auswahl eines Beispielprozesses *144*
5.1.4 Darstellung des Beispielprozesses *144*
5.2 Analyse und Ansatzpunkte zur Optimierung *149*
5.2.1 Analyse des Beispielprozesses *149*
5.2.2 Lösungsansätze für die aufgedeckten Problempunkte *150*
5.2.3 Ansätze für die Optimierung der Prozeßqualität *152*
6 Diskussion und Ausblick *153*
 Literatur *155*

1
Aufgabenstellung und Einleitung

Im Zusammenhang mit der zunehmenden Einführung von Qualitätsmanagementsystemen in Krankenhäusern aber auch mit der Umwandlung der alten tayloristischen – funktionsorientierten – Strukturen hin zu prozeßorientierten Abläufen, bekommt das Prozeßmanagement im Sinne der Erfassung, Darstellung, Analyse und Optimierung von Prozessen im Krankenhaus eine immer größere Bedeutung. Die vorliegende Arbeit zeigt am Beispiel der stationären Krankenpflege Werkzeuge für die Handhabung von Prozessen auf.

Nach einer Erläuterung des Prozeßbegriffes werden zunächst Prozesse aus dem Bereich der stationären Krankenpflege aufgezeigt, die anhand einer umfangreichen Literaturrecherche identifiziert werden konnten. Hier werden jedoch nur die Prozesse der Ausführungsebene und nicht die der Leitungsebene berücksichtigt. Anschließend wird die Erarbeitung einer Prozeßdarstellungsmethode beschrieben, die eine transparente Darlegung der Prozesse z. B. auch in Form einer Verfahrensanweisung ermöglicht. Mit dieser Methode wird nun an einem Beispielprozeß aus der Klinik, dessen Auswahlkriterien hier ebenfalls beschrieben werden, die Erhebung des Ist-Zustandes dargestellt. Im Anschluß an die Erhebung folgt die Analyse des Prozesses und das Aufzeigen von Lösungsansätzen. Diese beiden Schritte erfolgen nicht für das hier betrachtete spezielle Beispiel, sondern unter dem Aspekt der Allgemeingültigkeit heraus, da das beschriebene Vorgehen bei der Analyse und Optimierung nicht auf einen Einzelfall beschränkt bleiben soll. Beendet wird die Ausarbeitung mit einem Ausblick und einer Diskussion über die Anwendbarkeit der erarbeiteten Prozeßdarstellungsmethode.

Diese Ausführungen sind ein Auszug aus meiner Diplomarbeit (Krämer 1998), die an der Fachhochschule Lübeck, Fachbereich Angewandte Naturwissenschaften, Studiengang Technisches Gesundheitswesen in Zusammenarbeit mit der Medizinischen Universität zu Lübeck erstellt wurde. In diesem Zusammenhang möchte ich besonders Frau Prof. Dr. J. Liebelt FH und Herrn Dipl. Ing., Dr. med. C. Schuster, Leiter der Stabsstelle für Klinische Datenverarbeitung an der Medizinischen Universität zu Lübeck, für ihre engagierte Betreuung danken.

2
Was sind Prozesse?

2.1
Definition „Prozesse" und Bezug zum Gesamtversorgungsprozeß im Krankenhaus

Den Prozeß kann man als einen umfassenden Arbeitsablauf bezeichnen, bei dem eine Eingabe (Input) durch eine Tätigkeit (Aktivität) in ein Ergebnis (Output) transformiert wird. Die DIN EN ISO 8402 (Deutsches Institut für Normung e. V. 1997) definiert den Begriff des Prozesses wie folgt:

„Satz von in Wechselbeziehung stehenden Mitteln und Tätigkeiten, die Eingaben in Ergebnisse umgestalten. Mittel können Personal, Finanzen, Anlagen, Einrichtungen, Techniken und Methoden sein."

Es ist jedoch festzustellen, daß in einem Unternehmen nicht nur ein Prozeß durchgeführt wird, sondern das in der Regel ein ganzes Netzwerk von Prozessen zur Leistungserbringung durchlaufen werden muß. Betrachtet man dabei die im Krankenhaus angesiedelten Arbeitsbereiche wie Pflege, Diagnostik, Therapie aber auch Verwaltung und das Erbringen der Hotelleistungen, so bekommt man eine Vorstellung, wie komplex ein solches Prozeßnetzwerk ist. So lautet dann auch die Definition der EFQM (European Foundation for Quality Management): „Ein Prozeß ist eine Folge von Schritten, welcher aus einer Reihe von Inputs ein Output erzeugt und dadurch einen Mehrwert schafft. In jedem Unternehmen gibt es ein Netzwerk von Prozessen, die alle aufgeführt und verbessert werden müssen. Unter den Prozessen gibt es einige, die für den Unternehmenserfolg ausschlaggebend sind. Diese Prozesse müssen identifiziert werden. Sie überschreiten häufig Abteilungs- und Funktionsgrenzen und erfordern besondere Beachtung." (EFQM 1997)

Sucht man unter dem Begriff „Prozeß" in Nachschlagewerken, so erhält man dort als Antwort: „Prozeß, ... Vorgang, [Arbeits]verlauf, Ablauf; Verfahren; Entwicklung;" (Duden 1991). Dieser Ablauf ist in Abb. 1 graphisch dargestellt.

Bezogen auf die Medizin bedeutet diese Darstellung, daß aus dem Input, der hier z. B. aus dem Patienten, Daten, gesetzlichen Vorgaben, Arzneimitteln oder Geräten besteht, im Prozeß der Dienstleistungserbringung, d. h. durch Diagnostik, Therapie und Pflege aber auch die Hotelleistung, ein entsprechender Output erreicht wird. Dieser stellt sich z. B. in einer Diagnose, der Heilung oder Linderung einer Krankheit oder Erstellung einer Rechnung dar. Es handelt sich hierbei also immer um materielle oder immaterielle Produkte, die durch den Prozeß einen Mehrwert erhalten (sollten, da sie ansonsten „Verschwendung" darstellen).

Der medizinische Mehrwert orientiert sich dabei an den festgelegten Zielvorgaben des Prozesses und kann nicht grundsätzlich in materiellen oder monetären Größen festgehalten werden. Dies wird auch bei der Beurteilung der Effizienz und Wirtschaftlichkeit durchgeführter Maßnahmen deutlich. In der nächsten Abbildung ist der gesamte Ablauf des Patientenaufenthaltes im Krankenhaus vereinfacht dargestellt, um so den Zusammenhang der verwendeten Begriffe zu verdeutlichen.

Die in Abbildung 2 horizontal verlaufenden Pfeile stellen einzelne Prozesse des Gesamtversorgungsprozesses dar. Alle diese Prozesse, die für das Erbringen des Versorgungsauftrages von der Aufnahme bis zur Entlassung notwendig sind, bilden zusammen die „Prozeßkette". Neben dem zentral dargestellten Prozeß des Patientendurchgangs, erfolgen parallel dazu aber noch weitere Prozesse wie z. B. die Durchführung der Pflege oder das Erbringen der Hotelleistungen, die ebenfalls für die Erfüllung des Versorgungsauftrages notwendig sind. Der Gesamtversorgungsprozeß, der auch als „Geschäftsprozeß" bezeichnet werden kann, läßt sich strategisch strukturieren in wertschöpfende, unterstützende und Management-Prozesse. Zu den wertschöpfenden

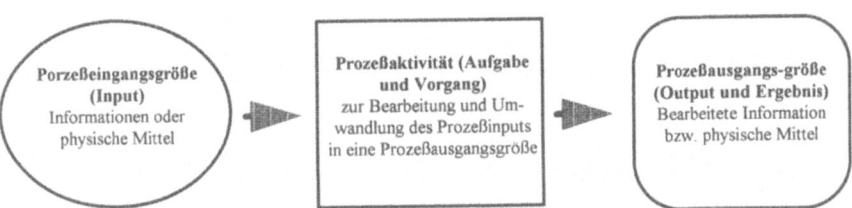

Abb. 1. Prozeßlogische Grundstruktur (Mod. nach Hengesbach u. Klinkenberg 1997)

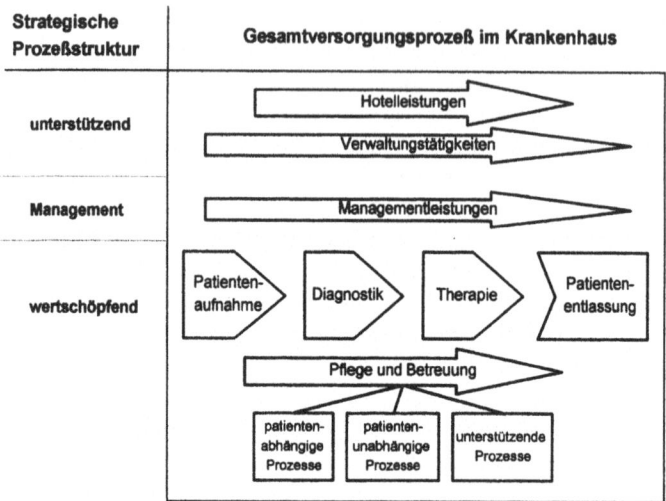

Abb. 2. Der Gesamtversorgungsprozeß

Prozessen zählen alle Tätigkeiten der Pflege, Diagnostik und Therapie, die dem Krankenhaus einen monetären Umsatz ermöglichen. In den Managementprozessen werden alle leitungsbezogenen Aufgaben zusammengefaßt. Alle weiteren Prozesse werden als unterstützenden bezeichnet. Beispielhaft sind hier die Prozesse der Küche und Verwaltung zu nennen.

In der obigen Abbildung ist weiterhin beispielhaft für die Prozeßgruppe der Pflege aber auch eine vertikal verlaufende Einteilung zu erkennen, die in dem nachfolgenden Kapitel verwendet wird. Wie hierbei schon deutlich wird, kann die Einteilung in Prozeßgruppen nach mehreren Gesichtspunkten erfolgen. Die Möglichkeiten der Prozeßgruppierung werden im Folgenden noch näher erläutert.

Um die in dieser Arbeit verwendete Nomenklatur klar zu verdeutlichen, wird in der nachfolgenden Abb. 3 die Rangfolge der Begriffe graphisch dargestellt. Hiernach wird

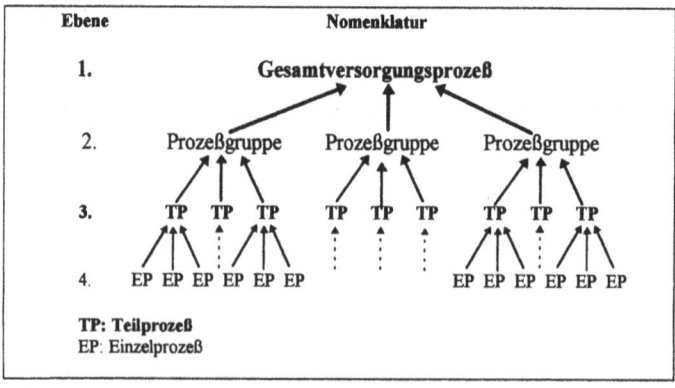

Abb. 3. Hierarchie von Prozessen

der Gesamtversorgungsprozeß aus Prozeßgruppen gebildet. Diese wiederum werden aus einigen Teilprozessen gebildet, die selbst wieder aus mehreren Einzelprozessen zusammengesetzt sind. Der Gesamtversorgungsprozeß wird immer detaillierter betrachtet, wobei die unterschiedlichen Detaillierungsgrade zu einer Prozeßhierarchie führen. Dabei können die einzelnen Ebenen mit unterschiedlichen Begriffen belegt werden, für die es keinen Standard gibt.

Prozesse können grundsätzlich nach den unterschiedlichsten Kriterien zu Prozeßgruppen geordnet und gruppiert werden. Beispielhaft sollen hier nur die Gruppierung nach Kosten, Arbeitszeit, Arbeitskräften oder Arbeitsstellen aufgeführt sein. Eine weitere Möglichkeit Prozesse zu ordnen, besteht in der thematischen Gruppierung. Hierbei werden die ermittelten Teilprozesse so in Prozeßgruppen zusammengeschlossen, daß sie alle einer bestimmten, zuvor definierten, Thematik entsprechen. Diese Art der Prozeßgruppierung ermöglicht eine Darstellung, die unabhängig von bestimmten Kostenstellen, Arbeitskräften und dergleichen ist. Mögliche Prozeßgruppen können somit z. B. auch die schon beschriebene strategische Strukturierung in wertschöpfende, Management- und unterstützende Prozesse sein. In dieser Arbeit wird für den Bereich der Pflege die Einteilung nach patientenabhängigen, patientenunabhängigen und unterstützenden Prozessen gewählt (s. Abb. 2).

2.2
Definition „Krankenpflegeprozeß" als beispielhaft herangezogene Prozeßgruppe

Die vorliegende Arbeit basiert auf einem Beispiel der stationären Krankenpflege. Da sich die stationäre Krankenpflege in der Bundesrepublik Deutschland in den vergangenen Jahren in ihrer Ausübung immer mehr an dem Krankenpflegeprozesses orientiert hat, wird dieser Begriff hier kurz dargestellt und erläutert:

Unter dem Krankenpflegeprozeß wird heute die systematische patientenorientierte Pflegeplanung verstanden. Das Konzept des „nursin process" erschien in der amerikanischen Literatur zuerst in den 60er Jahren. Die Weltgesundheitsorganisation (WHO) hat dieses Konzept zur Beschreibung der Pflege aufgegriffen und den Pflegeablauf in mehreren Stufen beschrieben (Juchli 1991). Der Krankenpflegeprozeß hat zum Ziel, auf systematische Art und Weise dem Bedürfnis des Patienten nach pflegerischer Betreuung zu entsprechen. Dabei besteht dieser Prozeß aus einer Reihe von logischen, voneinander abhängigen Überlegungs-, Entscheidungs- und Handlungsschritten, die auf eine Problemlösung ausgerichtet sind und im Sinne eines Regelkreises einen Rückkopplungseffekt in Form von Beurteilung und Neuanpassung enthalten (Fiechter und Meier 1985). Die Pflege kann nur dann zum Erfolg führen, wenn alle Pflegemaßnahmen und -handlungen sinnvoll aufeinander abgestimmt sind und sich ergänzen. Das pflegerische Handeln muß somit zielgerichtet und kontrollierbar sein, was für die Vielzahl der einzelnen Maßnahmen bedeutet, daß sie im voraus planbar, systematisch nachvollziehbar und im nachhinein bewertbar sind. Das Resultat der Pflege wird am Pflegeziel gemessen. Wenn das Ziel erreicht wird, ist der Vorgang beendet. Wenn aber Abweichungen vom gesetzten Ziel vorkommen oder neue Probleme auftreten, beginnt der ganze Prozeß von neuem. Es müssen zusätzliche Informationen gesammelt werden, Probleme und Ziele neu formuliert und die Maßnahmen entsprechend angepaßt werden. Wie nachfolgend dargestellt, ist der Krankenpflegeprozeß nach Fiechter und Meier einem Regelkreis nachempfunden (Abb. 4).

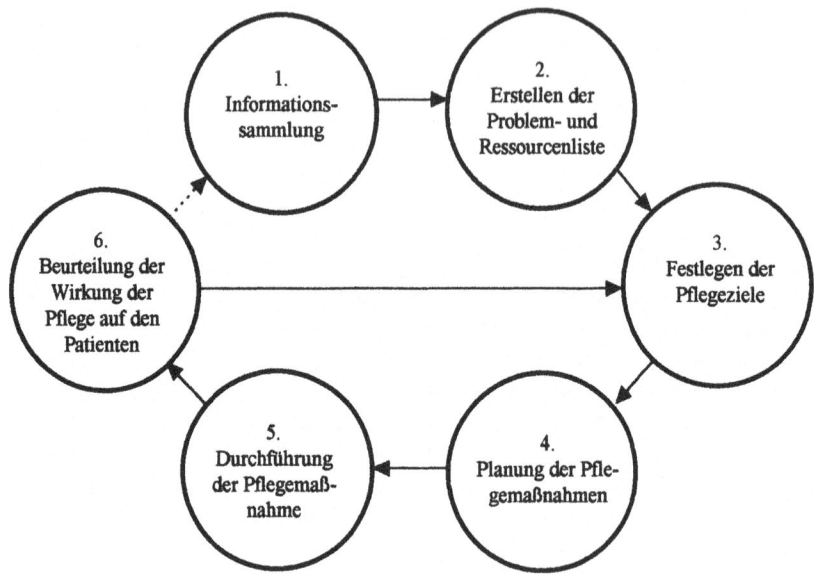

Abb. 4. Regelkreis des Krankenpflegeprozesses (Mod. nach Fiechter u. Meier 1985)

Man kann erkennen, daß sich der Aufbau des Regelkreises des Krankenpflegeprozesses an dem von dem Amerikaner W. E. Deming entwickelten PDCA-Zyklus oder Deming-Zyklus orientiert. PDCA steht dabei für die Aktivitäten Plan (Planen) – Do (Ausführen) – Check (Überprüfen) – Act (Anpassen). Dieser ebenfalls wie ein Regelkreis aufgebaute Zyklus ist eine universell anwendbare Abfolge von Aktivitäten mit dem Ziel, etwas zu verbessern (Imai 1996). In der folgenden Abb. 5 ist der PDCA-Zyklus nach Deming mit der Übersetzung ins Deutsche dargestellt.

Zunächst wird mit der Analyse der derzeitigen Situation begonnen. Aus den gewonnenen Daten wird ein Verbesserungsplan erarbeitet, der anschließend umgesetzt wird. Nun wird überprüft, ob seine Umsetzung zur erwarteten Verbesserung geführt hat. Ist das Ergebnis positiv, werden die neuen Arbeitsmethoden standardisiert. Sie dienen nun weiter als Basis für Verbesserungen. Wird das Ziel jedoch nicht erreicht, so muß der Regelkreis von neuem durchlaufen werden. Es wird also erneut ein Plan er-

Abb. 5. PDCA-Zyklus (Mod. nach Deming)

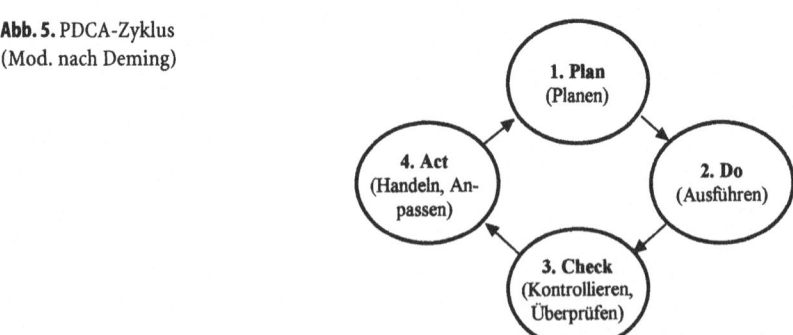

arbeitet, der anschließend umgesetzt wird. Danach erfolgt wieder die Ergebniskontrolle, die entsprechend bewertet wird. Auf diese Weise wird der Kreis geschlossen. Es zeigt sich also, daß die Systematik des PDCA-Zyklus ebenso in dem Krankenpflegeprozeß wiederzufinden ist. Dort sind lediglich die einzelnen Schritte anders aufgeteilt und für die Krankenpflege optimiert. Dies ist u. a. darin begründet, da der PDCA-Zyklus ein allgemeines Hilfsmittel darstellt, das in allen Bereichen und auf allen Ebenen angewendet werden kann.

3 Tätigkeiten und Prozesse in der Pflege – Ergebnisse einer Literaturrecherche

Neben der systematische Pflegeplanung, die heute als Krankenpflegeprozeß bezeichnet wird, erstreckt sich in der Krankenpflege aber noch ein breites Feld an weiteren Tätigkeitsgruppen. Es ist auffällig, daß es nur wenig eingehende Literatur gibt, die die Aufgabengebiete und somit die unterschiedlichen Prozesse in der stationären Krankenpflege gezielt aufzeigen. Standardwerke aus dem Bereich der Pflege geben dabei meist nur allgemein Auskunft über das Spektrum der pflegerischen Arbeitsabläufe. Aus diesem Grund flossen hier auch Informationen aus Stellenbeschreibungen und Leitbildern der Berufsverbände mit ein. Um einen besseren Überblick über die Bandbreite der pflegerischen Prozesse zu erhalten, ist es sinnvoll die Betrachtungstiefe der einzelnen Prozesse zu reduzieren und entsprechende übergeordnete Teilprozesse festzulegen. Dadurch wird u. a. auch eine thematische Gruppierung der einzelnen Tätigkeiten erreicht. Aus den in der Literatur aufgeführten Aufgaben und Tätigkeiten in der stationären Krankenpflege lassen sich die folgenden Prozesse herausarbeiten.

1. Grundpflegerische Tätigkeiten,
2. behandlungspflegerische Tätigkeiten,
3. administrative Tätigkeiten,
4. Begleitung,
5. Durchführung hygienischer Tätigkeiten,
6. Forschung,
7. Informationssammlung (Pflege-Anamnese, Krankenbeobachtung),
8. Pflegeplanung (Erstellung der Problem und Ressourcenliste, Zielformulierung, Maßnahmenanordnung),
9. Dokumentation,
10. Leistungsanforderung,
11. Terminierung,
12. Personalplanung,
13. Präsentation,
14. Aus-, Fort- und Weiterbildung,
15. Durchführung gesetzlicher Vorgaben,
16. Information.

Neben diesen 16 genannten Prozessen ist jedoch noch eine weitere Prozeßgruppe relevant:

17. Erarbeitung und Ausführung von Standards.

Außer den oben genannten konkret darzustellenden Arbeitsabläufen, müssen aber auch noch weitere begleitende bzw. unterstützende Prozesse genannt werden. Im einzelnen sind dies:

18. Kooperation,
19. Kommunikation,
20. Motivation,
21. Beaufsichtigung.

Diese letztgenannten Punkte können zum einen als sog. „weiche Prozesse" (Kooperation, Kommunikation, Motivation) und zum anderen als unterstützende Prozesse bezeichnet werden. In einem weiteren Schritt können nun die für die Pflege herausgearbeiteten Prozesse so zusammengefaßt und gruppiert werden, daß sie in drei großen Prozeßgruppen eingeteilt werden können. Die Einteilung der Prozeßgruppen erfolgt zunächst in patientenabhängige und patientenunabhängige Prozesse. Da einige Prozesse jedoch nicht in dieses eindeutige Schema einzuordnen sind, werden sie der unterstützenden Prozeßgruppe zugewiesen. Die Prozesse können innerhalb der patientenabhängigen Prozeßgruppe wiederum so zusammengefaßt werden, daß sie übergeordnete Teilprozesse bilden. Die Bezeichnung der Teilprozesse ist hier bewußt allgemein gewählt worden, da so eine Reduzierung auf einige wenige, aber wesentliche, Teilprozesse möglich ist. Die Anordnung der Teilprozesse ist dabei an den Krankenpflegeprozeß nach Fiechter und Meier angelehnt. Es wurden hier aber bewußt noch weitere Elemente mit aufgenommen, da so auch eine Einbeziehung des ärztlichen Bereiches für möglich erscheint. Der Abgleich der pflegerischen mit den ärztlichen Prozessen erfolgt anhand einer Doktorarbeit, die im Vorfeld an der Medizinischen Universität zu Lübeck durchgeführt wurde (Macrea 1997). Danach ergibt sich für das Behandlungsteam aus Arzt und Pflege folgende Prozeßeinteilung:

- Patientenabhängige Prozesse:
  - Informationssammlung,
    Pflege-Anamnese,
    Krankenbeobachtung,
    Dokumentation,
  - Problem- und Ressourcenliste erstellen,
    Problem- und Ressourcenliste erstellen (als Bestandteil der Pflegeplanung),
  - Zielformulierung,
    Zielformulierung (als Bestandteil der Pflegeplanung),
  - Information,
    Information (Beratung, Anleitung),
  - Anordnung,
    Anordnung von Maßnahmen (als Bestandteil der Pflegeplanung),
    Maßnahmendurchführung,
    grundpflegerische Tätigkeiten
    behandlungspflegerische Tätigkeiten,
    Begleitung,
    administrative Tätigkeiten,
    Leistungsanforderung,
    Durchführung gesetzlicher Vorgaben,
    Durchführung hygienischer Maßnahmen,

- Präsentation,
  Präsentation,
- Bewertung,
  Bewertung (als Bestandteil der Pflegeplanung).
- Patientenunabhängige Prozesse:
  - Personalplanung,
  - Aus-, Fort- und Weiterbildung,
  - Erarbeitung und Ausführung von Standards,
  - Forschung.
- Unterstützende Prozesse:
  - Beaufsichtigung,
  - „weiche Prozesse",
    Kooperation,
    Kommunikation,
    Motivation.

Die in der patientenabhängigen Prozeßgruppen aufgeführten Teilprozesse lassen sich bei näherer Betrachtung ebenfalls wie der Krankenpflegeprozeß nach Fiechter und Meier graphisch in einem Regelkreis darstellen. In Abbildung 6 ist abschließend der erarbeitete Zyklus dargestellt.

Der Zyklus beginnt wie der Krankenpflegeprozeß mit der Informationssammlung. Bei dem Arzt und der Pflegekraft erfolgt dies annähernd gleich, da beide zunächst eine Anamnese durchführen und im weiteren Verlauf des Aufenthaltes eine entsprechende

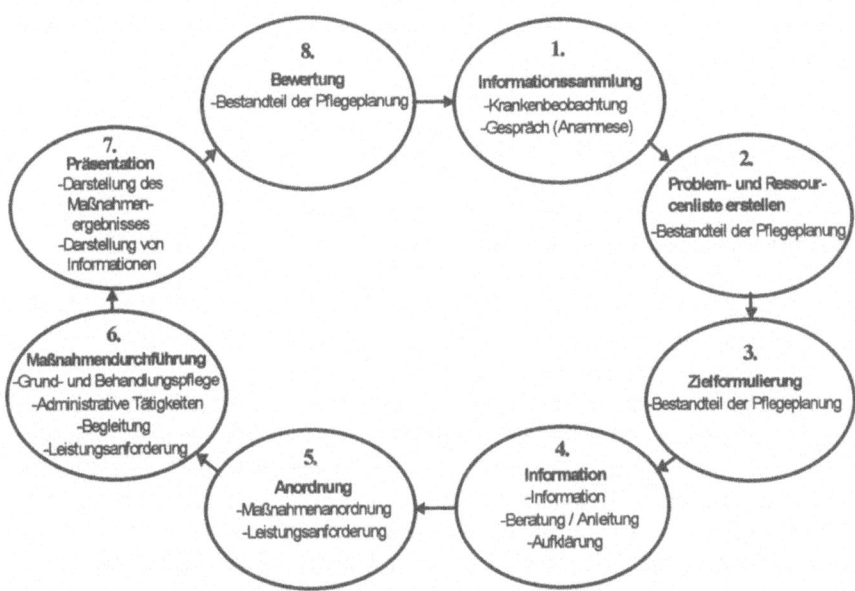

Abb. 6. Regelkreis – patientenabhängige Prozesse aus Sicht der Pflege

Krankenbeobachtung durchführen. Aus den gesammelten Informationen wird im nächsten Schritt eine Problem- und Ressourcenliste für den Patienten erstellt. In der Pflege ist dieser Schritt Bestandteil der Pflegeplanung. Der Arzt führt diese Gegenüberstellung ebenfalls bei der Festlegung auf eine Diagnose oder Entscheidung für eine Therapie bewußt oder unterbewußt durch, wenngleich auch dies nicht so dokumentiert wird wie in der Pflege. Aus der Problem- und Ressourcenliste erfolgt als nächstes die Zielformulierung, mit der festgelegt wird was erreicht werden soll. Dies sollte nach Möglichkeit zusammen mit dem Patienten erfolgen. Über die sich aus der Zielformulierung ergebenden notwendigen Maßnahmen muß der Patient im Anschluß informiert werden. Nach der Information und der Einwilligung durch den Patienten zu der Maßnahme erfolgt die Maßnahmenanordnung. In der Pflege wird dazu die notwendige Maßnahme in die Pflegeplanung oder das Kurvenblatt eingetragen. Der Arzt ordnet in der Regel die durchzuführenden Maßnahmen durch einen Eintrag auf dem Visitenblatt an. Nach der Maßnahmendurchführung, die in Form einer pflegerischen, diagnostischen oder therapeutischen Tätigkeit besteht, wird das Ergebnis in Form einer Präsentation dargestellt. Dies kann z. B. die Schichtübergabe bei der Pflege sein oder im ärztlichen Bereich die Darstellung von Patienteninformationen bei einer Fallbesprechung. Abschließend wird das Maßnahmenergebnis bewertet und mit der Zielvereinbarung verglichen. Da auf diese Weise in der Regel auch wieder neue Informationen gesammelt werden, schließt sich nun wieder der Kreis.

Die Darstellung als Regelkreis ist natürlich wie der Krankenpflegeprozeß nur als strukturiertes Vorgehensmodell gedacht und nicht auf jede einzelne Situation bzw. Tätigkeit in der Praxis übertragbar. Der Unterschied zum Krankenpflegeprozeß besteht im wesentlichen in der Hinzunahme der Elemente Information, Anordnung und Präsentation. Diese Punkte werden zunächst vielleicht nur dem ärztlichen Bereich zugeschrieben, können aber dennoch bei genauerer Betrachtung ebenfalls in der Pflege wiedergefunden werden. Beispielhaft sei hier die Präsentation aufgeführt, die bei der Pflege in der Schichtübergabe wiederzufinden ist.

4
Erarbeitung einer Prozeßdarstellungsmethode

4.1
Analyse vorhandener Darstellungsmethoden

Zunächst soll untersucht werden, welche verwandten Verfahren bereits für die Prozeßdarstellung existieren und u. U. in die Entwicklung einer Prozeßdarstellungsmethode integriert werden können.

In der Literatur sind bereits einige Verfahren beschrieben, die sich mit der Darstellung von Arbeitsabläufen befassen. Teilweise können auch Verfahren und Normen von verwandten Prinzipen verwendet werden. Hier ist insbesondere die Norm DIN 66001 (Deutsches Institut für Normung e. V. 1995) zu nennen, die sich mit unterschiedlichen Darstellungsarten in der Informationsverarbeitung befaßt. Es erfolgt hier auch eine Definition von Sinnbildern (Symbolen), die mit abgewandelter Bedeutung auch für andere Bereiche als die Informationsverarbeitung verwendet werden können.

Es kann grundsätzlich zwischen der verbalen und der grafischen Darstellung von Arbeitsabläufen unterschieden werden. Da aber wie bereits erwähnt die Prozesse sehr komplex gestaltet sein können, wird im allgemeinen auf eine rein textliche Darlegung verzichtet.

Die gebräuchlichsten Darstellungsformen der Ablauforganisation sind die bildliche Darstellung in Form von Ablaufdarstellungen (Verband für Arbeitsstudien und Betriebsorganisation e. V. 1985). Weiter heißt es dort: „Ablaufdarstellungen zeigen die logische Aufeinanderfolge von Tätigkeiten beziehungsweise Vorgängen oder von Ereignissen, meist unter näherer Angabe weiterer Daten für einzusetzende Arbeitsmittel, Arbeitsgegenstände und anderes." Es wird dort auch festgestellt, daß bei einer grafischen Darstellung jedoch nicht völlig auf Text verzichtet werden kann. „Alle grafischen Darstellungen von Ablaufstrukturen verwenden in erster Linie Symbole, doch müssen diese auch erläutert und im Regelfall die Darstellung insgesamt auch durch Beschriftungen vervollständigt werden."

Eine weitere hier zu erwähnende Methode ist der Aufgabenfolgeplan. Dieser eignet sich dann, wenn es darum geht, die in der Aufgabenanalyse gewonnenen Aufgabenbausteine in eine zeitliche und sachlich sinnvolle sowie gemessen an gesetzten Zielen vorteilhafte Reihenfolge zu bringen (Liebelt und Sulzberger 1989). Bei dieser Technik handelt es sich in der einfachsten Version neben Verzweigungs- und Verknüpfungssymbolen um Zeichen, in die nur die zu erfüllenden Aufgaben im Klartext eingetragen werden. Diese Form wird nach den Autoren jedoch selten angewendet, da es immer wichtig ist, welcher Aufgabenträger die jeweilige Aufgabe erfüllt. Liebelt und Sulzberger stellen hier auch fest, daß es keine verbindliche Norm für die Darstellung von Folgeplänen existiert. Die oben angesprochene Norm DIN 66001 ist lediglich für die Darstellung in der Informationsverarbeitung verbindlich. Es finden sich jedoch auch hier einige Regeln für die Darstellung sowie ein Symbolinventar, das sich in der Praxis bewährt hat.

Aus dem Bereich der Informationsverarbeitung ist der Programmablaufplan herauszustellen, der neben anderen Darstellungsarten jedoch am ehesten die gestellten Anforderungen erfüllt. Der Programmablaufplan beschreibt den Ablauf der Operationen in einem informationsverarbeitendem System in Abhängigkeit von den jeweils vorhandenen Daten. Er besteht im wesentlichen aus Sinnbildern (Symbolen) und erläuterndem Text. Nach der DIN 66001 (Deutsches Institut für Normung e. V. 1995) können dabei mit Hilfe der Sinnbilder u. a. Reihenfolgen, Zugriffsmöglichkeiten und hierarchische Zuordnungen aufgezeigt werden.

An dieser Stelle wird die Analyse bekannter Darstellungsformen beendet und zur Erarbeitung der neuen Prozeßdarstellungsmethode übergegangen.

4.2
Darstellungskriterien

Zunächst sollen die Kriterien, die für die Darstellung der Arbeitsabläufe von Relevanz sind, erarbeitet und ausgeführt werden, damit im Vorfeld klar ist, welche Forderungen die neu zu erarbeitende Methode zu erfüllen hat. Dieses Vorgehen ist mit der Anlage eines Pflichtenheftes zu vergleichen, in dem die Anforderungen an ein Produkt festgehalten werden. Für eine Prozeßdarstellungsmethode sind folgende Kriterien relevant und zu beachten:

- Einfache und effiziente Erstellung sowie Handhabung der Darstellung;
- übersichtliche Darstellung, so daß eine einfache Erfassung, bzw. Auswertung der Daten möglich ist;

- es sollen mit einer Methode Prozesse unterschiedlicher Arbeitsbereiche dargestellt werden können;
- die Darstellung soll eine eindeutige Reihenfolge des Arbeitsablaufes aufzeigen;
- kurze schriftliche Ergänzungen oder Erläuterungen sollen möglich sein;
- die Verantwortlichen, bzw. Ausführenden für die Tätigkeit sollen eindeutig erkennbar sein;
- für den Prozeß benötigte Inputs aber auch sich ergebende Outputs sollen mit erfaßt und dargestellt werden können.

Aus den bei REFA (Verband für Arbeitsstudien und Betriebsorganisation e. V. 1985) aufgeführten Anforderungen an eine Darstellungstechnik für Ablauforganisationen sind jene anschließend aufgeführt, die auch für die Prozeßdarstellung relevant sind.

- Eine Ist-Aufnahme muß auf rationelle Weise die Erfassung der benötigten Informationen ermöglichen;
- es muß ein einheitliches Instrumentarium von Begriffen und Symbolen vorhanden sein;
- entsprechend dem jeweiligen Untersuchungszweck soll sowohl eine sehr grobe, als auch eine sehr feine Darstellung der Abläufe möglich sein;
- es müssen sich sowohl Arbeitsabläufe an einzelnen Arbeitsplätzen als auch solche Arbeitsabläufe darstellen lassen, an denen eine Vielzahl von Arbeitssystemen beteiligt sind.

Eine an der Fachhochschule Lübeck (Liebelt 1997) vorgestellte Prozeßdarstellungsmethode erfüllt in bezug auf die Strukturierung die im Vorfeld geforderten Kriterien für eine strukturierte und systematische Prozeßdarstellung. Aus diesem Grund wird von dieser Methode die Grundstruktur weitestgehend übernommen und nur in Teilen modifiziert. Um eine einfache und effiziente Erstellung sowie Handhabung zu erreichen, muß zunächst eine unkomplizierte und übersichtliche Aufbaustruktur der Darstellungsmethode erarbeitet werden. Hierzu gehört ebenfalls die Erarbeitung einer leicht verständlichen und eindeutigen Symbolik, mit der die Darstellung durchgeführt werden soll. Des weiteren müssen feste Regeln aufgestellt werden, wie die Symbole angeordnet und miteinander verbunden werden können.

Durch eine einheitliche und übersichtliche Darstellung der erarbeiteten Prozesse soll auch eine entsprechend einfache Auswertung der Prozeßdarstellung möglich sein. Diese Forderung geht zum großen Teil mit dem erstgenannten Kriterium der einfachen Erstellung konform. Hier muß jedoch auch bedacht werden, daß das Personal, welches mit den dargestellten Prozeßabläufen arbeiten soll, aus unterschiedlichen Berufsgruppen kommt und zunächst eine Einweisung in diese neue Technik erfahren muß. Damit hier ein gutes Aufwand - Nutzen Verhältnis entsteht, muß die Einarbeitung in das Verfahren so einfach wie möglich gestaltet sein, da ansonsten mit einer zu großen Antipathie gegenüber dem Verfahren zu rechnen ist.

Mit Hilfe einer einheitlichen symbolischen Darstellung ist es möglich, unterschiedliche Prozeßtiefen darzustellen. So ist es z. B. möglich, daß ein Symbol bei einer groben Darstellung eine detaillierte Darstellung zusammenfaßt und so den Ablauf übersichtlicher gestaltet. Der Detaillierungsgrad richtet sich dabei nach dem Zweck der Darstellung. Aufgrund dieser Möglichkeit, unterschiedliche Prozeßtiefen darzustellen, ist eine bessere Transparenz der Arbeitsabläufe gegeben. Zur Verdeutlichung der unterschiedlichen Betrachtungstiefen seien hierzu zwei kurze Beispiele dargestellt:

Als sehr oberflächliche Prozeßbetrachtung kann man z. B. den Patientenaufenthalt im Krankenhaus so darstellen, daß der Patient in das Krankenhaus kommt, geheilt wird und anschließend wieder entlassen wird. Dieser Prozeß besteht nur aus drei Schritten, wobei hier aber keine detaillierteren Informationen über das „wie" gegeben werden.

Das zweite, diesmal detaillierte Beispiel, soll die stationäre Patientenaufnahme in ihren Details aufzeigen. Nach der Erfassung der Patientenstammdaten und der Unterzeichnung des Krankenhausvertrages in der Patientenaufnahme erfolgt der Transport auf die entsprechende Station. Dies erfolgt je nach Gesundheitszustand selbständig, oder mit Hilfe des Transportdienstes. Hier wird der Patient durch eine Pflegeperson empfangen und in sein Zimmer gebracht. Nach evtl. er Hilfe bei der Einrichtung des Zimmers, bekommt der Patient kurz die Station gezeigt. An dieser Stelle soll das Beispiel beendet werden, wobei in der Praxis der Prozeß der Patientenaufnahme noch weiter ausgeführt werden kann. Dies hängt dann von der Definition des Prozeßumfangs ab.

Letztlich soll mit diesen beiden Beispielen verdeutlicht werden, daß mit einer tieferen Betrachtungsebene zum einen der Informationsgehalt des dargestellten Prozesses steigt sowie zum anderen aber auch die gesamte Erarbeitung und Darstellung der einzelnen Abläufe komplexer und umfangreicher wird. Um die Darstellung so übersichtlich und transparent wie möglich zu gestalten, sollte die Prozeßdarstellung immer mit einer graphische Darstellung des Ablaufes unterstützt werden. Auf diese Weise lassen sich insbesondere Probleme und Schwachstellen effizienter und klarer aufdecken.

Die Darstellungsmethode soll des weiteren eine eindeutige Reihenfolge des Prozesses aufzeigen. Dies ist z. B. durch die Darstellung mittels eines Flußdiagramms gegeben. Zu einer weiteren besseren Übersicht werden die einzelnen Symbole fortlaufend nummeriert. Bei der Verwendung des Flußdiagramms müssen jedoch auch bestimmte Regeln berücksichtigt werden, die als die Grundformen von Abläufen bezeichnet werden. Die Grundformen von Abläufen legen eindeutig fest, welche Abfolgen und Aufteilungen, bzw. Zusammenführungen in einer Ablaufdarstellung auf welche Weise verwendet und dargestellt werden müssen. Es ist demnach klar zu erkennen, ob Tätigkeiten in einfacher Folge miteinander verknüpft sind oder ob sie parallel bzw. alternativ auftreten.

Nach REFA (Verband für Arbeitsstudien und Betriebsorganisation e. V. 1985) gibt es folgende 7 Grundformen von Abläufen:

1) Aufeinanderfolge (Struktur ohne Teilung oder Zusammenführung),
2) Und-Teilung,
3) Oder-Teilung,
4) Zusammenführung nach Und-Teilung (Und-Zusammenführung),
5) Zusammenführung nach Oder-Teilung (Oder-Zusammenführung),
6) Und-Rückkopplung,
7) Oder-Rückkopplung.

Diese Grundformen werden weiter unten noch eingehender dargestellt.

Dadurch, daß die Symbole nur eine Darstellungshilfe sind und nichts über die eigentliche Tätigkeit aussagen, muß die Möglichkeit für schriftliche Erläuterungen und Bemerkungen eingeräumt werden. Aus Gründen der Übersichtlichkeit erfolgt dies sinnvollerweise parallel zu der graphischen Darstellung, so daß beide Informationen (graphische und schriftliche) nebeneinander zusammenhängend betrachtet werden können.

Bei einer transparenten Prozeßdarstellung ist es auch wichtig, daß für jede Tätigkeit ein Verantwortlicher bzw. Ausführender festgelegt ist. Nur so kann z. B. bei einer Störung oder einem Konflikt im Prozeßablauf auch der entsprechende Ansprechpartner klar identifiziert werden. Außerdem kann somit das Aufgabengebiet der entsprechenden Person oder Personengruppe besser erfaßt werden, da hier im Idealfall alle Prozesse und damit deren Verantwortliche dargestellt sind.

Um Prozesse vollständig darzustellen, ist es notwendig auch in den Prozeß eingehende Inputs wie Hilfsmittel, Formulare, Arbeitsanweisungen usw. sowie sich aus dem Prozeß ergebende Outputs wie Daten, Aufzeichnungen, Befunde usw. zu erfassen und mit darzustellen. Die Darstellung sollte ebenfalls parallel zu der Eingabe- bzw. Ausgabestelle erfolgen, damit der Zusammenhang zwischen In- bzw. Output und entsprechender Stelle bzw. Tätigkeit deutlich wird.

4.3
Grundstruktur der Prozeßdarstellungsmethode

Mit der Festlegung der Grundstruktur wird entscheidend Einfluß auf die weitere Arbeit mit der Darstellungsmethode gelegt. Es ist daher bei diesem Schritt essentiell, auf eine übersichtliche Darstellung und benutzerfreundliche Anwendung zu achten. Des weiteren sollen aber auch die im vorherigen Kapitel angesprochenen Kriterien und Forderungen bezüglich der Prozeßdarstellung erfüllt werden. Um alle diese Forderungen zu erfüllen ist es notwendig, daß mehrere Informationen parallel nebeneinander angeordnet werden können. Aus diesem Grund wird als Basis für die Darstellung eine mehrspaltige Tabelle gewählt, bei der die einzelnen Spalten mit den verschiedenen Informationsgruppen belegt werden können und die einzelnen Zeilen von dem jeweils beschriebenen Prozeß abhängen. Die bei der Prozeßdarstellung zu berücksichtigenden und darzustellenden Informationsgruppen lassen sich wie folgt benennen.

- Verantwortlicher/Ausführender,
- Ablaufplan,
- Tätigkeit/Erläuterung,
- In-/Output.

Die Anordnung auf dem Formblatt erfolgt entsprechend als Spaltenüberschriften. Bei der Aufteilung der Spalten sollte der Darstellung des Ablaufplans der meiste Platz eingeräumt werden, da je nach Komplexität des Prozesses die graphische Darstellung sehr umfangreich sein kann. Die nachfolgende Abb. 7 zeigt den Aufbau für die Kopfzeile der Tabelle:

Tätigkeit / Erläuterung	Ablaufplan	Verantwortlicher / Ausführender	In- / Output

Abb. 7. Kopfzeile der Prozeßdarstellungstabelle

Die in den einzelnen Spalten einzutragenden Informationen zu dem Prozeß lassen sich in der Tabelle an dem dort eingebundenen Flußdiagramm (Ablaufplan) ausrichten. Auf diese Weise ist sehr leicht ersichtlich, welcher Verantwortliche bzw. Ausführende für welche Tätigkeit zuständig ist und welcher In- bzw. Output hier erfolgt. Die zeitliche Abfolge des Prozesses ergibt sich aus der Darstellungsreihenfolge im Flußdiagramm und der dortigen Nummerierung. Um zwischen dem Verantwortlichen und dem Auszuführenden einer Tätigkeit unterscheiden zu können, sollte hier eine eindeutige Kennzeichnung erfolgen. Eine Möglichkeit ist hier z. B. das Anfügen eines Buchstaben (V für Verantwortlicher, A für Ausführender) oder bei der Verwendung eines Computerprogramms das unterschiedliche Formatieren der beiden Personen in der Darstellung.

Für eine deutlichere Darstellung des In- und Outputs kann dies durch entsprechende graphische Hilfsmittel (z. B. Pfeile) unterstützt werden. Generell sollte die Darstellung auf einem Formblatt erfolgen, auf dem grundsätzliche Informationen über den dargestellten Arbeitsablauf wie z. B. Prozeßname, Erstellungsdatum, Verantwortlicher usw. festgehalten werden können. Durch das festhalten dieser Angaben erhält man eine eindeutige Kennzeichnung der erfaßten und z. Z. gültigen Prozesse. Dies ist unablässig, wenn diese Methode zur Darstellung von Verfahrensanweisungen im Rahmen eines Qualitätsmanagementsystems verwendet wird. Die oben angesprochenen Informationen über den Prozeß lassen sich in der Kopf- bzw. Fußzeile des Formblattes in entsprechend angeordneten Feldern eintragen. Eine empfohlene Möglichkeit für die Gestaltung der Kopf- bzw. Fußzeile ist im Anschluß dargestellt.

Ein Beispiel für die Gestaltung der Kopfzeile zeigt Abb. 8.

Bezeichnung der Institution:	Prozeßname:	Prozeßnummer:

Abb. 8. Kopfzeile des Formblattes zur Prozeßdarstellung

Ein Beispiel für die Gestaltung der Fußzeile zeigt Abb. 9.

Erstausgabe:	Datum	Name	Abteilung:
Revision:	erstellt:		Seite X von Y
Stand:	geprüft:		
Datei:	freigegeben:		

Abb. 9. Fußzeile des Formblattes zur Prozeßdarstellung

4.4
Sinnbilder (Symbole)

Damit die graphische Darstellung der Prozesse so klar und eindeutig wie möglich erfolgt, wird das Flußdiagramme zur graphischen Darstellung des Ablaufs verwendet. Neben der Einhaltung von bestimmten Grundregeln, die im nachfolgenden Kapitel erläutert werden, bedarf es auch der Beachtung einer im Vorfeld festgelegten Systematik bei der Verwendung von Symbolen. So wird jedem verwendeten Symbol eine eindeutige Bedeutung zugeordnet, damit das „Lesen" des Flußdiagramms erleichtert wird. „Die Größe und Lage der Sinnbilder darf dem jeweiligen Anwendungsfall entsprechend gewählt werden, jedoch müssen die Sinnbilder in ihrem Charakter erkennbar bleiben. Es wird empfohlen, für das Zeichnen der Sinnbilder eine Schablone nach Beiblatt 1 zu DIN 66001 zu benutzen" (Deutsches Institut für Normung e. V. 1995). Mittlerweile gibt es aber auch mehrere Softwarelösungen, die das Ausfüllen des Formblattes und das Erstellen der Flußdiagramme am Computer erleichtern. Gründe, die für eine Erstellung mit dem Computer sprechen, sind u. a. die leichtere Korrekturmöglichkeit von fehlerhaften Einträgen aber auch bei einer Veränderung im Arbeitsablauf muß nicht der gesamte Prozeß neu erstellt werden, sondern es muß nur in der abgespeicherten Datei die entsprechende Änderung vorgenommen werden. Weiterhin ergibt sich gegenüber der handschriftlichen Ausführung mit Hilfe der Computerdarstellung ein ansprechenderes Erscheinungsbild der Prozeßdarstellung.

Die Argumente die gegen einen Einsatz des Computers zu nennen sind, sind zum einen die Anschaffungskosten für die Hard- und Software, wobei die Hardware meist aber schon vorhanden ist und lediglich mit der neuen Software aufgerüstet werden muß, sowie zum anderen der Arbeitszeitverlust für die Einarbeitung der betroffenen Mitarbeiter in die Software. Die hier genannten Argumente gegen den Computereinsatz können jedoch die Vorteile, die sich durch die Verwendung des Computers ergeben, nicht aufwiegen, so daß generell eine Empfehlung für den Computereinsatz zur Erstellung von Prozeßdarstellungen gegeben werden kann.

Beispielhaft seien hier einige Softwarelösungen für die Erstellung von Flußdiagrammen genannt.

- ABC Flow Charter® von der Micrografx Inc.
  (Internet-Seite: http://www.micro grafx.com/),
- CorelFlow® von der Corel Corporation (Internet-Seite: http://www.corel.com),
- Smart Draw® von SmartDraw Software Incorporated
  (Internet-Seite: http://www. smartdraw.com),
- SyTools32® V 1.1 von Anvory Soft (Internet-Seite: http://www.one-o.com/~avrsoft).

Eine umfassende Übersicht über die z. Z. erhältliche Software für diesen Bereich findet man auf folgender Internet-Seit e (Stand: 07/98): http://www.sellers-associates.com/prod01. htm#diagrammin

Die oben aufgelisteten Programme verfolgen dabei jedoch eine unterschiedliche Intention. Während die ersten beiden Programme professionelle Softwareprodukte darstellen, sind die beiden letzteren Programme sog. Shareware-Produkte, die durch ein besonders günstiges Preis-Leistungsverhältnis auffallen und in ihren Anwendungsmöglichkeiten, im Falle von Smart Draw sogar sehr umfangreich ausgestattet sind.

In Abbildung 10 sind die Symbole mit ihrer Bedeutung dargestellt wie sie sich einerseits aus der Norm DIN 66001 und andererseits aus der gesichteten Literatur zu dieser Thematik ergeben. Wenn auch die DIN 66001 nicht explizit bei der Darstellung von Flußdiagrammen, sondern bei der einheitlichen und anschaulichen Darstellung von Aufgabenlösungen in der Informationsverarbeitung Anwendung findet, können hier einige grundlegende Symbole und Regeln übernommen werden.

Symbol *)	Bedeutung / Bemerkung
Start ↓ ↓ Ende	Start- und Endpunkt eines Prozesses werden mit einem eigens dafür vorgesehenen Symbol gekennzeichnet. Dies sorgt für eine eindeutige Abgrenzung des Prozesses. Die Start-Arena hat einen Ausgang und die Ende-Arena entsprechend einen Eingang.
↓ ▭ ↓	Mit einem Rechteck werden die Tätigkeiten in einem Prozeß dargestellt. Das Tätigkeitsrechteck ist durch einen Eingang und einen Ausgang gekennzeichnet. Ausnahmen bilden die Und-Zusammenführung und die Und-Rückkopplung. In diesen Fällen hat das Tätigkeitsrechteck zwei oder mehr Eingänge (s. unten).
↓ ◇ → ↓	Das Rautensymbol wird bei einer Entscheidung bzw. Oder-Teilung verwendet. I. d. R. wird hier eine Ja / Nein Entscheidung getroffen, die an eine vorgegebene Bedingung gebunden ist. Die Entscheidungsraute hat somit einen Eingang und mindestens zwei Ausgänge.
↑ ○	Mit einem Kreis wird der Übergang zu einem weiteren Abschnitt des Prozesses dargestellt. Die Kennzeichnung der einzelnen Übergänge erfolgt dabei mittels römischer Ziffern. Das ist z. B. nötig, wenn der Prozeß so umfangreich ist, daß er nicht zusammenhängend auf einem Formblatt dargestellt werden kann. Aufgrund der Verbindungsfunktion hat der Übergangskreis entweder einen Ein- oder Ausgang.
———	Alle Symbole die zur Darstellung von Prozessen verwendeten werden, sind durch Verbindungslinien miteinander verbunden. Dadurch, daß die Darstellung mittels einem Flußdiagramm die Ablaufrichtung vorgibt, kann auf die Verwendung von Pfeilen verzichtet werden.

*) Die Kennzeichnung der Symbole mit Pfeilen erfolgt in dieser Darstellung nur zur Verdeutlichung der Ein- und Ausgänge.

Abb. 10. Im Flußdiagramm verwendete Symbole

Durch die Verwendung der sieben Grundformen für Prozeßabläufe, die im nächsten Abschnitt noch erläutert werden, müssen die oben aufgeführten Symbole z. B. durch das Hinzufügen von weiteren Eingängen verändert werden. Um eine gesammelte Übersicht der sich so ergebenden Symbole zu erhalten, werden die ergänzten Symbole in Abb. 11 mit aufgeführt.

4.5
Grundformen von Ablaufstrukturen

Wie bereits erwähnt, gibt es sieben Grundformen von Arbeitsabläufen, die hier kurz erläutert werden. Im wesentlichen sind diese Erläuterungen dem REFA Buch „Methodenlehre der Organisation" (Verband für Arbeitsstudien und Betriebsorganisation e. V. 1985) entnommen, da hier eine übersichtliche Darstellung der verschiedenen Grundformen erfolgt. An dieser Stelle mußte jedoch noch eine Übertragung auf die hier festgelegten Anwendungsfälle erfolgen, da die dortigen Ausführungen für die

Symbol *)	Bedeutung / Bemerkung
↓ ←•→	Die Und-Teilung wird im Flußdiagramm durch einen kleinen Vollkreis gekennzeichnet.
↓ ↓ □ ↓	Bei der Und-Zusammenführung hat das Rechteck, welches eine Tätigkeit kennzeichnet, zwei Eingänge und einen Ausgang.
↓ R □ ↓	Bei einer Und-Rückkopplung wird der Eintritt in die vorgelagerte Tätigkeit wie bei einer Und-Zusammenführung gekennzeichnet, wobei zusätzlich der Buchstabe R (für Rückkopplung) angegeben wird.
↓ ←—	Das für eine Oder-Zusammenführung, bzw. Oder Rückkopplung verwendete Symbol ist die Zusammenführung zweier Verbindungslinien.

*) Die Kennzeichnung der Symbole mit Pfeilen erfolgt in dieser Darstellung nur zur Verdeutlichung der Ein- und Ausgänge.

Abb. 11. Zusatzsymbole nach den 7 Grundformen für Ablaufstrukturen

Darstellung universeller Abläufe, d. h. also nicht nur für Arbeitsabläufe wie sie hier betrachtet werden, formuliert wurden.

4.5.1
Aufeinanderfolge

Die einfachste Ablaufstruktur entsteht dadurch, daß bestimmte Tätigkeiten, Systemelemente beziehungsweise Untersysteme durch einfaches Hintereinanderschalten – in einer logisch bedingten Folge – miteinander verbunden werden. Dies wird als einfache Aufeinanderfolge bezeichnet. Hierbei kommt jedes Element nur einmal vor. Charakteristisch für jede Aufeinanderfolge ist, daß die Ablaufstruktur keine Parallel- oder Alternativ-Abläufe enthält (Abb. 12).

Graphische Darstellung	Erläuterung
⌐ │2│ │ │3│ │ │4│ ⌐	Bei der Durchführung einer Pflegemaßnahme, muß zunächst Tätigkeit ⌐2⌐, dann Tätigkeit ⌐3⌐ und abschließend Tätigkeit ⌐4⌐ ausgeführt werden.

Abb. 12. Beispiel einer Aufeinanderfolge

4.5.2
Und-Teilung

Bei einer Und-Teilung spaltet sich ein Prozeß in zwei oder mehr Arbeitsabläufe auf, so daß mehrere Teilprozesse parallel zueinander ablaufen. Die Tätigkeiten in den verschiedenen parallelen Ablaufzweigen erfolgen unabhängig voneinander (Abb. 13).

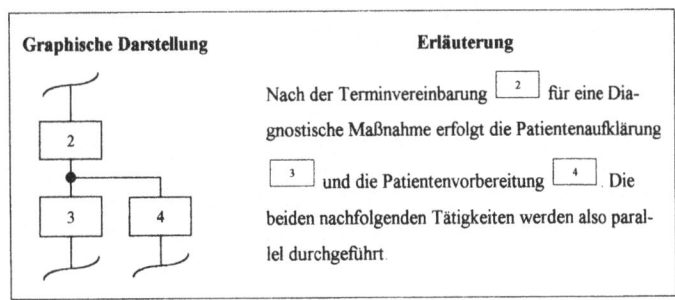

Abb. 13. Beispiel einer Und-Teilung

4.5.3
Oder-Teilung

Bei der Oder-Teilung ist der Arbeitsablauf von einer Entscheidungsbedingung abhängig. In der Regel stehen zwei Möglichkeiten zur Auswahl (Ja/Nein-Entscheidung). Es ist aber auch eine Entscheidung z. B. zwischen verschiedenen Maßnahmen möglich, so daß hier auch mehr als zwei Äste abzweigen können. Im Gegensatz zu der Und-Teilung wird bei dem weiteren Arbeitsablauf dann jedoch nur eine der zur Auswahl stehenden Möglichkeiten durchlaufen. Es kann daher dieses Symbol auch als Entscheidungsbox bezeichnet werden (Abb. 14).

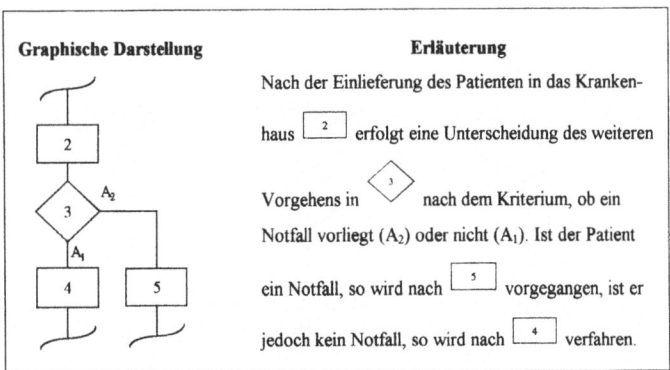

Abb. 14. Beispiel einer Oder-Teilung

4.5.4
Und-Zusammenführung

Eine Und-Zusammenführung liegt vor, wenn nach einer Und-Teilung die zuvor getrennten Arbeitsabläufe wieder vereinigt werden und zum nächsten Aufgabenpunkt führen. Damit die nächste Teilaufgabe bearbeitet werden kann, müssen beide zuvor parallel abgelaufenen Teilprozesse beendet sein (Abb. 15).

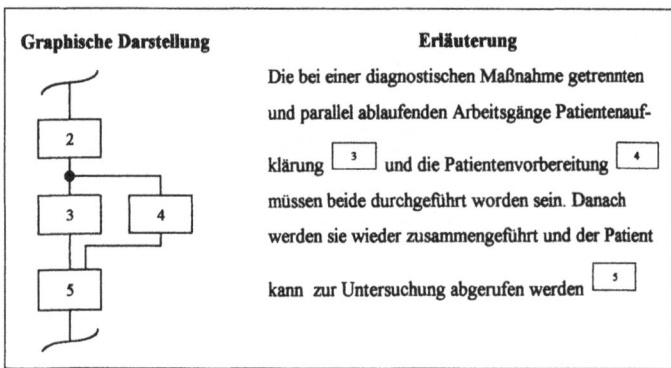

Abb 15. Beispiel einer Und-Zusammenführung

4.5.5
Oder-Zusammenführung

Bei einer Oder-Zusammenführung werden zwei oder mehr Prozeßäste zu einem Ablauf zusammengefaßt. Da bei einer Oder-Teilung der Prozeß jeweils nur in einem Ast weiter läuft, muß bei einer Oder-Zusammenführung auch nur aus einem zuführenden Ast der Prozeß entgegengenommen und weitergeleitet werden (Abb. 16).

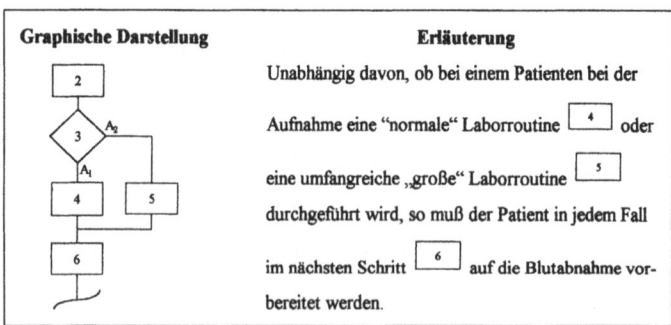

Abb. 16. Beispiel einer Oder-Zusammenführung

4.5.6
Und-Rückkopplung

Eine Ablaufstruktur mit Und-Rückkopplung liegt vor, wenn nach einer Tätigkeit sowohl an die nächste im Ablauf nachgelagerte Tätigkeit weitergeleitet, als auch an eine im Ablauf vorgelagerte Tätigkeit zurückgegeben werden kann. Eine Und-Rückkopplung wird in zweifacher Weise gekennzeichnet: Beim Verlassen der betreffenden Tätigkeit erfolgt eine Kennzeichnung wie bei einer Und-Teilung. Der Eintritt in die vorgelagerte Tätigkeit wird wie bei einer Und-Zusammenführung gekennzeichnet, wobei zusätzlich der Buchstabe R (für Rückkopplung) angegeben wird (Abb. 17).

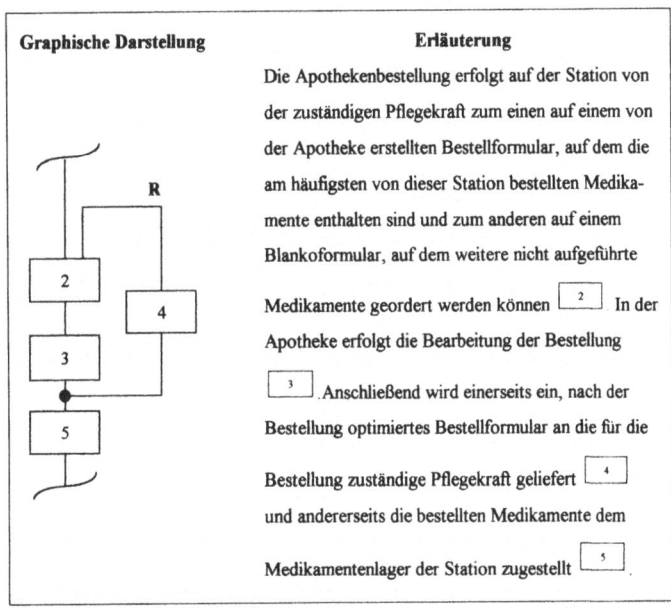

Abb. 17. Beispiel einer Und-Rückkopplung

4.5.7
Oder-Rückkopplung

Die Oder-Rückkopplung besteht aus einer Oder-Teilung und einer Oder-Zusammenführung. Das Besondere ist, daß die Oder-Zusammenführung vor einer Tätigkeit erfolgt, die von der zeitlichen Folge her vor der Oder-Teilung liegt. Die in dieser Abfolge durchzuführenden Tätigkeiten müssen im Rahmen dieses Ablaufs wiederholt werden. Bei der Oder-Rückkopplung müssen also aufgrund einer entsprechenden Bedingung Tätigkeiten wiederholt werden, die zur Erfüllung der Aufgabe bereits einmal ausgeführt wurden. Dargestellt wird eine Oder-Rückkopplung dadurch, daß die Verzweigung wie bei einer Oder-Teilung durch ein rautenähnliches Symbol gekennzeichnet wird und die Teilungsbedingungen genannt werden. Die Schleife wird analog zur Oder-Zusammenführung durch einfaches Zusammenführen der Flußlinien gebildet (Abb. 18).

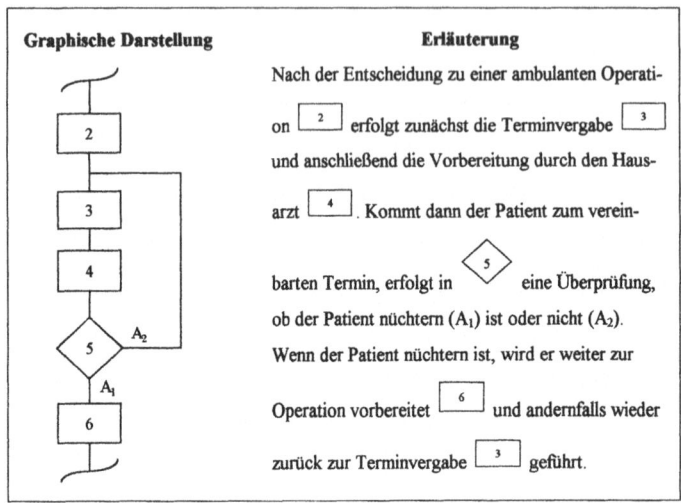

Abb. 18. Beispiel einer Oder-Rückkopplung

5
Anwendung der Prozeßdarstellungsmethode an einem praktischen Beispiel

5.1
Erhebung des Ist-Zustandes an einer Beispielstation

5.1.1
Vorgehensmodell

Die Praktikabilität der Prozeßdarstellungsmethode soll nun mit Hilfe eines berufgruppenübergreifenden Beispielprozesses dargestellt werden.

Zu Beginn der Erhebungsphase wurde ein erstes Informationsgespräch mit den verantwortlichen Pflegekräften der Beispielstation durchgeführt. In diesem Informationsgespräch wurde über die Thematik und die auf die Station zukommenden Aufgaben informiert. Außerdem wurden auch grundlegende Informationen über die Station und deren Strukturen gesammelt. In einem zweiten Schritt wurde die Erfassung der Prozesse durchgeführt. Dies erfolgte, wie weiter unten beschrieben, im wesentlichen mit Hilfe der Interviewtechnik. Als Dokumentationshilfe wurde hierfür ein tabellarischer Erfassungsbogen erstellt, auf dem interviewbegleitend die Informationen schriftlich festgehalten wurden. Nun erfolgte die Übertragung der gesammelten Informationen mit Hilfe der erarbeiteten Prozeßdarstellungsmethode. Abschließend wurde zusammen mit den Interviewpartnern anhand der fertig ausgearbeiteten und dargestellten Prozesse die Korrektheit der Darstellung kontrolliert und etwaige Abweichungen oder Übertragungsfehler korrigiert. Parallel zu den Interviews mit den Stationspflegekräften wurden Gespräche mit dem Leiter der Stabsstelle „Klinischen Datenverarbeitung" der Universitätsklinik sowie dem Leiter der klinischen EDV-Abteilung der Klinik durchgeführt, um die erfaßten Prozeßabläufe aus deren Sicht zu besprechen. An dieser Stelle ist anzumerken, daß es essentiell ist, daß alle an dem Prozeß beteiligten bei der Erhebung mitwirken müssen. Nur so kann eine breite Akzeptanz bei den Mitarbeitern erreicht werden. Hinzu kommt, daß nur so eine korrekte Erfassung des gesamten Prozesses möglich ist.

5.1.2
Techniken und Werkzeuge

- **Erfassungsbogen.** Zur Dokumentation der Prozeßabläufe wurde ein tabellarischer Erfassungsbogen erarbeitet (siehe Abbildung 19), der prinzipiell vom Layout wie das Darstellungstool aufgebaut war. Ausgenommen von dem Entwurf war die Spalte mit der graphischen Darstellung des Ablaufplans. Ansonsten wurden alle weiteren Spalten mit der Erläuterung / Bemerkung, dem Verantwortlichen / Ausführenden sowie dem In- / Output für den Prozeß aufgeführt. Auf diesem Erfassungsbogen konnte nun handschriftlich jeder Schritt des Prozeßablaufes festgehalten und angeordnet werden, so daß im Idealfall nur noch eine Übertragung in den Computer mit der entsprechenden graphischen Aufbereitung erfolgen mußte.

- **Interviewtechnik.** Der Schwerpunkt bei der Erhebung des Ist-Zustandes bildeten die Gespräche bzw. Interviews, die mit der leitenden und stellvertretenden Stationspflegekraft auf der Station durchgeführt wurden. Wie bereits ausgeführt, bestanden die Interviews aus einem Einführungs-, einem Nachbesprechungs- sowie mehreren Erfassungsgesprächen. Mündliche Interviews sind – gut strukturierte Fragestellung und einfühlsame Interviewer vorausgesetzt – der intensivste und effektivste Weg, den Befragten einzubinden und ein Optimum an Informationen zu erhalten. Im persönlichen Gespräch können die Anliegen der Befragung gut verdeutlicht, die Gefahren unverstandener Fragestellung und mißverständlicher Beantwortung vermieden werden. So können auch Angaben durch Nachfragen präzisiert und noch zusätzliche, in der Fragestellung nicht angesprochene Auskünfte gewonnen werden (Satzinger 1998). Im Rahmen dieser Gespräche wurde neben der Erfassung des Ist-Zustandes auch auf bestehende Probleme und Schwachstellen sowie auf mögliche Verbesserungsmöglich-

Tätigkeit / Erläuterung	Verantwortlicher / Ausführender	In- / Output

Abb. 19. Ausschnitt aus dem Erfassungsbogen

keiten aus der pflegerischen Sicht eingegangen. Die Ergebnisse der einzelnen Interviews wurden jeweils schriftlich auf dem speziell erstellten Erfassungsbogen oder in protokollarischer Form festgehalten.

- **Darstellungstechnik.** Die handschriftlich gesammelten Informationen auf der Station wurden im Anschluß mit Hilfe eines Computers weiterverarbeitet. Die Gründe hierzu wurden bereits näher ausgeführt. Für die Weiterverarbeitung wurden zwei Computerprogramme verwendet, da die Verarbeitung von Textmaterial und von Grafiken notwendig war. Für die textliche Verarbeitung wurde das Textverarbeitungsprogramm „Word für Windows 95©" der Firma Microsoft und für die Darstellung der Grafiken das Programm „ABC Flow Charter©" der Firma Micrografx verwendet.

5.1.3
Auswahl eines Beispielprozesses

Für die Auswahl des Praxisbeispiels müssen mehrere Aspekte berücksichtigt werden. Es sollte sich zunächst um eine Maßnahme handeln, die in der Klinik ein gewisses Maß an Bedeutung hat und nicht einen Randprozeß darstellt. Sie sollte daher in möglichst vielen Fachbereiche wiederzufinden sein. Dieses Kriterium ist natürlich von Fachrichtung zu Fachrichtung unterschiedlich zu bewerten. Die Maßnahme sollte aber auch so gestaltet sein, daß mehrere Berufsgruppen oder Bereiche davon Betroffen sind. Nur so können die Probleme, die sich oftmals an den Schnittstellen zu anderen Abteilungen ergeben, mit erfaßt werden. Da im Bereich der Pflege schon viele Maßnahmen in Form von selbst erarbeiteten Pflegestandards schriftlich festgehalten sind, wurde diese Gruppe bei der Auswahl des Beispielprozesses nicht weiter berücksichtigt. Nicht zuletzt sollte aber auch der Patient mit in den Prozeß einbezogen sein, da er ja schließlich im Mittelpunkt aller Bemühungen im Krankenhaus steht und gerade so die Verbesserungen dem Patienten direkt zugute kommen. Aus der Summe der oben genannten Kriterien kristallisierten sich für die Beispielstation in der Medizinischen Universität zu Lübeck die diagnostischen Maßnahmen heraus, die hier besonders dazu geeignet erscheinen. Als beispielhafte Maßnahmen wurden die Untersuchungen der Radiologie ausgewählt. In dem nächsten Abschnitt wird nun der einzelne Arbeitsablauf, der sich bei der ausgewählten diagnostischen Maßnahme ergibt, dargestellt. Die Betrachtungstiefe wurde bei diesem Beispiel so gewählt, daß alle Untersuchungen, die von der Station angefordert werden können, erfaßt werden sollen. Auf diese Weise entstand die nachfolgende Prozeßdarstellung.

5.1.4
Darstellung des Beispielprozesses

Anmerkung: Die im folgenden dargestellten Formblätter sind in Bezug auf die Prüfung und Freigabe noch nicht bearbeitet worden und daher hier auch noch nicht Unterschrieben. In der Praxis ist dieser Schritt jedoch essentiell für die Rechtmäßigkeit der Prozeßdarstellung und daher unbedingt durchzuführen (Abb. 20a-d).

Darstellung von Prozessen als Basis für das Prozeßmanagement   145

Bezeichnung der Institution: Medizinische Universität zu Lübeck Beispielklinik	Prozeßname: Röntgendiagnostik		Prozeßnummer: 1	
Tätigkeit / Erläuterung	Ablaufplan		Verantwortlicher / Ausführender	In- / Output
1. Informationssammlung			1. Arzt (Station)	
2. Problemliste erstellen			2. Arzt (Station)	→ Problemliste
3. Zielformulierung			3. Arzt (Station)	← Problemliste → Ziele
4. Information des Patienten			4. Arzt (Station)	
5. Patient ausreichend informiert?				
6. eingehendere Information			6. Pflege / Arzt (Station)	
7. Notfall?			7. Arzt (Station)	
8. Anordnung (schriftlich)			8. Arzt (Station)	→ Anordnung im Patientenkardex
9. entsprechender Leistungsanforderungsschein mit Personalien ausfüllen			9. Pflege	← Leistungsanforderungsschein
10. entsprechender Leistungsanforderungsschein mit Fragestellung ausfüllen			10. Arzt (Station)	← Problemliste → ausgefüllter Leistungsanforderungsschein
11. Terminanforderung je nach Dringlichkeit				
12. per FAX			12. Pflege	
13. per Botengang			13. Pflege	
14. per Telefon			14. Pflege	
15. Leistungsanforderung übermitteln			15. Pflege	← ausgefüllter Leistungsanforderungsschein → Termin
16. Terminvergabe mündlich			16. MTRA	
17. Terminvergabe schriftlich			17. MTRA	
18. Patienteninformation über Untersuchungstermin und Art der Maßnahme			18. Pflege	
Erstausgabe: 01:07:98 Revision: 0 Stand: 01:07:98 Datei: RöProz1	Datum Name erstellt: 01:07:98 Sr. Cornelia, Th. Krämer geprüft: freigegeben:		Abteilung: X Seite: 1 von 4	

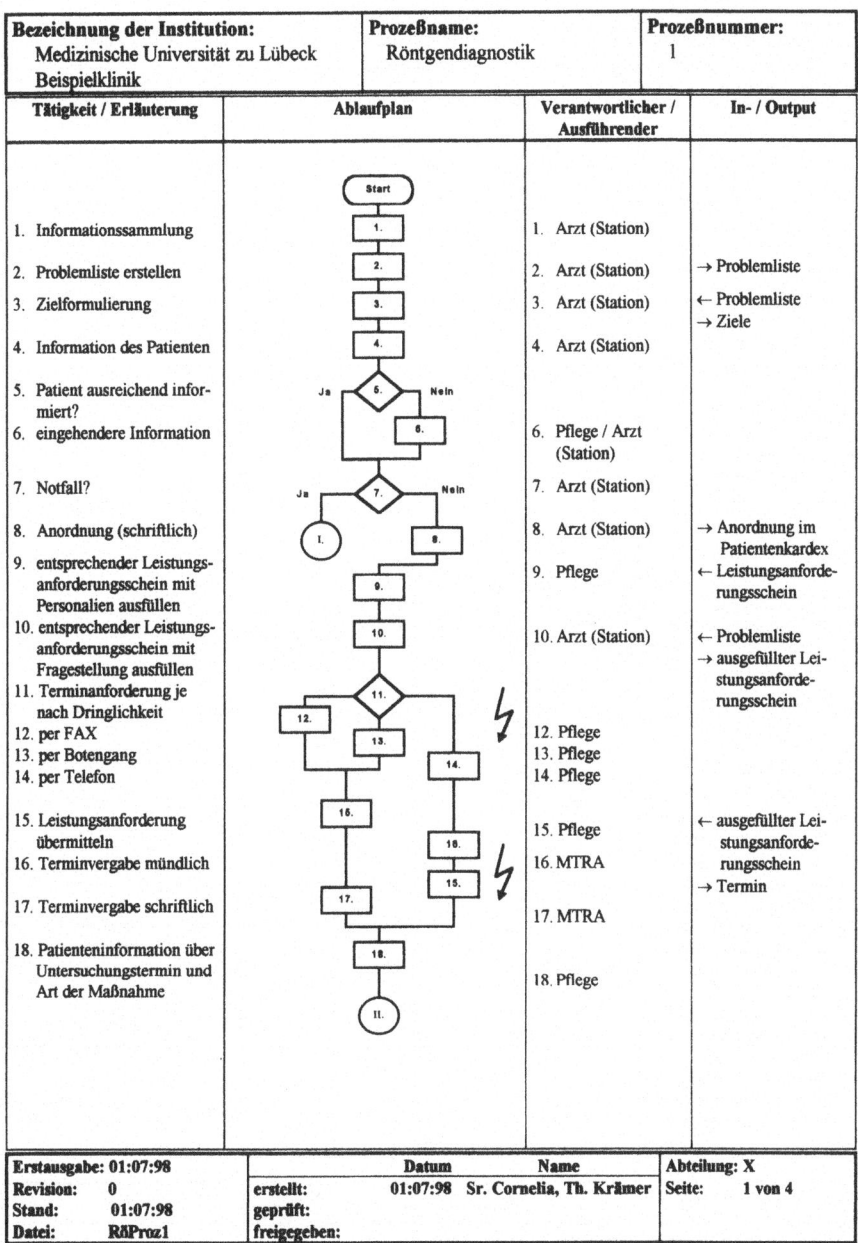

Abb. 20 a–d. Formblatt des Prozesses: Röntgendiagnostik. **a** Teil 1

Bezeichnung der Institution:	Prozeßname:	Prozeßnummer:
Medizinische Universität zu Lübeck Beispielklinik	Röntgendiagnostik	1

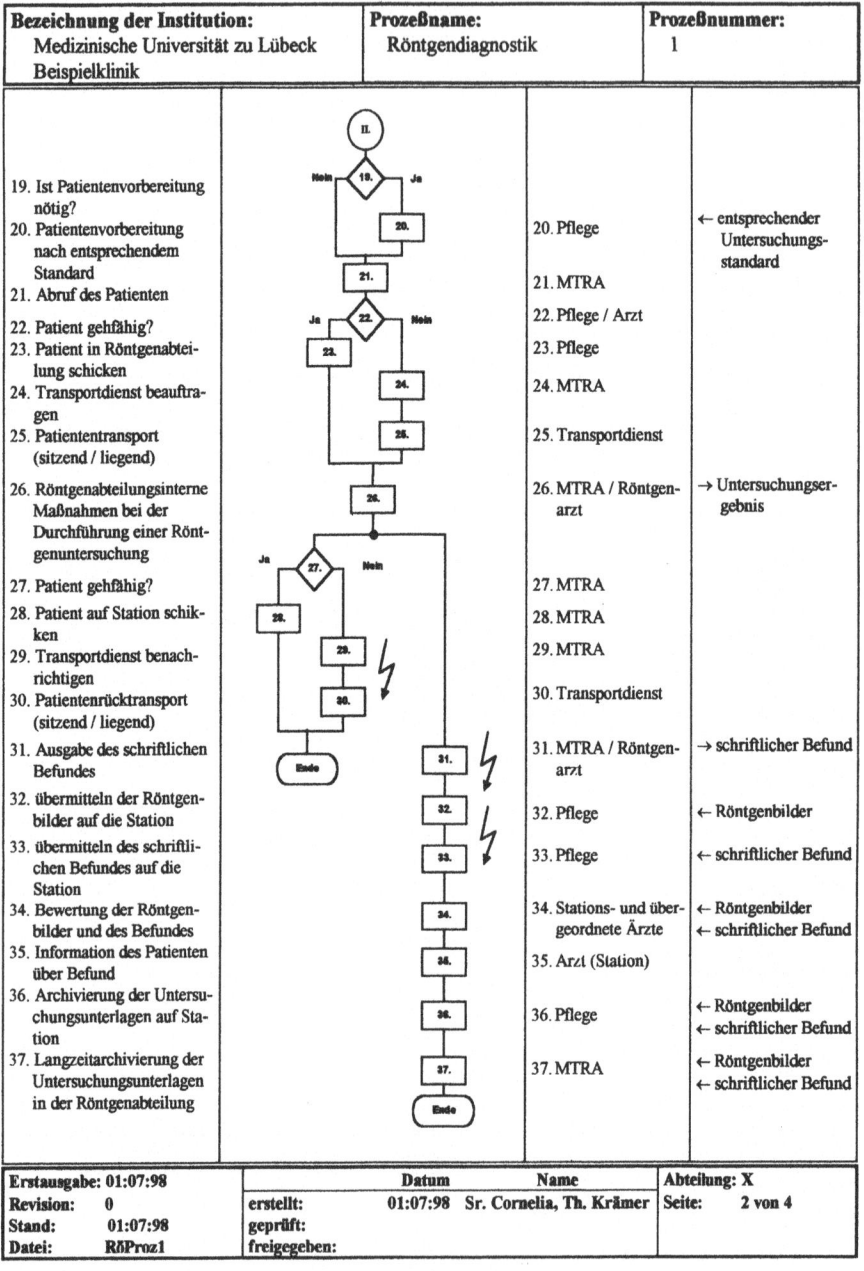

19. Ist Patientenvorbereitung nötig?		
20. Patientenvorbereitung nach entsprechendem Standard	20. Pflege	← entsprechender Untersuchungs- standard
21. Abruf des Patienten	21. MTRA	
22. Patient gehfähig?	22. Pflege / Arzt	
23. Patient in Röntgenabtei- lung schicken	23. Pflege	
24. Transportdienst beauftra- gen	24. MTRA	
25. Patiententransport (sitzend / liegend)	25. Transportdienst	
26. Röntgenabteilungsinterne Maßnahmen bei der Durchführung einer Rönt- genuntersuchung	26. MTRA / Röntgen- arzt	→ Untersuchungser- gebnis
27. Patient gehfähig?	27. MTRA	
28. Patient auf Station schik- ken	28. MTRA	
29. Transportdienst benach- richtigen	29. MTRA	
30. Patientenrücktransport (sitzend / liegend)	30. Transportdienst	
31. Ausgabe des schriftlichen Befundes	31. MTRA / Röntgen- arzt	→ schriftlicher Befund
32. übermitteln der Röntgen- bilder auf die Station	32. Pflege	← Röntgenbilder
33. übermitteln des schriftli- chen Befundes auf die Station	33. Pflege	← schriftlicher Befund
34. Bewertung der Röntgen- bilder und des Befundes	34. Stations- und über- geordnete Ärzte	← Röntgenbilder ← schriftlicher Befund
35. Information des Patienten über Befund	35. Arzt (Station)	
36. Archivierung der Untersu- chungsunterlagen auf Sta- tion	36. Pflege	← Röntgenbilder ← schriftlicher Befund
37. Langzeitarchivierung der Untersuchungsunterlagen in der Röntgenabteilung	37. MTRA	← Röntgenbilder ← schriftlicher Befund

Erstausgabe: 01:07:98	Datum	Name	Abteilung: X
Revision: 0	erstellt:	01:07:98 Sr. Cornelia, Th. Krämer	Seite: 2 von 4
Stand: 01:07:98	geprüft:		
Datei: RöProz1	freigegeben:		

Abb. 20 a–d. Formblatt des Prozesses: Röntgendiagnostik. **b** Teil 2

Darstellung von Prozessen als Basis für das Prozeßmanagement 147

Bezeichnung der Institution: Medizinische Universität zu Lübeck Beispielklinik	Prozeßname: Röntgendiagnostik	Prozeßnummer: 1

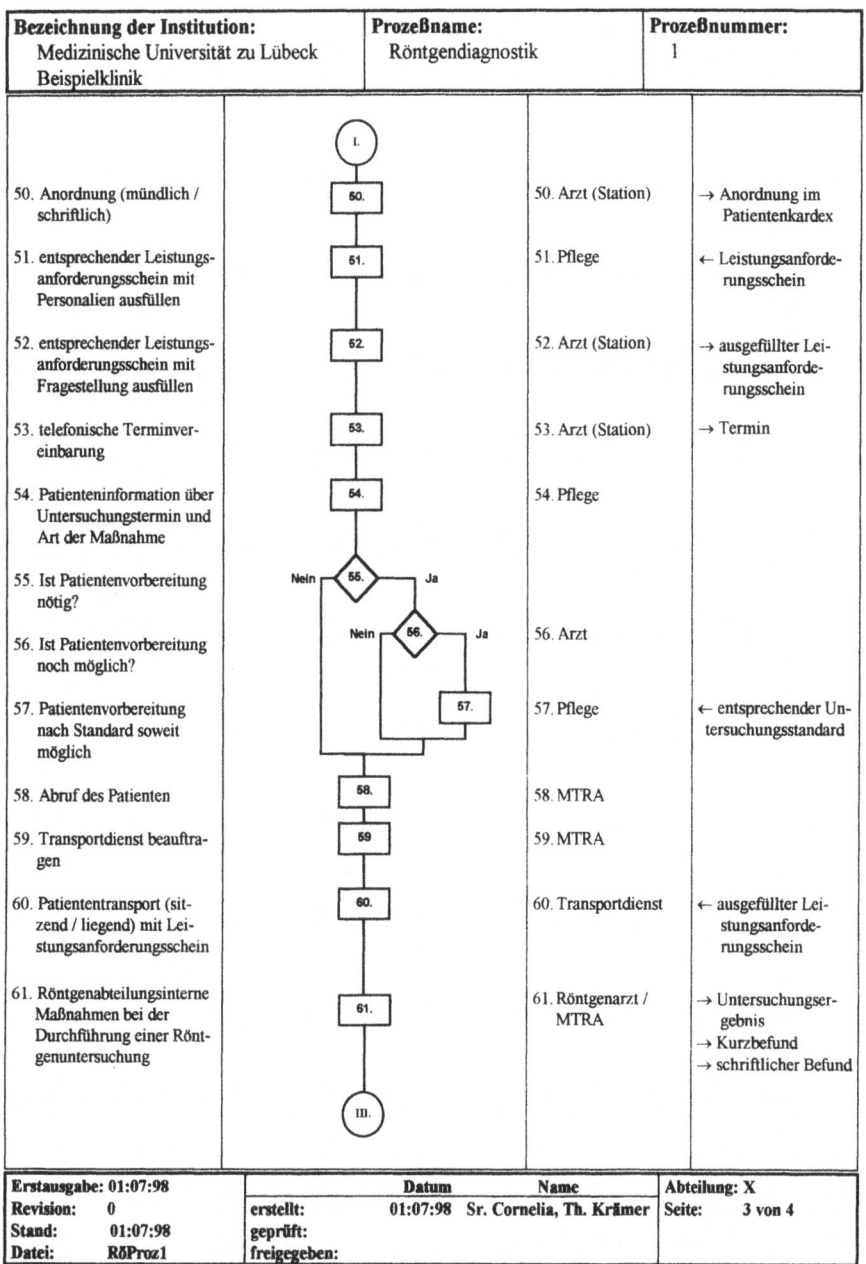

50. Anordnung (mündlich / schriftlich)	50. Arzt (Station)	→ Anordnung im Patientenkardex
51. entsprechender Leistungsanforderungsschein mit Personalien ausfüllen	51. Pflege	← Leistungsanforderungsschein
52. entsprechender Leistungsanforderungsschein mit Fragestellung ausfüllen	52. Arzt (Station)	→ ausgefüllter Leistungsanforderungsschein
53. telefonische Terminvereinbarung	53. Arzt (Station)	→ Termin
54. Patienteninformation über Untersuchungstermin und Art der Maßnahme	54. Pflege	
55. Ist Patientenvorbereitung nötig?		
56. Ist Patientenvorbereitung noch möglich?	56. Arzt	
57. Patientenvorbereitung nach Standard soweit möglich	57. Pflege	← entsprechender Untersuchungsstandard
58. Abruf des Patienten	58. MTRA	
59. Transportdienst beauftragen	59. MTRA	
60. Patiententransport (sitzend / liegend) mit Leistungsanforderungsschein	60. Transportdienst	← ausgefüllter Leistungsanforderungsschein
61. Röntgenabteilungsinterne Maßnahmen bei der Durchführung einer Röntgenuntersuchung	61. Röntgenarzt / MTRA	→ Untersuchungsergebnis → Kurzbefund → schriftlicher Befund

Erstausgabe: 01:07:98 Revision: 0 Stand: 01:07:98 Datei: RöProz1	Datum Name erstellt: 01:07:98 Sr. Cornelia, Th. Krämer geprüft: freigegeben:	Abteilung: X Seite: 3 von 4

Abb. 20 a–d. Formblatt des Prozesses: Röntgendiagnostik. c Teil 3

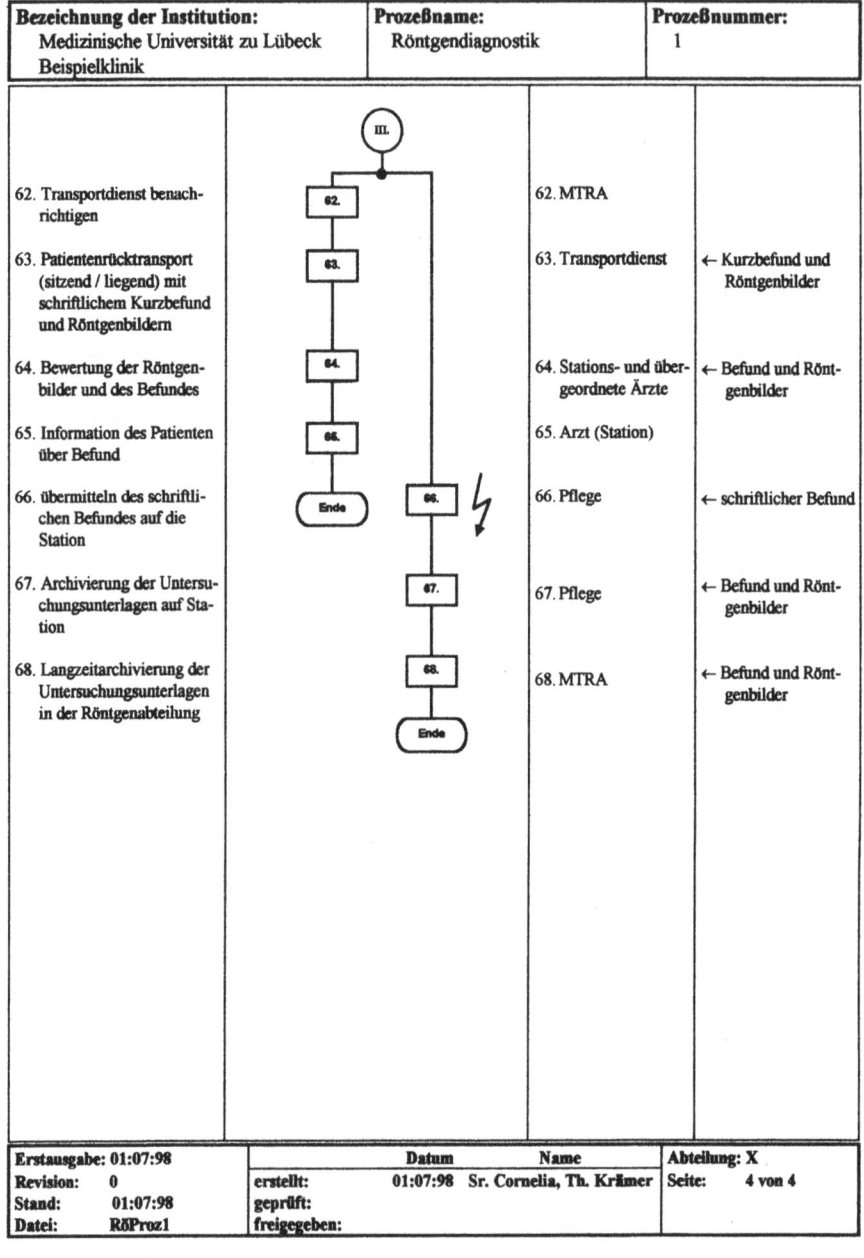

Abb. 20 a–d. Formblatt des Prozesses: Röntgendiagnostik d Teil 4

5.2
Analyse und Ansatzpunkte zur Optimierung

5.2.1
Analyse des Beispielprozesses

Zu Beginn der Analyse muß bemerkt werden, daß die Erhebung alleine aus der Sicht der Pflege erfolgt ist, da eine abteilungsübergreifende Erhebung, wie sie bei solchen Prozeßketten, an denen mehrere Berufsgruppen und Abteilungen beteiligt sind, erforderlich ist, zum derzeitigen Zeitpunkt aus klinikinternen Gründen nicht realisierbar war. Aus diesem Grund konnten die nachfolgend angesprochenen Probleme auch nur aus pflegerischer Sicht erfaßt werden.

Zur eigentlichen Auswertung des Prozesses der Röntgendiagnostik auf der Beispielstation ist festzustellen, daß der gesamte Ablauf, wenn er in seinen ganzen Details betrachtet wird, von sehr komplexer Natur ist. Demzufolge birgt er auch ein hohes Potential an Fehlerquellen und Schwachstellen, die in dem täglichen Routineablauf oft aber nicht so offensichtlich werden, so daß eine Darstellung des Prozesses hierfür sehr hilfreich ist. Alleine aus pflegerischer Sicht kristallisierten sich im wesentlichen vier Problempunkte in dem Prozeß der Röntgendiagnostik heraus. Im einzelnen handelt es sich um die Punkte.

- Terminvergabe,
- Patientenwartezeiten beim Transport,
- schriftlicher Befund,
- Leistungsanforderungs- und Befundübermittlung.

Um diese Problemstellen schon in dem sonst als „reibungslos" anzusehenden Ablaufdiagramm auffällig zu kennzeichnen, wurden sie dort mit einem Pfeilsymbol ⚡ gekennzeichnet. So erkennt man auch bei einer späteren Betrachtung des Prozeßablaufdiagramms sofort die kritischen Prozeßpunkte.

Für die Analyse der Prozeßabläufe der Station hat sich gezeigt, daß die dort arbeitenden MitarbeiterInnen die eigentlichen Fachleute für das Aufdecken von Problemen und deren Optimierung sind. Da sie als Prozeßbeteiligte die Reibungsstellen des problembehafteten Arbeitsablaufes direkt wahrnehmen können, können sie gewissermaßen als „sensible Meßfühler" für die Prozeßanalyse bezeichnet werden. Man muß an dieser Stelle lediglich die von dem menschlichen „Sensor" erfaßten Informationen abfragen und auswerten. Das hier technisch dargestellte Vorgehen ist aber durchaus mit dem Vorgehen bei der Prozeßanalyse vergleichbar, da auch hier die von der / dem MitarbeiterIn wahrgenommenen Informationen über die Probleme in einem Arbeitsablauf erfragt und ausgewertet werden müssen. Das hier beschriebene Vorgehen ist auch bei der exemplarisch dargestellten Prozeßanalyse angewendet worden, so daß auch die Praxistauglichkeit des Verfahrens bestätigt werden kann.

Es ist besonders auffällig, daß die Probleme in der Regel immer dann auftreten, wenn der Prozeß von einer zur anderen Abteilung überwechselt. Das heißt, beispielsweise wenn bei der Terminvergabe der Prozeß von dem Bereich der Pflege zu der Röntgenabteilung wechselt, da von der Pflege bei der Röntgenabteilung ein Termin für eine Untersuchung angefordert wird. Um hier kurz auf die Terminologie einzugehen, sei bemerkt, daß diese Abteilungswechsel innerhalb eines Prozesses als sog. Schnittstellen und die hier auftretenden Probleme entsprechend als Schnittstellenprobleme bezeichnet werden. Schnittstellen treten aber ebenso bei einem Wechsel zwischen verschiedenen Berufsgruppen wie z. B. dem Arzt und der Pflegekraft auf. Der Grund für die Probleme an den Schnittstellen liegt vielfach daran, daß keine klaren Vorgehensweisen, Absprachen oder Standards festgelegt sind. Entsprechend häufig kann es dort dann auch zu Problemen kommen.

5.2.2
Lösungsansätze für die aufgedeckten Problempunkte

Grundsätzlich muß hier zunächst festgehalten werden, daß ein fertiges, von außen oktroyiertes Lösungskonzept nicht die aufgedeckten Probleme lösen kann. Um dies zu erreichen, fehlt einem externen Beobachter viel zu sehr das Detailwissen, was für das Lösen dieser individuellen und teilweise sehr komplexen Problemstellungen nötig wäre. Ein weiterer Punkt der in diesem Zusammenhang zu nennen ist, ist die Tatsache, daß von außen bzw. „oben" aufgedrängte Maßnahmen auf keine so große Akzeptanz bei den MitarbeiterInnen stoßen, wie Lösungen, die aus den eigenen Reihen heraus entwickelt werden.

Als grundlegender Lösungsansatz ist daher die Problemlösung durch die eigenen MitarbeiterInnen anzustreben. Dies läßt sich auch damit begründen, daß die MitarbeiterInnen, die eine Leistung erbringen und den direkten Kontakt zum Patienten haben, die eigentlichen ExpertInnen vor Ort sind. Aus diesem Grund kennen diese MitarbeiterInnen auch die kostenträchtigen Probleme am besten. Aber sie kennen nicht nur die anstehenden Probleme, sondern haben auch oft schon entsprechende Lösungsansätze bereit, die zur Beseitigung des Problems führen könnten. Hier liegt jedoch nun die eigentliche Problematik bei der Problemlösung. Diese Mitarbeiter verspüren aus den verschiedensten Gründen heraus oft gar keine Motivation, ihre eigenen Ideen hier mit einzubringen. Ein Grund hierfür kann z. B. sein, daß sich noch nie jemand von den Verantwortlichen dafür interessiert hat ob und welche Probleme es bei der Leistungserbringung gibt sowie welche Lösungen evtl. die MitarbeiterInnen haben. An dieser Stelle muß also von den Verantwortlichen, d.h. von der Leitungsebene ein klares Signal ausgehen, daß der Wille zu Veränderungen da ist und die Mitarbeiter motiviert werden bei diesen Veränderungen aktiv mitzuwirken.

Um aber wieder auf das Beispiel des Röntgenprozesses zurückzukommen, ist es hier also zunächst einmal nötig, den gesamten Prozeß mit den Informationen aller am Prozeß Beteiligten darzustellen, da nur so eine korrekte und detaillierte Darstellung des Gesamtprozesses „Röntgendiagnostik" möglich ist. Anschließend werden alle bei dem Prozeß auftretenden Problempunkte gesammelt und in der Prozeßdarstellung mit aufgezeigt, da so eine eindeutige Zuordnung möglich ist.

Analog zum PDCA-Zyklus sollte nun eine Zielformulierung erfolgen, damit das angestrebte klar formuliert wird. Anschließend wird gemeinsam mit allen beteiligten nach potentiellen Lösungsmöglichkeiten gesucht. Zur Umsetzung dieses Lösungsansatzes ist die Bildung eines Arbeitskreises notwendig, in dem MitarbeiterInnen aus allen beteiligten Bereichen, Berufsgruppen und möglichst auch Hierarchien vertreten sind. Diese Art von Arbeitskreis orientiert sich in ihrer Arbeits- und Vorgehensweise an dem aus dem Qualitätsmanagement bekannten Qualitätszirkel.

Um die Arbeit des Arbeitskreises so effektiv wie möglich zu gestalten, ist es zunächst notwendig, die TeilnehmerInnen mit einem gewissen Grundgerüst an Techniken auszustatten. Die angesprochenen Techniken beziehen sich im wesentlichen auf Kommunikations- und Qualitätswerkzeuge, die das Auffinden, Benennen und Analysieren der Prozesse und Probleme erleichtern. Aber auch die erarbeitete Prozeßdarstellungsmethode sollte hier mit angesprochen werden, da mit diesem Hilfsmittel eine umfassende und einfache Möglichkeit für die Darstellung anfänglich komplex anmutender Abläufe gegeben ist. Diese Schulungs- und Trainingsmaßnahme muß durch entsprechend qualifiziertes Personal erfolgen, das bereits in der Klinik vorhanden ist oder extern damit beauftragt wird.

Damit die aufgedeckten Probleme und die anschließend durchgeführten Veränderungen aber auch evaluierbar werden, müssen bei den Problemen entsprechende Meßindikatoren gefunden und festgelegt werden, die in Zusammenhang mit dem Prozeß und dem Problem stehen. Nur so können die Veränderungen quantifiziert und somit auch gemessen werden. Auf diese Weise kann dann eine Vorher-Nachher-Betrachtung durchgeführt werden, die eine Aussage über die Effektivität und Wirksamkeit der Problemlösung macht. Beispielhaft für einen solchen Indikator kann z. B. die Wartezeit des Patienten vor der Röntgenabteilung sein oder die Zeitspanne bis ein schriftlicher Befund zur Verfügung steht.

Abschließend wird noch einmal zusammenfassend der Lösungsweg skizziert, der, immer unter der Voraussetzung, daß die Leitungsebene hinter dem Projekt steht, nicht nur bei dem beispielhaft behandelten Prozeß verwendet werden kann, sondern universell wirksam auf alle Bereiche der Ausführungsebene angewendet werden kann.

1) Bildung eines bereichs-, berufsgruppen- und hierarchieübergreifenden *Arbeitskreises*,
2) *Schulung* der TeilnehmerInnen des Arbeitskreises,
3) Erstellung einer *Prioritätenliste* mit potentiellen Problempunkten,
4) *Darstellung und Analyse* der zu den Problemen gehörenden Prozesse,
5) Aufstellung angestrebter *Zielvorgaben* innerhalb des Arbeitskreises,
6) Erarbeitung von *Lösungsmöglichkeiten* innerhalb des Arbeitskreises,
7) Erarbeitung von *Problem-Indikatoren*,
8) *Erfassung des Ist-Zustandes* anhand der Problem-Indikatoren,
9) *Durchführung* der Verbesserungsmaßnahme(n),
10) *Erneute Erfassung des Ist-Zustandes* anhand der Problem-Indikatoren,
11) *Evaluation* des Ergebnisses aus den beiden Zustandsaufnahmen.

Zu bemerken sei auch noch, daß, wenn eine gewisse Übung in diesem Problemlösungsprozeß erreicht ist, die Mitglieder dieses Arbeitskreises als sog. Multiplikatoren für weitere MitarbeiterInnen dienen können. Durch ihre gesammelte Erfahrung können neue interessierte MitarbeiterInnen angeleitet werden. Hierdurch kann im Laufe der Zeit ein Netzwerk an regelmäßig stattfindenden Arbeitskreisen aufgebaut werden, die einen kontinuierlichen Verbesserungsprozeß aktivieren und aufrechterhalten.

5.2.3
Ansätze für die Optimierung der Prozeßqualität

Die Maßnahmen zur Verbesserung der Prozeßqualität im Krankenhaus sind sehr vielfältig und weitreichend, so daß an dieser Stelle nicht alle Optimierungsmöglichkeiten eingehend erläutert werden können. Um einen zusammenfassenden Überblick über das breite Spektrum an Ansatzpunkten zu geben, wird hier Zwierlein (Zwierlein 1997) zitiert, der schreibt:
„Um die Prozeßqualität zu verbessern, ist es sinnvoll:

- das Verständnis und Vertrauen zwischen den Berufsgruppen zu erhöhen,
- Informations-, Kommunikations- und Kooperationswege auf Effizienz, Effektivität und Transparenz zu prüfen,
- Qualifikationsmaßnahmen anzubieten und zu unterstützen,
- Organisationspathologien, Besitzstände, Barrieren und Mauern abzubauen,
- den Führungs- und Kommunikationsstil zu beleuchten,
- Standards zu bilden und Dokumentation zu nutzen,
- Räumlichkeiten und Zeiten auf die Patienten- und Mitarbeiterbedürfnisse abzustimmen,
- den Technikeinsatz zu optimieren und die psychophysischen Belastungen von Patienten zu minimieren etc."

Es ist unschwer zu erkennen, daß ein Großteil der von Zwierlein angesprochenen Punkte in den Bereich der sog. „weichen Faktoren" fallen. Das zeigt, daß sich oft besonders hier noch ein großes Optimierungspotential verbirgt, welches durch sinnvolle Veränderungen freigesetzt werden kann. Ein wesentlicher Punkt, der bei der Auflistung Zwierleins jedoch noch nicht mit erfaßt wurde, ist die umfassende Prozeßoptimierung. Er beinhaltet die Untersuchung aller Arbeitsabläufe in allen Bereichen auf Problem- und Fehlerstellen hin und die anschließende Korrektur der Prozesse bezüglich der erfaßten Fehler oder Probleme. Fehler- oder Problemstellen können in diesem Zusammenhang Tätigkeiten sein, die unproduktiv oder überflüssig sind. Aber auch nicht effektiv ausgeführte Tätigkeiten, man denke hier nur an Doppelarbeiten, müssen in diesem Zusammenhang aufgedeckt und abgestellt werden. Dafür ist auch die erarbeitete Prozeßdarstellungsmethode ein wertvolles Hilfsmittel, da sie, bei konsequenter Anwendung, alle Tätigkeiten erfaßt und darstellt und so dem Anwender z. B. diese Doppelarbeiten aufzeigt.

Um bei diesem aber auch bei den anderen angesprochenen Aspekten eine Veränderung herbeiführen zu können, bedarf es ganz besonders der Bereitschaft der Leitungsebene, die diese Veränderungen grundsätzlich einleiten und aktiv unterstützen muß. Dieser Schritt, von alten Traditionen loszulassen und zu neuen Ufern aufzubrechen ist sicherlich sehr schwierig, doch hat die Praxis bereits gezeigt, daß auch in dem komplexen System Krankenhaus eine solche Veränderung möglich ist.

Um die oben angesprochenen Verbesserungsmöglichkeiten für die Prozeßqualität und um auch Verbesserungen in der Struktur- und Ergebnisqualität zu erreichen, ist es essentiell, die entsprechenden Techniken, die sog. Qualitätstechniken zu beherrschen. Zur Problemlösung lassen sich besonders die nachfolgend aufgeführten Techniken einsetzen.

- Qualitätszirkel,
- Fehlersammellisten,
- Brainstorming,
- Affinitätsdiagramm,
- ABC-Analyse,
- Ursache-Wirkungs-Diagramm (Ishikawa-Diagramm),
- Problem-Entscheidungs-Plan.

Abgesehen von dem Qualitätszirkel, sind die übrigen Techniken eine Auswahl aus den sog. „Sieben Qualitätswerkzeugen" und den „Sieben Managementwerkzeugen". Diese Werkzeuge sind Hilfsmittel, die bereits seit mehreren Jahren in Unternehmen bei der Datenerfassung und -auswertung aber auch bei der Problemlösung eingesetzt werden. Mit Ausnahme von dem Qualitätszirkel können die oben aufgeführten Werkzeuge bezüglich ihrer Anwendung in drei Gruppen unterteilt werden.

Die erste Gruppe dient der Fehler- und Problemerfassung. Ihr können grundsätzlich die Fehlersammellisten und das Affinitätsdiagramm zugeordnet werden. Es kann hier aber auch noch wie bei den beiden weiteren Gruppen das universell einsetzbare Instrument des Brainstormings genannt werden. Der zweiten Gruppe, die der Fehler- und Problemanalyse dient, gehören wie schon erwähnt das Brainstorming, die ABC-Analyse und das Ursache-Wirkungs-Diagramm an. Die Fehler- und Problemlösung bildet die dritte Gruppe. Hierzu gehört ebenfalls das Brainstorming aber auch der Problem-Entscheidungs-Plan. Um die Effizienz und Effektivität in den erwähnten Qualitätszirkeln zu steigern wird man hier möglichst die Arbeit mit den oben genannten Qualitätswerkzeugen integrieren, da diese geradezu prädestiniert für die Anwendung in der Gruppe sind.

6
Diskussion und Ausblick

Die von mir unter 4.2 aufgestellten Qualitätskriterien für die Prozeßdarstellung werden durch die erarbeitete Methode erfüllt. Es kann somit ein positives Resümee gezogen werden. Neben der transparenten Darstellung von Arbeitsabläufen, ist die Methode ein wertvolles Werkzeug bei dem Auffinden und Lokalisieren von Fehler- und Problemstellen in einem Prozeß. So werden die in einem Prozeß auftretenden Schnittstellen zwischen den beteiligten Berufsgruppen und Abteilungen aufgedeckt und dargestellt und es können die bestehenden Probleme direkt den Problemstellen im Prozeß graphisch zugewiesen werden. Es kann auch festgehalten werden, daß bei konsequenter Anwendung alle Tätigkeiten detailliert erfaßt und so Verschwendungen wie z. B. Doppelarbeiten leicht und schnell erkannt werden können.

Wird die Prozeßdarstellungsmethode in Zusammenhang mit dem dargestellten Formblatt verwendet, so hat man ein bewährtes Mittel zur Darstellung von Verfahrens- und Arbeitsanweisungen, wie sie ja auch bei der Einführung eines Qualitätsmanagementsystems gefordert werden. Es wird aber auch sonst die Verwendung des vorgestellten Formblattes empfohlen, da durch die grundlegenden Prozeßinformationen in der Kopf- und Fußzeile eine bessere, systematischere Ordnung der erfaßten Prozesse möglich ist.

Abschließend läßt sich folgendes feststellen:
Prozeßmanagement muß von der Unternehmensleitung ausgehen und muß von ihr initiiert werden. Dazu zählt auch, daß die Leitung hinter den Maßnahmen zum Prozeßmanagement steht. Das heißt konkret, daß die Änderungen, die sich durch das Prozeßmanagement in einem Unternehmen ergeben, auch durchgeführt werden. Dies hat auch einen entscheidenden Einfluß auf die Motivation der Mitarbeiter, sich an dem Aufdecken von Problem- und Fehlerstellen zu beteiligen. Zieht die Fehlermeldung der Mitarbeiter nämlich keine Konsequenzen nach sich, so wird sich das Personal in dieser Beziehung auch nicht weiter engagieren.

Wesentlich ist dabei, daß beim Prozeßmanagement, wie bei einem Qualitätsmanagementsystem, alle Mitarbeiter aus allen Berufsgruppen, Abteilungen und Hierarchien einbezogen werden müssen. Es muß somit in allen Abteilungen eines Krankenhauses, d. h. z. B. auch in der Verwaltung oder der Technischen Abteilung implementiert werden.

Es sei noch einmal ausdrücklich darauf hingewiesen, daß im Gegensatz zu der in der vorliegenden Arbeit exemplarisch beschrieben Methode sowohl bei der Erfassung eines Prozesses, als auch bei der Lösung von Problemen, alle beteiligten Berufsgruppen und Abteilungen einbezogen werden müssen, um die Akzeptanz und Umsetzung der Maßnahme sicherzustellen.

Da sich das Gesundheitswesen und somit auch das Krankenhaus sowohl von den äußeren Bedingungen, als auch von der medizinisch-pflegerischen Seite in einem ständigen Wandel befindet, muß das Prozeßmanagement als ein kontinuierlicher Prozeß verstanden werden. Der Zyklus der Erfassung, Darstellung, Analyse und Optimierung von Prozessen muß also immerfort in Gang gehalten werden, da ansonsten irgendwann das System überholt ist und sich wieder neue Fehler oder Probleme einschleichen.

Die sich durch das Prozeßmanagement ergebenden grundlegenden Verbesserungen lassen sich wie folgt zusammenfassen:

- Motivationssteigerung bei den Mitarbeitern,
- Steigerung der Wirtschaftlichkeit,
- Schonung der Ressourcen,
- zufriedenere Kunden und Mitarbeiter als interne Kunden,
- bessere Prozeß- und daraus resultierend bessere Ergebnisqualität.

Dem gegenüber steht zunächst einmal eine Investition, die sich mit der Arbeitszeit der Mitarbeiter beschreiben läßt, da diese für die Durchführung des Prozeßmanagements ihre Arbeitszeit investieren müssen. Weiterhin bedarf es einer umfassenden Schulung der Mitarbeiter in der Handhabung und Anwendung der erforderlichen Werkzeuge.

Der hier beschriebene Einsatz, der von einem Unternehmen zur Durchführung des Prozeßmanagements zu leisten ist, wird aber wie bei dem Qualitätsmanagement auch, von den Vorteilen die dieses Verfahren bietet überboten werden. Bildhaft betrachtet neigt sich die Kurve der Investitionen immer mehr nach unten und die Kurve der sich daraus ergebenden Erlöse wird immer weiter ansteigen. Diesen positiven Ausblick am Ende dieses Kapitels läßt auf eine breite Akzeptanz des Prozeßmanagements im Krankenhaus hoffen.

Literatur

DIN Deutsches Institut für Normung e.V. (1997) (Hrsg) DIN Taschenbuch 223, Qualitätsmanagement und Statistik - Begriffe, DIN EN ISO 8402, 2. Aufl. Berlin

DIN Deutsches Institut für Normung e.V. (1995) DIN Taschenbuch 166; Software - Entwicklung, Dokumentation, Qualität; DIN 66001, 4. Aufl. Berlin

Duden (1991) 20. neu bearbeitete und erweiterte Auflage, Bd 1. Mannheim

EFQM (1997) Selbstbewertung. Richtlinien für den öffentlichen Sektor, Brüssel

Fiechter V, Meier M (1985) Pflegeplanung, eine Anleitung für die Praxis, 4. Aufl., Basel

Imai M (1996) Kaizen, der Schlüssel zum Erfolg der Japaner im Wettbewerb, 7. Aufl., Berlin

Juchli L (1991) Krankenpflege - Praxis und Theorie der Gesundheitsförderung, 6. Aufl., Stuttgart

Hengesbach G, Klinkenberg U (1997) QM-System muß gelebt werden, QZ 8/, 42:872-876

Krämer T (1998) Prozeßdarstellung, -analyse und -optimierung in der stationären Krankenpflege am Beispiel der Klinik für Gynäkologie an der Medizinischen Universität zu Lübeck. Diplomarbeit, Fachhochschule Lübeck

Liebelt J (1997) Fachhochschule Lübeck, Fachbereich AN: unveröffentlichte Daten

Liebelt W, Sulzberger M (1989) Grundlagen der Ablauforganisation, Gießen

Macrea L (1997) Definition ärztlicher Prozeduren als Voraussetzung für ein Unternehmensdatenmodell - Unveröffentlichte Doktorarbeit an der Stabsstelle Klinische Datenverarbeitung der Medizinischen Universität zu Lübeck

Satzinger W (1998) In: Ruprecht T (Hrsg) Experten fragen - Patienten antworten, St. Augustin

Verband für Arbeitsstudien und Betriebsorganisation e.V. (REFA) (1985) Methodenlehre der Organisation für Verwaltung und Dienstleistung, München

Zwierlein E (1997) Klinikmanagement - Erfolgsstrategien für die Zukunft, München

Umfassendes Qualitätsmanagement (UQM) – eine Verhaltensänderung

Wie können wir interne Potentiale so fördern, daß sie unseren Visionen entsprechen?

P. ENGEL

Inhaltsverzeichnis

1 Entwicklungen in der Industrie und Relevanzen im Gesundheits- und Sozialsystem 157
2 Die Veränderung gestalten 161
3 Voraussetzungen für Veränderungen 163
4 Verändertes Verhalten als Schwerpunkt unseres Ansatzes 164
5 Ein instrumenteller Ansatz zur Verhaltensveränderung: Verbesserungsteams (V-Teams) 165
5.1 Analyse 165
5.2 Schulung der V-Teams 166
5.3 Grundsystematik und Ablaufkonzept 167
6 Sicherung der Ergebnisse 169
7 Unterstützungsmaßnahmen zur Verhaltensstabilisierung 170
7.1 Organisatorische Maßnahmen 170
7.2 Das persönliche Vorbild der Vorgesetzten wirkt 171
7.3 Sichtbaren Nutzen schaffen und jedem zugänglich machen 171
7.4 Verhalten durch ständige Verstärkung und Überprüfung stabilisieren 171
7.4.1 „Offen gesagt" – Training 171
7.4.2 Coaching-Projekte 172
8 Ausblick auf die Veränderungsstrategien für die nächsten entscheidenden Jahre 174

Literatur 175

1 Entwicklungen in der Industrie und Relevanzen im Gesundheits- und Sozialsystem

Erstaunlich lange hat es gedauert, bis nun endlich, in den letzten 10 Jahren, auch im Gesundheitswesen ein Prozeß in Gang kommt, der seit der Jahrhundertwende ein ständiger Begleiter der Industrie gewesen ist: Der Prozeß der Anpassung an neue Bedingungen der Gesellschaft.

In der Industrie ist dieser Prozeß der Anpassung meist mit Marktargumenten durchgesetzt worden. Letztlich war das entscheidende Argument immer: „Wenn wir keinen Gewinn machen, können wir den Laden schließen. Dazu gehören Kunden. Um die müssen wir uns intensiv bemühen."

Das Gesundheitswesen in Deutschland ist von Qualitäts-, Kosten- und Leistungsargumenten erst seit relativ kurzer Zeit betroffen. Bis Ende der 80er Jahre gab es immer wieder Engpässe (Pflegenotstand) und Finanzierungsschwierigkeiten (Hochleistungsmedizin), nur befand sich das Gesundheitswesen im Vergleich zur Industrie bis dahin, was Kosten-, Qualitäts- und Zeitmanagement betraf, in einer unvergleichbar angenehmeren Lage als die Industrie.

Sozusagen im Zeitraffer wird nun heute nachgeholt, was bisher zu tun im Krankenhaus nicht anstand: Menschen zu veranlassen, über ihre Arbeit nachzudenken und sie im Interesse des Kunden, der im Fall des Gesundheitswesens der Patient aber nicht nur der Patient ist, auf ein möglichst hohes Qualitätsniveau bei möglichst niedrigen Kosten zu heben.

Im Grunde stehen wir - was das Gesundheitssystem betrifft - mitten in einem Paradigmawechsel, der wegführt von den autokratischen Strukturen hin zu kooperativen Strukturen, ohne die ein Überleben des Gesundheitssystems kaum möglich erscheint.

Dabei ist und bleibt unbestritten, daß die medizinische Qualität in Deutschland sich im Weltmaßstab an vorderster Linie einordnen kann.

Der notwendige Wechsel vom Paradigma des unbedingten Primats der medizinischen Leistung vor allen anderen Leistungen hin zum Primat der Patientenorientierung hat viele Folgen: Chefs, die nie zuhörten, sollen jetzt auf Vorschläge des Pflegepersonals oder der Controller hören. Bislang undenkbare strukturelle Veränderungen treten ein: Es wird von den Bedürfnissen des Patienten her gedacht und organisiert. Kosten, die sonst nie eine Rolle spielten, werden überlebenswichtig. Aus purer Selbsterhaltung oder auch aus Egoismus errichtete traditionelle Grenzen zwischen Ärzten, Pflegebereichen, Funktionsabteilungen und Verwaltungen werden mühsam aber immer öfter überwunden.

Prinzipien der Personalführung wie Delegation, Zielvereinbarungen und systematische Personalentwicklung halten nun ersten Einzug in Häuser, in denen bis vor kurzem das Damoklesschwert des Chefarztes über allen und allem schwebte. Vorschläge für Verbesserungen werden nun auch schon mal „von unten nach oben" eingereicht - früher undenkbar und höchst riskant für den Einreicher.

Diese überfälligen Veränderungen gehen einher mit Anforderungen an ein verändertes Denken. Veränderungen im Denken und Handeln werden möglich, wo eine zeitgemäße Führung den Paradigmawechsel anstrebt und aktiv fördert.

Um deutlich zu machen, welche Entwicklungen in den letzten 80 Jahren für die Industrie, aber noch nicht für das Gesundheitswesen, bedeutsam waren, führen wir einige markante Entwicklungen an, die zeigen, was dem Gesundheitswesen in Deutschland noch zu tun bleibt, wenn es einer kritischen Betrachtung im Vergleich mit anderen Bereichen des öffentlichen Lebens standhalten will.

Bewußt wählten wir dabei Entwicklungen und Ideen aus, von denen wir überzeugt sind, daß sie für die Entwicklungen im Gesundheitswesen Relevanz haben oder noch haben werden.

- Das Unternehmen Du Pont beginnt Mitte der 20er Jahre zu dezentralisieren, Ziel ist es, zu dezentralisieren, statt die zentralistisch-schwerfällige Struktur beizubehalten. Damit will Du Pont seine Produkte besser diversifizieren.
- Anfang der 30er Jahre erkennen Mayo (1933) und Roethlisberger (1939) in den Hawthorne-Werken an verschiedenen Experimenten, die eine Veränderung der Arbeitsbedingungen (Beispiel: Veränderung der Arbeitsplatzbeleuchtung, teilnehmende Beobachtung), wie wichtig Interaktionen für Leistungserbringung sind: Es entsteht die sog. Human Relations Bewegung. Nicht allein Bezahlung wirkt, Beachtung, Zuwendung und Anerkennung sind wichtige Motivatoren im Prozeß der Leistungssteigerung.
- Mitte der 40er Jahre entwickelt Maslow (1943) seine „Bedürfnispyramide", an deren Basis physische Grundbedürfnisse stehen und die vom „Bedürfnis nach Selbstverwirklichung" gekrönt ist. Seit Maslow haben die Überlegungen zum Thema „Motivation", eine sehr erhebliche Rolle in allen Führungszirkeln gespielt.
- Chester Barnard (1938) schreibt über die „Funktionen der Top-Executives" und weist nach, daß Anweisungen von oben nach unten unwirksamer sind als das Einbeziehen von Mitarbeiter- und MitarbeiterInnen in gemeinsame Überlegungen.
- Anfang der 50er Jahre erscheint von Rogers und Roethlisberger (1952) ein aufsehenerregender Artikel in der Harvard Business Review, der bis heute ein Klassiker ist: „Barriers and Gateways to Communications". Für viele Vorgesetzte ist bis auf den heutigen Tag immer noch schwer zu verstehen, inwieweit Gefühle und ein nicht verletzender Umgang positiv zur Leistungskultur beitragen kann. „Zuhören lernen" bleibt bis auf den heutigen Tag eine zu erlernende Kunst, wenn man mit Menschen zu tun hat.
- Der Österreicher Peter Drucker (1954) machte in seinem Standardwerk „Die Praxis des Managements" darauf aufmerksam, daß verabredete Ziele zwischen Vorgesetzten und Mitarbeitern für leistungsorientierte Unternehmen noch wichtiger sind als gute soziale Beziehungen („Human Relations").
- Nachdem jahrzehntelang persönliche Eigenschaften des Managers wie „Durchsetzungsvermögen" oder „Rhetorische Brillianz" im Blickpunkt standen, zeigte Robert Katz (1955), daß Training von Managementfähigkeiten (z. B. Kommunikationsfähigkeiten) den effektiven Manager entwickelt.
- Douglas McGregor (1960) seinerseits forderte in seinem Buch: „Die menschliche Seite des Unternehmens" Anfang der 60er Jahre dazu heraus, die stereotype Anordnung-Kontroll-Kette (Theorie X) des Vorgesetzten zu überwinden. Seine „Theorie Y" stellt die Bedürfnisse des Menschen nach sinnvoller Arbeit und die Möglichkeit, sich selbst kontrollieren zu können, heraus. Wertesysteme des Vorgesetzten halten Einzug in Überlegungen der Führungspraxis.
- Frederick Herzberg (1968) – nach Maslow einer der Väter der Motivationstheorien – publiziert seine Forschungsergebnisse in einem beachteten Harvard Business Review-Artikel und stellt die Human Resources-Bewegung, welche das Human Relations-Konzept ablöst, auf die Beine, indem er fordert, die Arbeit selbst attraktiv zu machen, gute Arbeitsergebnisse von Mitarbeitern anzuerkennen und nicht etwa zu glauben, daß eine Verbesserung des Arbeitsumfeldes („Hygienefaktoren") „motivieren" könne.

- Chris Agyris (1977) beschreibt ebenfalls in Harvard Business Review, wie nachhaltig gelernt wird, nämlich durch „Doppelte Lernschleifen": Es ist nicht getan mit dem Aufnehmen einer guten, neuen Idee: Man wird sie ausprobieren müssen, um sie verwenden zu können. Lernen ist kein Vorgang „der Leute da unten", sondern muß das ganze Unternehmen umfassen. Erst dann ist Veränderung hin zum Besseren möglich.
- Peters und Waterman (1982) beschreiben in ihrem Bestseller „Auf der Suche nach Spitzenleistungen", was man von Spitzenunternehmen lernen kann. Erfolgreiche Unternehmen zeichnen sich aus durch ihre Nähe zum Kunden, den Primat des Handelns, Antriebskräfte für Produktivität durch Menschen und sichtbar gelebte Wertesysteme.
- David Garvin (1983) hebt in einem beachteten Harvard Business Review-Artikel die hohe Qualität der japanischen Produkte hervor, die der der US-amerikanischen weit überlegen ist. Er nennt Gründe hierfür: Sie liegen in der Systematik des Vorgehens und in der Einstellung der Japaner zum Qualitätsbegriff begründet. Der Qualitätsbegriff als Element des Wettbewerbs im globalen Maßstab dringt in das Bewußtsein des Vorgesetzten ein.
- Ende der 70er, Anfang der 80er Jahre beginnt der in Japan entwickelte Begriff „Total Quality" oder „Total Quality Management" auch Bedeutung in den USA/Kanada und in Westeuropa zu gewinnen. Quality Circles, Statistische Prozeß-Kontrolle (SPC) und Teamarbeit werden in Konzepten wie „Employee Involvement" (EI - Ford) oder „Quality of Work Life" (QWL - General Motors) erfolgreich eingesetzt. Japan beginnt als Lehrmeister zu wirken und viele Japan-Besucher kommen begeistert von japanischer Arbeitsmotivation und Lerneifer zurück.
- Peter Senge (1990) beschreibt in „Die lernende Organisation" wie Organisationen ihr Überleben durch organisiertes und lebenslanges Lernen langfristig sichern können.
- Ebenfalls 1990 erscheint eine Studie des Massachusetts Institute of Technology (MIT), die David Garvin glänzend rechtfertigt, indem sie nämlich nachweist, daß japanische Unternehmen der Automobilindustrie den US-amerikanischen und westeuropäischen Konkurrenten wegen ihrer konsequenten Qualitätsphilosophie weit überlegen sind. Diese Studie hatte erhebliche Wirkung in vielen Unternehmen in Deutschland und führt zu entscheidenden Verbesserungen.
- In deutschen Unternehmen (Beispiele VW, Siemens, Ford) beginnt man im Rahmen umfassender Re-Strukturierungen die Mitarbeiter in KVP-Programmen (Kontinuierlicher Verbesserungsprozeß) zu aktivieren. Anstoß hierfür ist das „Kaizen"-Buch von Imai (1991), das zu durchgreifenden Verbesserungen anleitet. Der Begriff „Lean Management" - „schlankes Management" gewinnt an Einfluß. Eine „Verschlankungswelle" mit den Folgen des Personalabbaus, aber auch besserer Kundenorientierung und rationellerer Fertigungssysteme („Just in time" - Kanban) greift. Entscheidendes Element ist jedoch immer die Steigerung der Wertschöpfung und die Reduzierung nicht wertschöpfenden Tätigkeiten, welche Kunden ungern bezahlen.
- Hammer und Champy (1994) beschreiben in ihrem Buch „Business Reengineering" mit dem Untertitel: „Die Radikalkur für das Unternehmen" wie Unternehmen sich umgestalten müssen. Dies Autoren plädieren für ein absolutes Umdenken auf allen Gebieten des Unternehmens, insbesondere, was die Geschäftsprozesse, die Manage-

mentsysteme, alle Strukturen, aber vor allem die Wertvorstellungen und Überzeugungen, der im Unternehmen beschäftigten Menschen betrifft. Alles muß auf den entscheidenden Fokus: den Kunden, der das Unternehmen mit seinen Kostenbeiträgen letztlich erhält, konzentriert werden.

• Kaplan und Norton (1996) schließlich bringen die dargestellten Entwicklungen in ihrem Buch „Balanced Scorecard" auf den Punkt: Strategien eines Unternehmens müssen sich auf vier Aspekte konzentrieren: Das wirtschaftliche Überleben, das Kundenmanagement, die internen Geschäftsprozesse und die Lern- und Entwicklungsperspektiven aller im Unternehmen Beschäftigten.

Insofern betonen sie die Qualität der Strategien eines Unternehmens, welche seine Marktstellung langfristig sichert. Nicht die finanzielle Sicherung allein, noch ein ausreichender Kundenstamm oder brillante interne Abläufe allein sichern den Erfolg: Lebenslanges Lernen (Organisationslernen) gehört dazu.

Weshalb gehen wir auf diese Entwicklungen ein? Es scheint uns, daß das Gesundheitswesen ähnliche Entwicklungen, sozusagen im Zeitraffer, nachvollziehen muß, will es in der Qualitätsleistung und auch im betriebswirtschaftlichen Rahmen Weltstandard erreichen.

2
Die Veränderung gestalten

„Nichts ist beständiger als der Wandel" (Demokrit). Ständige Veränderungen sind Teil unseres Lebens. Wir ertragen sie passiv oder gestalten sie aktiv mit.

So erleben wir gerade heute Veränderungen unseres sozialen Umfeldes, die angestoßen wurden durch gesellschaftliche Kräfte, welche scheinbar sichere Balancen aus dem Gleichgewicht bringen. Veränderungen sind das Ergebnis divergierender Kräfte in einem Kraftfeld, die auf neuen Bedürfnissen, neuen Anforderungen und Interessen beruhen. So ist es heute noch manchem Mitarbeiter im Gesundheitswesen unverständlich, warum wir Jahrhunderte alte Traditionen des Herrschens und Dienens brechen und Kooperation an dessen Stelle setzen wollen. Ebenso ist manchem immer noch der Begriff „Kunde" im Zusammenhang mit dem Patienten- oder Bewohnerbegriff völlig unverständlich: Der leidende Mensch hat sich den faktischen Bedingungen der Gesundheitsorganisation anzupassen, basta!

Der Begriff des „mündigen Bürgers" scheint für manche Funktionsträger im Krankenhaus in dem Augenblick außer Kraft gesetzt, wo der Kranke das Haus betritt. Und weiter: Als unmündig werden vielfach noch Mitarbeiter und Mitarbeiterinnen der verschiedenen Bereiche des Gesundheitswesens betrachtet. Ihr Mitdenken ist vielfach noch unerwünscht, weil festgefügte Traditionen hierunter leiden könnten.

Notwendige Veränderungen rechtzeitig zu erkennen und umzusetzen ist eine überlebenswichtige Aufgabe (s. Tabelle 1). Sie muß von den Führungskräften erkannt und wahrgenommen werden.

Strategische Kompetenz verlangt unternehmerischen Weitblick über den eigenen Bereich hinaus. Die Zeichen der Zeit und die wirkenden Kräfte richtig einzuschätzen und geeignete Maßnahmen einzuleiten, verlangt Einsicht und richtige strategische Wahlen. Für Krankenhäuser ist beispielsweise zu überlegen, welche neuen Servicefelder sich anbieten und welche neuen Angebote an medizinischer Versorgung zukünftig

Tabelle 1. Erforderliche Veränderungen

Bis heute genügte	Ab sofort sind zusätzlich gefordert:
Fachkompetenz als Mediziner, Verwaltungsangestellter, Experte	Strategische Kompetenz zur Lösung langfristiger Ziele
Lösen von Routineaufgaben im vorgegebenen Rahmen: Keine Komplikationen, keine Beschwerden	Soziale Kompetenz zur Erhaltung und Steigerung der Leistungsfähigkeit der Mitarbeiter
Amtsautorität aufgrund von Position und Einfluß	Die offene, auf Veränderung eingestellte Persönlichkeit

zu entwickeln sind. Es ist eine Illusion zu glauben, daß das Haus X ewig in der heutigen Konstellation mit dem gewohnten Patientenzufluß und den gewohnten Funktionen in der altgewohnten Weise, wenngleich auch mit neuen medizinischen Erkenntnissen überleben kann. „Soziale Kompetenz" bedeutet, Patienten und Mitarbeiter auch als Kunden zu sehen und zu behandeln und auch die eigenen MitarbeiterInnen sozial gerecht zu betreuen, zu fördern und zu führen. Unliebsame MitarbeiterInnen zu feuern, weil sie widersprechen oder sog. „Minderleister" in den Augen ihrer Chefs sind, kann nicht länger hingenommen werden.

„Persönlichkeit" schließt Werte wie: Offenheit, Zielstrebigkeit, Ehrlichkeit und Vertrauenswürdigkeit ein. Dem Arzt oder der Schwester, auch dem Vorgesetzten, denen man vertraut, wird Kredit gegeben. Für sie setzen sich sogar Patienten aktiv ein. Sie setzen den Maßstab für das Verhalten aller Beteiligten in der Gesundheitsorganisation.

Doppler und Lauterburg (1994) geben in ihrer Charta des Managements der Veränderungen sieben Grundsätze an, die als Voraussetzungen einen Transfer in eine angepaßte und zeitgerechte neue Form der Organisation und des Verhaltens ermöglichen:

- Zielorientiertes Management: Veränderungen brauchen Zielführung. Es sollte klar werden, welche Ziele anzustreben sind, wer sie vertritt, realisiert und wie sie kontrolliert werden.
- Keine Maßnahme ohne Diagnose: Was läuft gut, was nicht? Welche Daten liegen vor? Welches Feedback wird an wen gegeben? Welche Konsequenzen folgen aus den erhobenen Daten?
- Ganzheitliches Denken und Handeln: Die Kultur der Organisation steht hier im Mittelpunkt. Eingeschlossen sind Traditionen und Normen, das Verhalten der Menschen und ihre Identifikation mit dem Haus, die gewachsenen Strukturen wie Aufbau- und Ablauforganisation, Systeme, der Zustand und die Standards des Hauses.
- Beteiligung der Betroffenen: Gelingt es, die betroffenen Menschen an der Veränderungsarbeit zu interessieren und zu beteiligen, so wird Motivation für diese Art von Arbeit frei, und Sinn geschaffen.
- Hilfe zur Selbsthilfe: Dezentrale Selbstorganisation ist das neue Mittel der Wahl. Dazu gehören Aus- und Fortbildung der Betroffenen, um dieses Prinzip realisieren zu können. Funktionierende und sich selbst regelnde (autonome oder auch autonom handelnde) Teams, die nach Zielen arbeiten, sind eine Forderung auch in Einrichtungen des Gesundheitswesens.

- Prozeßorientierte Steuerung: Dieser Grundsatz gewinnt im Gesundheitswesen überragende Bedeutung: Die täglich erforderliche „Steuerung" des Patienten oder Bewohners in medizinischer und pflegerischer Hinsicht sollte ergänzt werden durch Prozeßanalysen der ablaufenden Vorgänge und ihre Verbesserungen. Konflikte und Widerstände sind Indikatoren für fehllaufende Prozesse. Diese müssen offengelegt, sie dürfen nicht kleingeredet und bagatellisiert werden, weil sie auch Chancen zur Verbesserung darstellen; das betrifft sowohl Konflikte mit Patienten/Bewohnern als auch unter MitarbeiterInnen des Hauses.
- Sorgfältige Auswahl von Schlüsselpositionen: Wer Veränderungen einleiten will, muß den Willen aufbringen, gegen Widerstände zu kämpfen und dazu benötigt er Verbündete. Soziale Kompetenz sowie eine offene, an Menschen interessierte Persönlichkeit sind wichtige Voraussetzungen für Veränderungserfolge. Zuhören und Fragen stellen können, auf andere einzugehen statt zu behaupten und niederzuwalzen, sind Anforderungen an den modernen Vorgesetzten.

Diese sieben Grundsätze sind auch das Ergebnis jahrzehntelanger Forschungen und Praxisanwendungen in der internationalen Industrie. Jedoch: Das so einfach klingende plausible Konzept ist schwer in die Praxis der Einrichtungen des Gesundheitswesens zu übertragen. Der Grund: Noch wird am Traditionellen, Hergebrachten festgehalten. Was sich in der Vergangenheit bewährt hat, muß deshalb in der Gegenwart und Zukunft nicht zwangsläufig erfolgreich sein.

3
Voraussetzungen für Veränderungen

Veränderung im Handeln hat als Voraussetzung eine Veränderung im Denken. „Gewonnen wird im Kopf".

David Gleicher (1977) hat die in Abbildung 1 dargestellte Formel entwickelt, welche anschaulich darstellt, was Veränderung kostet:

Ist die Unzufriedenheit über die gegenwärtige Situation z. B. eines Krankenhauses groß, ist die Vision von der Zukunft klar und verstanden, liegen auch bereits erste praktische Erfahrungen und Werkzeuge vor, so gibt es eine Chance, daß Veränderung gelingt und die Kosten niedriger sind als der Aufwand.

$$C = (ABD) > X.$$

C = die Veränderung

A = den Grad der Unzufriedenheit mit dem Status quo

B = der angestrebte neue Status

D = praktische erste Schritte hin auf den neuen Status

X = die Kosten der Veränderung.

Abb. 1. Abhängigkeit von Veränderungen (Nach Gleicher 1977)

Wir übersetzen die Gleicher-Formel in die Praxis des Gesundheitswesens, indem wir sagen, daß Veränderungen unter den folgenden Bedingungen möglich sind:

- Liegen überzeugende Erkenntnisse vor, daß Veränderung erforderlich ist, dann wird der Status quo zum Anstoß für Veränderung: Positive Unzufriedenheit schafft Wandel!
- Wenn wir Visionen von einem erstrebenswerten Status haben, so können wir hieraus Ziele für jede/n Einzelne/n entwickeln: Wer weiß, wohin die Reise geht, kann sich entscheiden!
- Werkzeuge, Konzepte und Anleitungen für den Wandel helfen, die ersten Schritte zu unternehmen: Was wir können, erleben wir erst, wenn wir es versuchen!

Dabei wird deutlich, daß Widerstände gegen Veränderung bei allen drei Faktoren auftreten können:

- Unklare Ziele, nicht existente Strategien führen zu unkoordinierten, bruchstückhaften Maßnahmen, die Kosten verursachen, aber keine Wirkung erzeugen.
- Menschen, welche keine Probleme sehen oder haben, werden sich nicht „auf den Weg machen wollen". Warum sollten sie auch? Unglücklich wäre allerdings, wenn die Notwendigkeit zur Veränderung übersehen würde.
- Werkzeuge, die angeboten, aber nicht verwendet werden, erzeugen ebenfalls Kosten. So geben Häuser Geld für Maßnahmen aus, ohne diese dann von den MitarbeiterInnen abzufordern.

Wir befürworten – auch aus Kostengründen – ein Konzept, das unter Berücksichtigung der Gesamtlage des Hauses und unter Einbezug aller wichtigen Funktionsträger, der Mitarbeitervertretung und anderer wichtiger Meinungsbildner die Lage des Hauses als für Veränderungsprozesse geeignet feststellt, was eine gewisse Aufbruchstimmung der Mannschaft, Bereitstellen von Ressourcen und Mitteln und unterstützende Begleitung einschließt. Erst dann hat die Umsetzung eines Veränderungskonzeptes, wie z. B. Umfassendes Qualitätsmanagement, eine Chance.

4
Verändertes Verhalten als Schwerpunkt unseres Ansatzes

Im Gegensatz zu Einstellungen kann Verhalten beobachtet und auch gemessen werden. Verhalten ist eine Funktion interagierender Variablen wie

- Umgebung: Einflüsse, die auf den Menschen von außen her einwirken wie Wohnsituation, finanzielle Lage/Bezahlung, Arbeitszeitregelungen, Kommunikation mit anderen etc.
- Organismus: Körperlicher Zustand eines Menschen wie Alter, Fitneß.
- Kognitive Variablen: Bezeichnen Aspekte des Denkens wie Intelligenzstruktur, Kreativität, Begabungen. Art, Leistungsfähigkeit, Inhalte und Umsetzen des Lernens.
- Emotionale Variablen: Empfindungswelt des Menschen wie Angst, Schuldempfinden, emotionale Belastbarkeit, Bindungen an andere Menschen und Gruppen.
- Motivationale Variablen: Vorstellungswelt des Menschen wie Motive und Ziele wie Leistungsvermögen, Machtansprüche, Interessen, Überzeugungen.
- Soziale Variablen: Soziale Kontakte des Menschen wie Einstellungen zu anderen, zu Normen und Werten, seine soziale Intelligenz.

Umfassendes Qualitätsmanagement hat seinen Schwerpunkt in den motivationalen, sozialen und emotionalen Variablen. Ziel ist die Nutzung der positiven Kräfte, die in den im Gesundheitswesen tätigen Menschen liegen.

5
Ein instrumenteller Ansatz zur Verhaltensveränderung: Verbesserungsteams (V-Teams)

Zur Gestaltung eines neuen Verständnisses und Verhaltens zur Rolle des Patienten als Kunden, wenden wir erfolgreich einen Ansatz an, der sich in der Industrie bewährt hat und welcher hier näher beschrieben werden soll: die Arbeit mit Verbesserungsteams. Die Erfahrungen hierzu haben wir aus langjähriger Arbeit mit Qualitätszirkeln in der europäischen Industrie erworben. Die Verbesserungsteams sind Teil unseres umfassenden Ansatzes. Sie laufen parallel zum Aufbau eines Qualitätsmanagementsystems.

5.1
Analyse

„Keine Maßnahme ohne Diagnose". Dieser Grundsatz aus der von Doppler und Lauterburg (1994) erarbeiteten Charta des Managements der Veränderung war für uns zielführend. Bevor wir einen Auftrag zur Schulung von MitarbeiterInnen erhielten, führten wir in den Häusern einen „Analysetag" durch, der die Hausbesichtigung und bis zu 30 Einzel- und Gruppeninterviews einschloß. Im Ergebnis verfaßten wir dann einen vertraulichen Bericht, der an die Leitung des Hauses ging und Dimensionen wie beispielsweise Patienten-/Bewohnerorientierung, Führungsleistung, internes Klima, sowie Kooperation/Konflikte umfaßte.

Was wurde in unseren Analysegesprächen mit Führungskräften und MitarbeiterInnen in Einrichtungen des Gesundheitswesens deutlich?

- Eine Kultur des Abschottens und Verbergens: Die verschiedenen Arbeitsbereiche neigen dazu, historisch gewachsene Abgrenzungen zu begründen und zu verteidigen: „Die anderen" machen Fehler; sie behandeln uns ungerecht; wir werden nicht ausreichend informiert. Gern würden wir besser kooperieren, aber dazu gibt es keine Chance. Aber auch: Bei uns ist alles o. k. Lassen Sie uns lieber in Ruhe, denn Probleme – außer den üblichen kleinen – gibt es bei uns nicht.
- Eine Kultur des Klagens: Wir haben keinen Einfluß und können aus unserer schwachen Lage heraus nichts verändern. Ändern Sie besser die anderen, dann geht es uns besser. Alle Probleme entstehen daraus, daß man nicht auf uns hört, unsere Bedürfnisse mit Füßen tritt, etc.
- Autoritäre Machtstrukturen: Aus dem Selbstverständnis der „Mächtigen" heraus: Wenn Änderungen, dann bitte nur bei allen anderen, aber bitte nicht mit uns. Erwünscht: Besser qualifizierte Schwestern und Pfleger, besser arbeitende Labors etc. Sich selbst und sein eigenes Verhalten stellen die Chefs selten in Frage. Insbesondere Ärzte klagen über halb-feudalistische Strukturen. Verständlich, daß es auch nicht oft in der Zusammenarbeit der einzelnen Führungskräfte auf oberster Ebene klappt und diese Konflikte sich auf die Zusammenarbeit der einzelnen Funktionsbereiche auswirken.

- Harmoniestreben statt Konfliktbearbeitung: Die Neigung, Konflikte und chronische Probleme zu verbergen und/oder herunterzuspielen, ist evident. Den externen Nachfrager läßt man nicht gern Probleme (s. auch oben) wissen. Es zeigt sich im Streben nach Harmonie auch eine gewisse Hoffnungslosigkeit, die Verhältnisse ändern zu können.
- Unverständnis, Skepsis, Abneigung und offene Ablehnung von Änderungen: Gescheiterte Versuche in der Vergangenheit werden herangezogen zur Begründung, daß auch dieser neue Versuch, mit UQM etwas umzugestalten, scheitern wird. Wenn persönlicher Vorteil nicht belegt werden kann, sind Skepsis und Ablehnung der Fall.
- Positive Zustimmung: Insbesondere bei solchen Führungskräften und MitarbeiterInnen, welche an den Zuständen leiden und sich Besserung erhoffen. Hier ist auch eine Bereitschaft spürbar, an dieser Veränderung mitzuwirken. Dies gibt Hoffnung.

5.2
Schulung der V-Teams

Die Schulung der V-Teams selbst berücksichtigt grundsätzlich die Fähigkeit der TeilnehmerInnen, ihre Arbeit beurteilen und verbessern zu können. Sie geht von der Voraussetzung (Theorie Y von McGregor 1973) aus, daß Menschen daran interessiert sind, ihre Leistung im Rahmen ihrer Möglichkeiten zu steigern. Inhaltlich steht das Handeln für den Patienten, seine Versorgung und Betreuung und der Umgang mit ihm im Mittelpunkt. Auch die Beziehungen der MitarbeiterInnen (Ärzte, Pflegepersonal, Funktionsbereiche, Technik, Verwaltungen) zueinander sind von hoher Bedeutung. Schließlich wird auch an Problemen des Alltags gearbeitet: Wo entstehen Verschwendungen an Zeit, Material und wo erfüllen wir nicht Qualitätsanforderungen in unserem Bereich des Gesundheitswesens?

Das andragogische Medium unserer Arbeit mit V-Teams sind interdisziplinär zusammengesetzte Teams, die sich freiwillig zur Zusammenarbeit über gemeinsam erarbeitete Probleme bereit finden. Da wir in der Einladung der TeilnehmerInnen bereits auf den Charakter der Schulung hinweisen, gelingt die Gruppenbildung normalerweise ohne Schwierigkeiten. „Wir verändern Verhalten, indem wir Verhalten ändern": Dieser scheinbar abstruse Satz soll durch ein Beispiel (Sänger et al. 1996) erläutert werden.

TeilnehmerInnen einer Gruppe haben als Problem (SOLL-IST-Abweichung) in einem Krankenhaus erheblich zu lange Wartezeiten (von bis zu 4 Stunden zwischen Einbestellung bis zur ersten Untersuchung) definiert und wünschen, darüber zu arbeiten. Im V-Team befinden sich Ärzte, Pflegepersonal, ein Haustechniker und eine Verwaltungsangestellte. Hautnah sind die Pflegekräfte mit diesem Problem konfrontiert: Sie müssen die Klagen und Beschwerden ertragen. Alle anderen sind nur „im Vorübergehen" mit den Beschwerden befaßt. Wenn sich der Blick aller für das Problem der Patienten und Angehörigen, die stundenlang im Warteraum sitzen, ohne „daß es vorangeht" öffnet, ist eine erste Voraussetzung für Verhaltensänderung erreicht: Wir öffnen uns durch Einsicht den Problemstellungen. Alle Menschen im Team tun das: Für einige ist das Problem neu, für andere unerheblich, für dritte riesengroß, denn sie leiden darunter täglich. Es zu erkennen und zu akzeptieren (als übergreifendes Problem des ganzen Hauses) ist ein wichtiger erster, aber bedeutsamer Schritt zur Verhaltensänderung im Sinne von UQM.

Der zweite Schritt ist ebenfalls hilfreich: Wir versuchen die Wartezeiten unserer Patienten/Angehörigen nach Einbestellung zu quantifizieren. Erst mit einer Quantifizierung erschließt sich die Dimension des Problems: Wo beginnt es zu schmerzen? Was kann noch hingenommen werden? Was ist einem Patienten zuzumuten, was nicht mehr? Wie ist das Problem mit den Visionen/Zielen zum Umfassenden Qualitätsmanagement zu vereinbaren? Das konkrete Arbeiten an diesem Problem verändert Einstellungen: Ich setze mich mit der Problemlage konkret auseinander, streite mit meinen Teamkollegen über Dimensionen des Problems. Indem ich das Problem zu quantifizieren suche, wird es auch „mein" Problem, denn es wird plastisch, greifbar, realistisch, in den Zahlen und Daten gewinnt es für mich Kontur.

Der Haustechniker hat bislang nicht mehr als eine murrende Sitzreihe im Warteraum wahrgenommen, nun wird ihm deutlich, daß in „seinem" Haus ein gravierendes Problem zu existieren scheint und daß er eingeladen ist, an dessen Lösung mitzuwirken.

Der Personalsachbearbeiter hat das Problem auch schon mal erfahren, indem schriftliche Beschwerden eingingen, die sein Chef dann beantworten mußte. Nun ist er persönlich angesprochen, an der Lösung mitzuarbeiten. Aus dem anonymen Problem, das andere haben, wird „sein" Problem. Das verändert seinen Blick, der sich damit für andere Bereiche öffnet und weitet. Seine Einstellung zu Problemen wie dem genannten ändert sich. Sein Verhalten wird sich ändern, wenn er nunmehr schriftliche Beschwerden von Patienten neu sieht und bewertet und persönlicher als vorher bearbeitet.

Über Einstellungsveränderungen durch Mitarbeit an konkreten chronischen Problemen eines Hauses erreichen wir so eine Verhaltensänderung, die sich darin ausdrückt, daß mentale Sperren für Schwierigkeiten anderer sich lösen und die Bereitschaft, mit anderen an Problemen zu arbeiten wächst.

5.3
Grundsystematik und Ablaufkonzept

Die Grundsystematik unserer Arbeit mit V-Teams basiert auf Erkenntnissen der Gruppendynamik und industrieller Problemlösungstechnik und ist von Pragmatik geprägt.
Sie folgt folgenden methodischen Schritte.

- Alle Informationen erfassen und speichern,
- alle Informationen ordnen und gewichten,
- alle Informationen analysieren und bewerten,
- daraufhin: entscheiden und Aktionen einleiten.

Die folgende Kurzfassung unseres Ablaufkonzeptes soll den Leser in die Lage versetzen, unser Vorgehen im Zusammenhang zu verstehen.
In sieben Arbeitsschritten gehen wir an die Arbeit und strukturieren Gruppen von bis zu 20 TeilnehmerInnen eines Teamtrainings.

1. Team bilden: Je nach Interesse und geeigneten Problemlagen werden Teams von 5-7 TeilnehmerInnen zusammengestellt, wobei es darauf ankommt, einen maximalen Mix der TeilnehmerInnen zu erreichen. Ziel ist ja eine Verstärkung des be-

reichsübergreifenden Verständnisses und einer verbesserten Kooperation. So ist es wichtig, neben Ärzten auch Pflegepersonal, Techniker und Funktions- wie auch Verwaltungsbereiche in den Teams vertreten zu haben. Ein Altersmix ist ebenfalls von Bedeutung.

2. Problem exakt definieren: Aus einer Gesamtproblemaufnahme werden nun von den Teams Probleme ausgewählt, die sich für eine Bearbeitung eignen. Der Fokus liegt dabei auf vorhandenem Wissen und Erfahrungen, die von TeilnehmerInnen im Team beigesteuert werden können. Idealerweise wird ein „brennendes Problem" ausgewählt, das bereits chronisch ist und bisher im Hause nicht erkannt oder gelöst werden konnte und an dem zu arbeiten einfach Spaß macht. Als erste Teamaufgabe wird nun versucht, das Problem exakt zu beschreiben, was heißt, es möglichst zu quantifizieren. Indem es in seiner Dimension (Qualitätseinbußen, Kosten, Zeitverluste, entgangener Gewinn, enttäuschte Patienten etc.) umfaßt und beschrieben wird, erkennt das Team, ob es sich um ein schwerwiegendes oder eher bedeutungsloses Problem handelt. Dieser Schritt ist für den methodisch erfolgreichen Verlauf des Trainings von herausragender Bedeutung. Ohne exakte quantitative Beschreibung eines Problems ist seine Bearbeitung schwierig, wenn nicht gar unmöglich.

3. Ursache finden: In einem nächsten Schritt werden nun Ursachen von Wirkungen getrennt. Wenn die Wirkung, also das Problem sauber umschrieben ist, vermag das Team relativ schnell aus der Vielzahl möglicher Ursachen die wahrscheinlichsten wenigen herauszufinden. Dies geschieht, indem die mögliche Ursache in Frageform gegen das Problem gestellt und als „Ja"-„Nein"-Alternative entschieden wird. Hier ist Teamleistung gefragt: Kritische „Problembefrager" kommen weiter als „Ursachenvermuter" ohne analytisches Arbeiten.

4. Alternativen entwickeln: Jetzt kommt Kreativität ins Spiel: Lösungsmöglichkeiten müssen vom Team entwickelt werden und zwar nicht „wohlfeile" wie „Mehr Personal" oder „Mehr Geld", sondern an der Lage des Hauses orientierte neue, kreative Lösungen – die bisher keiner erdachte und welche das chronische Problem zu beheben versprechen. Jeder dieser alternativen Lösungsansätze wird vom Team unter den Aspekten „Aufwand und „Nutzen" kritisch hinterfragt und die beste Lösungsalternative wird ausgewählt.

5a. Maßnahme ausarbeiten: Aus der spontanen Idee muß nun eine handfeste, realisierbare Maßnahme werden. Sie muß in Umfang und Ziel eindeutig sein.

5b. Aktionsplan erstellen: Damit aus der Maßnahme, welche das Problem lösen kann, auch Realität wird, ist schließlich ein sachlich-zeitlich geordneter Plan zu erstellen, der enthält, was wer bis wann zu erledigen hat. Teams neigen dazu, anderen (nicht Anwesenden) Arbeiten aufzubürden. Dem wird durch den Trainingsleiter gegengesteuert, indem er die Teams dazu auffordert, sich selbst in die Pflicht zu nehmen und mit eigenem Engagement das Problem zu beseitigen. Dem dient u. a. eine „Kontrollspalte" im Aktionsplan, die der Realisierung der Problemlösung durch Selbstkontrolle der Teammitglieder dient.

6. Präsentieren: Selbst erarbeitete reale Problemlösungspläne sind nicht für die Schublade bestimmt! Sie sollen der Öffentlichkeit, den Leitern der Organisation, Kollegen, Vorgesetzten, Stäben und Funktionen bekannt gemacht werden. Damit treten die Menschen einer Organisation aus der Anonymität der Organisation heraus und vertreten als Teil eines Teams dessen Arbeitsergebnis. Das ist persönlich-

keitsfördernd, macht sympathisch und zeigt persönliches Engagement des/der Einzelnen. Es nimmt außerdem die Gäste (meist die Chefs) in die Pflicht, die Pläne der Teams zu unterstützen und ihnen nicht etwa Steine in den Weg zu legen.

7. Team würdigen: Nun sind die Empfänger der Präsentation, also die Leitungsgremien an der Reihe: Sie haben jetzt die Chance, durch positive Verstärkung der Teamleistungen diese Form der Zusammenarbeit bei Problemlösungen im Haus fest zu etablieren. Gelegentlich gelingt es den teilnehmenden Vorgesetzten nicht, über ihren eigenen Schatten zu springen und – statt Unvollkommenheiten zu kritisieren – die neue Form einer Zusammenarbeit zu loben und sich persönlich dafür einzusetzen. In der weitaus größten Mehrzahl der Fälle ist jedoch echtes Erstaunen, ja Begeisterung über die Leistungen der Teams in nur kurzer Zeit erreicht, zu spüren.

Nach der Arbeit mit etwa 70 trainierten Teams ergaben sich bei der Problemauswahl folgende Problemschwerpunkte.

- Kooperation zwischen den einzelnen Bereichen des Hauses/Schnittstelleneffizienz (32%),
- nicht optimal organisierte Abläufe/Prozesse (18%),
- unzureichende Patientenorientierung (15%),
- Information und Kommunikationsdefizite (13%),
- unzureichende MitarbeiterInnenorientierung des Hauses (10%),
- fehlendes Kostenbewußtsein (9%),
- sonstige Themen (3%).

Nach eingehender Ursachenanalyse kommen wir aus der Analyse dieser Problemlagen zu dem Schluß, daß es vielfach noch nicht gelungen ist, in den Einrichtungen des Gesundheitswesens eine geistige Umorientierung in den Einstellungen und im Verhalten im Sinne modernen Managements und einer umfassenden neuen Qualitätsphilosophie zu erreichen.

Insoweit steht das Gesundheitswesen – ähnlich wie die Industrie in den 80er Jahren – vor der Frage, wie der Paradigmawechsel vom „Verteilungsapparat von Krankenbetten und Operationen" hin zur „Dienstleistungsorganisation" erreichbar ist. Instrumente stehen zur Verfügung: Das Umfassende Qualitätsmanagement umschreibt Wege und Möglichkeiten. Der eigentliche Wandel aber geschieht in Köpfen oder er unterbleibt.

6
Sicherung der Ergebnisse

Zur Sicherstellung der Ergebnisse unserer Trainings führen wir unmittelbar nach deren Abschluß eine Befragung der TeilnehmerInnen durch. Nach dem Stand unserer Auswertung aller Ergebnisse im Juni 1998 liegt die Durchschnittsbewertung bei 1,8 (Bewertung von 1–4). Wichtiger Bestandteil unserer Konzeption der Einführung von Qualitätsmanagement in den Bereichen des Gesundheitswesens ist die Einrichtung sog. Steuerungsteams/Lenkungsausschüsse, welche auch die Aufgabe haben, die Verbesserungsteams in ihrer Arbeit zu unterstützen. Darüber hinaus dient der Lenkungsausschuß zur Koordinierung aller laufenden QM-Maßnahmen. Dies ist immer dann von besonderer Bedeutung, wenn die Teams parallel zu dem Aufbau eines Qualitätsmanagementsystems als Ordnungs- und Organisationssystem Einsatz finden. Ein Mitglied der Steuerungsteams ist ein/e Koordinator/in oder synonym „der Kümmerer". Dieser betreut V-Teams und unterstützt deren Arbeit z. B. dadurch, daß er/sie Kontakte zu anderen Bereichen herstellt und damit bereichsübergreifende Lösungen möglich macht. Außerdem ist der Berichterstatter Mitglied des Steuerungsteams. Der Erfolg und Mißerfolg von Verbesserungsteams im Gesundheitswesen hängt sehr von dieser organisatorischen Einbindung ab. Häuser, die eine erfolgreiche Ausführung der Koordinatorentätigkeit mit einer Karriereplanung verbinden, sind gut beraten. Nichts ist für die Qualität eines künftigen Klinikchefs oder Verwaltungsdirektor aufschlußreicher als die Bewährung in einer temporären Funktion, die Tatkraft, Kreativität und langen Atem- also Durchhaltevermögen verlangt. Wer V-Teams zu begeistern versteht, wird das auch später mit anderen Arbeitsgruppen schaffen.

Darüber hinaus bieten wir auch Audits an, die sich wie folgt gestalten: Nach etwa einem halben Jahr nach Durchführung des Trainings treffen wir uns mit den V-Teams und fragen nach dem Erfüllungsstand der Projekte. Zuerst sprechen wir mit den V-Teams selbst: Hier zeigt sich dann, wer erfolgreich gearbeitet hat und wer nicht. Hier werden auch Gründe vorgetragen, warum manche Projekte nicht so liefen, wie es ursprünglich vorgesehen war. Nach diesem Gespräch treffen wir – in Gegenwart der V-Teams – die Leitung des Hauses und das Steuerteam und stellen die Ergebnisse und Realisierungsproblemen vor. Im Audit bringen wir die Schwierigkeiten der Umsetzung zur Sprache und fragen nach Ressourcen, die von den Teams genutzt werden. Steuerungsteams, aktive „Kümmerer" und Audits sind probate Mittel, um den Erfolg von Verbesserungsteams langfristig sicherzustellen.

7
Unterstützungsmaßnahmen zur Verhaltensstabilisierung

Die Bereitstellung des Instruments „Verbesserungsteams" hat sich als wirksam erwiesen, weil es Mitarbeiter und Mitarbeiterinnen einfach Freude macht, die eigene Arbeit verbessern zu können. Aber das ist nur ein Schritt, der zwar in die richtige Richtung weist, aber allein angewandt unzureichend bleibt. Deshalb bedarf es im Wesentlichen folgender verhaltensstützender Maßnahmen:

7.1
Organisatorische Maßnahmen

Organisatorische Maßnahmen müssen Dienstleistungsverhalten unterstützen. Flache Hierarchien (hier ist im Gesundheitswesen erheblicher Nachholbedarf!) und an den Bedürfnissen von Patienten und Bewohnern orientierte Strukturen sind geeignete Mittel, um Verhalten zu verändern. Verhalten folgt der Struktur.

Ein Beispiel: In einem Haus wurde aufgrund von ständigen Klagen der einbestellten Patienten wegen zu hoher Wartezeiten der Eingangsbereich so umgestaltet, daß der Patient freundlich empfangen und alle Untersuchungen ohne erhebliche Verzögerungen ablaufen konnten. Statt Abwehr unfreundlichen Verhaltens kann man jetzt seine Patienten fragen: Wie gefällt Ihnen unser neuer Empfang?

7.2
Das persönliche Vorbild der Vorgesetzten wirkt

Keine Appelle, Schriftsätze oder Forderungen können das persönliche Rollenmodell des Vorgesetzten ersetzen. Wie dieser der Beschwerde nachgeht, er sich für das Wohlergehen seiner MitarbeiterInnen einsetzt und positive Entwicklungen persönlich anleitet und realisiert, wird wahrgenommen und eher nachvollzogen, als wenn er externen Kräften die Überzeugungsarbeit, welche ja immer nur ein Anfang sein kann, überläßt. Wir müssen auch zunehmend darüber nachdenken, inwieweit exzellente Fachleute z. B. Experten ihrer medizinischen Fachgebiete auch ihren Pflichten als Vorgesetzte genügen. Es kann nicht akzeptiert werden, daß inkompetente Vorgesetzte das Klima in Häusern des Gesundheitswesens derartig verschlechtern, daß alle Versuche, einen neuen Stil des Miteinander einzuführen, scheitern. Deshalb trennen sich in zunehmendem Maße Häuser von Vorgesetzten, deren Sozialkompetenz unzureichend ist.

7.3
Sichtbaren Nutzen schaffen und jedem zugänglich machen

In der Industrie erleben wir, wie Verbesserungen honoriert werden, teilweise mit horrenden Prämien, welche aber ihrerseits nur Bruchteile des erzielten Gewinns ausmachen. Menschen sind daran interessiert, für besondere Leistungen ausgezeichnet zu werden. Verbesserungen, seien sie nun von Einzelnen oder Teams erzielt worden, rufen nach Anerkennung (rewards). Wir sollten im Gesundheitswesen – wie bereits in der Industrie geschehen – insbesondere die von Teams erbrachten Zusatznutzen für Einrichtungen des Gesundheitswesens in geeigneter Form anerkennen. Wir regen deshalb die Einrichtung einer Kostenstelle in Häusern des Gesundheitswesens an, auf welcher geldwerte Verbesserungen (unter Einbezug des lokalen Controllers) anteilsmäßig verbucht und zu geeigneten Zeitpunkten den MitarbeiterInnen des gesamten Hauses, oder aber auch einzelnen Teams gutgeschrieben werden. Sie sollten darüber frei verfügen können. Da „Klingeln zum Handwerk gehört" wäre es deshalb auch von geeigneter Wirkung, über Einsparungen und Verbesserungen nicht nur Buch zu führen, sondern auch darüber zu informieren und zu werben.

7.4
Verhalten durch ständige Verstärkung und Überprüfung stabilisieren

Wenn neuerworbenes Verhalten nicht unterstützt wird, fällt der Erwerber schnell wieder in alte Verhaltensformen zurück. Deshalb schulen wir die Vorgesetzten in Techniken positiver Verstärkung, um sie fähig zu machen, ihren MitarbeiterInnen durch Führungshilfen Unterstützung zu geben.

7.4.1
„Offen gesagt" – Training

Auf Wunsch eines Oberarztes (V-Team-Teilnehmer) wurde ein internes Problem des Hauses aufgenommen, an dem 15 TeilnehmerInnen teilnahmen. In dem Haus war parallel zu gravierenden Umstrukturierungsprozessen ein Qualitätsmanagementprozeß angestoßen worden. Das Problem bestand in der Schwierigkeit der MitarbeiterInnen, sich offen und auch kritisch in den Konferenz- und Besprechungsgremien des Hauses zu brennenden Fragen zu äußern. Dieser Sachverhalt hängt mit der Vorgesetztenstruktur und mit den Fähigkeiten, Fertigkeiten aber auch dem Mut der Menschen zusammen, aus einer passiven Einstellung zu drängenden Fragen in eine aktive Rolle überzuwechseln.

In der methodischen Konzeption des Trainings sahen wir vorerst drei Trainingstage vor. Neben der Aufnahme aktueller Problemlagen zum Thema „Offen gesagt" bearbeiteten wir konkrete Fälle in Rollenspielen. Dabei kam es darauf an, realitätsgerecht zu agieren und in den Video-aufgezeichneten Konfliktdarstellungen die Rolle der einzelnen Teilnehmer zu bewerten und individuelles Feedback zu geben.

Die einzelnen Trainingstage waren von 6-wöchigen Pausen unterbrochen, in denen die Teilnehmer die Aufgabe erhielten, Materialien, die gemeinsam im Training erarbeitet wurden, in den realen Situationen des Hauses wie Konferenzen und Besprechungen auszutesten und damit auch ihr eigenes „standing" im Sinne von „Offen gesagt" zu prüfen. Dabei ergab sich, daß Besprechungen und Konferenzen unzureichend organisiert waren und z. T. als „One Person-Show" abliefen, in der die Anwesenden lediglich als Informationsempfänger gesehen wurden. Die passiven Beteiligten bezeichnen solche Konferenzen z. T. als „chaotisch".

In einer Trainingsrunde überarbeitet deshalb das Team eine Industrieunterlage für die Anwendung im Krankenhaus (s. Abb. 2) und setzt sie in der „Praxisphase" in realen Besprechungen und Konferenzen des Hauses mit gutem Erfolg ein.

In der zweiten Trainingsrunde berichteten die Teilnehmer vom Einsatz des Fragebogens in etwa 40 Besprechungen und Konferenzen. Der Fragebogen ist bei Chefs und Mitarbeitern auf Interesse und Akzeptanz gestoßen, so daß er weiter eingesetzt werden wird. In einigen Bereichen, so im technischen und in den Funktionsbereichen, wurde diese Feedback-Maßnahme allerdings abgelehnt und hat bis heute keine Chance, dort verwendet zu werden.

Teilnehmer und Trainingsleiter glauben, bessere Chancen zu haben, wenn das den einzelnen Teilnehmern schwer fallende „persönliche Feedback" durch ein eher „sachlich-neutrales" Feedback ersetzt wird.

Beschrieben wurde ein Beispiel, wie gemeinsam von interessierten Teilnehmern entwickelte Arbeitsformen dazu beitragen, ein erwünschtes Verhalten zu unterstützen.

7.4.2
Coaching-Projekte

Im Rahmen erhöhter Anforderungen an die Führungsleistung von Vorgesetzten führen wir in verstärktem Maße auch individuelle Coaching-Projekte für Vorgesetzte durch. Hochqualifizierte Führungskräfte brauchen neben der hohen Fach- und Methodenkompetenz ebenso eine Sozial- und Persönlichkeitskompetenz, welche z. T. erst entwickelt bzw. gefördert werden muß.

Coaching-Projekte werden von uns selbstverständlich nur unter der Bedingung durchgeführt, daß der zu coachende Chef es persönlich wünscht. Erst dann ist Bereitschaft vorhanden, sich auf einen Lern- und Änderungsprozeß einzulassen, welcher wie folgt skizziert werden kann:

Umfassendes Qualitätsmanagement (UQM) – eine Verhaltensänderung

„Offen gesagt" - Projekt	Auswertung
	Völlig zutreffend Teilweise zutreffend Nicht zutreffend 4 3 2 1 0 Punkte
1. Das Ziel der Besprechung war mir völlig klar	_____ Punkte
2. Es waren die richtigen Personen anwesend	_____ Punkte
3. Ergebnisse früherer Besprechungen wurden eingehalten/abgearbeitet (lt. Protokoll oder mdl. Berichterstattung)	_____ Punkte
4. Mir wurde zugehört	_____ Punkte
5. Ich konnte meine Meinung zum Ausdruck bringen	_____ Punkte
6. Meinungen wurden offen diskutiert und konnten in Frage gestellt werden	_____ Punkte
7. Fakten und Meinungen wurden bewußt voneinander getrennt	_____ Punkte
8. Mit der Zeit wurde sorgsam umgegangen	_____ Punkte
9. Wir sind systematisch (logisch-sachlich) vorgegangen	_____ Punkte
10. Wir haben konkrete Arbeitsschritte vereinbart und Verantwortliche festgelegt	_____ Punkte
11. Entscheidungen wurden einvernehmlich getroffen	_____ Punkte
	Erreichte Gesamtpunktzahl: _____ Punkte (Maximale Punktzahl: 44 = 100 %) Was können/sollten wir in den kommenden Besprechungen unbedingt verbessern? 1. _____ 2. _____

Abb. 2. Testfragebogen Besprechungen

Wir schaffen ein persönliches Verhältnis zwischen Coach und Klient und arbeiten an von ihm aufgezeigten Beispiel, in denen aus seiner Sicht Mitarbeiterführung nicht „gut ging". Dabei wird auf analytisch-theoretische Modelle zurückgegriffen. Es wird versucht, reale Fälle darauf hin zu untersuchen, welche SOLL-Kriterien anzulegen sind und wie sie zu lösen wären. Zur Unterstützung von Erkenntnisprozessen zur eigenen Person werden Hilfen angeboten und es werden Beoachtungsaufgaben gestellt, über welche der Klient dann in der folgenden Sitzung berichtet.

Unsere Erfahrung ist, daß dieses Coaching gern angenommen wird. Es ist nicht zeitaufwendig, findet meist am Arbeitsort des Klienten statt, ist auf die praktischen

Probleme des Klienten fokussiert und hilft ihm – sozusagen vor Ort – eine neue Einstellung zu finden und Sozialkompetenz und realistisches Führungsverhalten zu entwickeln.

8
Ausblick auf die Veränderungsstrategien für die nächsten entscheidenden Jahre

Durch Einbeziehen der Betroffenen in Prozesse der notwendigen Veränderung, durch aktionszentriertes Vorgehen zur Beseitigung konkreter Problemlagen, wird es gelingen, das Gesundheitswesen leistungsfähiger zu gestalten.

Unsere Erfahrungen zeigen, daß dabei folgende Veränderungen erforderlich sind.

- Dezentral organisierte, unternehmerisch strukturierte Organisationen mit geringer Hierarchietiefe;
- stärkere Konzentration auf Verbesserungen für Patienten und Bewohner statt interne Nabelschau;
- einbeziehen von MitarbeiterInnen in Planungen, neue Überlegungen des Hauses wie z. B. auch bei der Erschließung neuer Arbeitsfelder;
- verbessern der Führungsqualitäten der Führungspersönlichkeiten im Gesundheitswesen: Exzellente Fachqualifikation muß ergänzt werden durch Strategie- und Sozialkompetenz. Ärztliche Kunst allein reicht zur Legitimation von Führungspositionen nicht länger aus. Mitdenken aller Mitarbeiter ist angestrebt – verantwortliches Handeln aller gefordert.
- Verbesserungen sind durch Methoden des Umfassenden Qualitätsmanagements zu erreichen. Das muß erlernt werden. Dazu gehören auch Zielvereinbarungen und Forderungen an jedermann, den Prozeß der kontinuierlichen Verbesserung durch Taten zu unterstützen.
- Sinnhaftigkeit der Arbeit darf nicht durch Bürokratie reduziert werden. „Im Mittelpunkt steht der Bewohner/Patient" und seine Bedürfnisse gilt es zu befriedigen. Nebentätigkeiten dürfen nicht die Arbeitszeiten blockieren, welche der Arbeit am Patienten/Bewohner dient.
- „Lernende Organisationen" werden immer wichtiger. Erfahrungen aus anderen Bereichen der Gesellschaft müssen studiert, eigene Erfahrungen im Sinne von Effizienzsteigerung und Patientenzufriedenheitsförderung gemacht werden. Argumentationen wie: „Wir sind nicht mit anderen Bereichen vergleichbar" oder „Patienten sind doch keine Kunden" sollten hinterfragt und unter dem Aspekt der Anforderungen einer modernen Dienstleistungsgesellschaft kritisch und konfrontativ behandelt werden.
- Qualitäts- und Kostendenken müssen bei allen Beschäftigten im Unternehmen Platz greifen. Wirtschaftliches Denken und Qualitätsverbesserungen ergänzen einander und stellen keinen Widerspruch zueinander dar. Andererseits aber müssen auch Unternehmen des Gesundheitswesens für die MitarbeiterInnen deutlich machen, daß es sich lohnt und daß es für sie selbst einen Nutzen bedeutet, wirtschaftlich und qualitätsbewußt zu handeln.

Durch Einbeziehen der Betroffenen in Prozesse der notwendigen Veränderung durch aktionszentriertes Vorgehen zur Beseitigung konkreter Problemlagen, wird es gelingen, das Gesundheitswesen leistungsfähiger zu gestalten.

Literatur

Agyris C (1977) Double-loop-learning in Organisations. Harvard-Business-Review Sept/Oct
Beckhard R, Harris RT (1977) Organisational transitions. Addison-Wesley, Harlow
Doppler K, Lauterburg C (1994) Change management. Campus, Frankfurt am Main
Drucker P (1974) Neue Managementpraxis. ECON, Düsseldorf
Engel P (1981) Japanische Organisationsprinzipien – Qualitätszirkel. vmi, Landsberg
Garvin D (1983) Quality on the line. Harvard Business Review. Sept/Oct
Gleicher (1977). In: Beckhard, Harris (Hrsg) Organisational Transitions. Addison-Wesley, Harlow
Hammer M, Champy J (1994) Business reengineering. Campus, Frankfurt am Main
Herzberg F (1966) Work and the nature of man. World Publishing, Grandville
Imai (1994) Kaizen. Ullstein, Berlin
Kaplan RS, Norton DP (1996) Balanced scorecard. Schäffer/Poeschel, Stuttgart
Maslow A (1954) Motivation and personality. Harper & Row
Mayo E (1933) Human problems of an industrial civilization. Harvard Univ. Press, Harvard
McGregor D (1973) Die menschliche Seite des Unternehmens. ECON, Düsseldorf
McLaughlin CP, Kaluzny AD (1994) Continuous quality improvement in health care. Aspen, Gaithersburg
Roethlisberger FJ, Dickinson WJ (1939) Management and the worker. Harvard Univ. Press, Harvard
Sänger M, Ellenberg I, Engel P (1996) Selbstheilungskräfte des Krankenhauses stärken – konstruktive Energien freisetzen. Krankenhaus Umschau 3:3–7
Senge P (1990) Die lernende Organisation. Klett Cotta, Stuttgart
Sprenger RH (1993) Mythos Motivation. Campus, Frankfurt am Main
Staehle WH (1995) Management. 5. Aufl. Vahlen
Weisbord MR (1984) Organisationsdiagnose. Bratt Institut

Autorenprofile

Peter Engel studierte Pädagogik in Aschersleben, Dresden und Rostock. Seit 1960 über 30jährige Berufspraxis auf dem Gebiet der Organisationsentwicklung und Aus- und Weiterbildung, davon 3 Jahre bei Philipps Hamburg, 23 Jahre bei FORD Deutschland und FORD of Europe sowie 3 Jahre bei König Brauerei Duisburg in leitenden Funktionen. Schwerpunktmäßig: Führungskräfteentwicklungssysteme, Einführung von Qualitätszirkeln, Einführung von TQM. Verschiedene Publikationen zu Themen der Organisationsentwicklung. Studienaufenthalte in Japan, USA, Spanien und Großbritannien. Seit 1993 verlagerte er den Schwerpunkt seiner Tätigkeiten auf den Gesundheits- und Sozialbereich. Dort führte zahlreiche Trainingsveranstaltungen u. a. zu den Themen „Verbesserungsteams", „Führungskräftetraining", „Kunden- und Serviceorientierung im Krankenhaus" durch.

Dipl.-Ing. (FH) Thilo Krämer, 1966 in Neuwied am Rhein geboren, absolvierte zunächst nach seiner Schulzeit eine Ausbildung zum examinierten Krankenpfleger. Nach der Ausbildung war er für acht Jahre Zeitsoldat bei der Bundeswehr. In dieser Zeit arbeitete er in seiner Tätigkeit als Krankenpfleger in verschiedenen Bundeswehrkrankenhäusern. Im Anschluß an die Bundeswehrzeit begann er 1994 ein Studium im Studiengang „Technisches Gesundheitswesen" an der Fachhochschule Lübeck. Dieses Studium, mit dem Schwerpunkt Qualitätsmanagement im Gesundheitswesen, beendete er im Sommer 1998 mit der Diplomarbeit zu dem Thema: Prozeßdarstellung, -analyse und -optimierung in der stationären Krankenpflege.

Dr. med. Friedrich von Kries, Jahrgang 1955, ist Orthopäde. September 1995 verließ er die „schneidende Zunft", um in die Geschäftsleitung des Deutsch-Ordens Hospitalwerkes (DOH) einzutreten. Seit September 1996 ist er operativ verantwortlich für den Bereich Krankenhäuser, der mittlerweile dreizehn Krankenhäuser umfaßt.

Als seine Aufgabe sieht er es an, die Situation der Menschen – Mitarbeiter wie Patienten – in den Krankenhäusern kontinuierlich zu verbessern. Dazu gehört das Ziel, die von Traditionen geprägten und strukturierten Krankenhäuser mit Hilfe aller Mitarbeiter in patientenorientierte medizinische Dienstleistungsunternehmen zu verwandeln.

Eine seiner ersten Aufgaben innerhalb der Geschäftsleitung war der Aufbau von Qualitätsmanagementsystemen in den Einrichtungen. Seine Überzeugung ist, daß mit einem vernünftigen und strukturierten Management die Qualität der Leistung aus Sicht der Beteiligten und Betroffenen kontinuierlich verbessert werden kann, ohne zusätzliche Kosten zu verursachen. Oft gelingt es allein durch eine effektivere Organisation der Abläufe, unnötigen Ballast abzuwerfen. Von den Zwischenergebnissen der dabei entstandenen engen Zusammenarbeit mit dem Controller des Konzerns berichtet der vorliegende Buchbeitrag.

Dr. rer. nat. Jutta Liebelt ist Professorin für Qualitätsmanagement im Gesundheitswesen an der Fachhochschule Lübeck (Studiengang Technisches Gesundheitswesen, Fachbereich Angewandte Naturwissenschaften). Sie studierte Pharmazie in Bonn und promovierte dort am Institut für Pharmakologie. Seit 1983 Berufspraxis im Gesundheitswesen in leitender Management-Funktion und als Trainer, Berater und coach. Seit 1993 spezialisierte sie sich auf die Implementierung und Anwendung eines umfassenden Qualitätsmanagements in Gesundheitseinrichtungen und hat hier breite und fundierte praktische Erfahrungen angesammelt. Ihr Ziel ist es, an einer internen Kultur im Sinne einer lernenden Organisation zu arbeiten, die einen hohen Grad an Zufriedenheit sowohl für die Leistungsempfänger, als auch für Mitarbeiter und Leitung schafft.

Seit 1998 ist sie TQM-Assessorin nach dem Modell der EFQM.

Dipl. Soz. Päd. Benno Rehn, geboren 1961, studierte Sozialpädagogik an der KFH in Mainz und Pädagogik an den Universitäten in Heidelberg und Frankfurt/M. Nach verschiedenen Leitungsaufgaben in der verbandlichen Jugendarbeit und der Wohnungslosenhilfe ist er seit 1989 als Referent für die Bereiche Behindertenhilfe, Psychiatrie und Suchtkrankenhilfe im Caritasverband für die Diözese Mainz und als Organisationsberater tätig.

Seit 1998 ist er TQM-Assessor nach dem EFQM-Modell.

Dipl.-Volkswirt Karl-Josef Schmidt, geboren 1951, studierte Volkswirtschaftslehre an den Universitäten Bonn und Heidelberg und schloß mit dem Examen als Diplomvolkswirt ab. Nach einer Volontariatszeit im Krankenhaus wurde er 1976 Verwaltungsleiter des Rot-Kreuz-Krankenhauses in Wuppertal, 1979 Verwaltungsdirektor des Kreiskrankenhaus Bernkastel-Kues und 1980 Geschäftsführer des Städtischen Krankenhauses St. Barbara Attendorn GmbH. Seit 1988 ist er Geschäftsführer des St. Josefs-Hospitals in Wiesbaden.

Roswitha Scheibeck, Pflegedirektorin und oberste Qualitätsmanagementbeauftragte des Klinikums Innenstadt der Ludwig-Maximilians-Universität München. Nach dem Krankenpflegeexamen und anschließender Leitungsfunktion ließ sie sich an der Universität Mainz als Unterrichtsschwester ausbilden und leitete dann eine Berufsfachschule.

An der Krankenpflegehochschule in Frankfurt absolvierte sie die Ausbildung zur Leitung des Pflegedienstes. Seitdem ist sie als Pflegedirektorin an der Universität München tätig. Auf Landes- und Bundesebene ist Frau Scheibeck politisch und berufspolitisch aktiv.

An Bayerischen Fachhochschulen hat sie Lehraufträge im Fachbereich Pflegemanagement inne.

Stefan Terkatz, geb. 1964, ist Betriebswirt und als Mitglied der Geschäftsleitung für den Bereich Controlling und Zentraleinkauf beim Deutsch-Ordens Hospitalwerk (DOH) tätig. Er verfügt über eine ca. 10-jährige Berufserfahrung im Bereich des Gesundheitswesens. Beim DOH trägt er Verantwortung für die wirtschaftliche Entwicklung von ca 80 Einrichtungen. Daneben hat er Beraterfunktion in wirtschaftlichen Fragestellungen. Seine Stationen führten ihn über Krankenhäuser in Eschweiler, Hemer (Paracelsus Gruppe) und Unna zum Deutsch-Ordens Hospitalwerk. Entsprechend der Unternehmensleitlinie „Qualität" hat er sich zum Ziel gesetzt, Qualitätsmanagementsysteme unter wirtschaftlichen Gesichtspunkten zu bewerten und somit den oft vermuteten Ausschluß von Qualität und Wirtschaftlichkeit zu widerlegen.

Sachverzeichnis

A

AIZ (*siehe* Arbeitsplatzbeschreibungen mit individuellen und integrierten Zielvereinbarungen)
Ängste 101
Arbeitsablauf 122
Arbeitsanweisungen 39, 44
Arbeitskreise (Arbeitsgruppe) 77, 78
- AG-Qualitätssicherung Pflege 78, 79
- Analyse-Team 79
- Modell-Team 80
- Pflegeleitbild 79
- PR-Team 80
Arbeitsplatzbeschreibungen mit individuellen und integrierten Zielvereinbarungen (*siehe* AIZ) 83
- Jahresziele 83
- Kernziel 83
- Zielvereinbarungen 83
Arbeitsplätze, Verlust 8
Audit (*siehe auch* Überprüfung) 13, 32, 38, 45
- Bericht 67
- intrapsychisches 52
- Plan 63–65
- Voraudit 89
- Zertifizierungsaudit 76
Ausbildung 12
Ausschußquote 104

B

„Balanced Scorecard" 161
Befragung 59
Behandlungsstandards 104, 108, 109
Beitragsentlastungsgesetz 98
„Benchmarking" 111, 116
Berufsverständnis, Pflege 82
Beschwerdemanagement 38
Bettenabbau 98
Beurteilung, standardisierte 118
Bewohner 3, 22
Bewohner-orientiert (*siehe auch* Kundenorientierung) 12
Bewußtseinswandel 25
Blindleistung 104
Bruttopersonalkosten 99, 116, 118
Budgets, gedeckte 98
Bürokraft 102
„Business Excellence" (*siehe auch* EFQM-Modell, Modell für Business Excellence) 16
„Business Reengineering" 160

C

Charta des Managements der Veränderung 162
Chefs (*siehe auch* Führungskräfte, Vorgesetzte) 3, 21–23
Coaching-Projekte 172
„Corporate Identity" 54

D

Deckungsbeiträge 108
Deming-Zyklus 126, 127
Denken
- in Prozessen 21
- im System 19
Dialog 19
Dienstleistung, standardisierte 55
DIN EN ISO Normen 16
- DIN EN ISO 8402 2
- DIN EN ISO 9001 21, 33, 37, 76, 102, 103, 105, 114, 119
Dokumentation 103, 109, 110, 114
Dokumentationssysteme 59
Dokumente der Organisationsentwicklung 60

E

EDV für Krankenpflege 77
EFQM-Modell 9, 16, 17, 22, 24, 34
Eigenblutspende 111–113
Einarbeitungskonzept 87
Einrichtungsvergleich 55
Einsparpotentiale 106
emotionale Variable 164
EQA-Kriterien (*siehe auch* European Quality Award 37
Ergebnisqualität 39, 40, 42, 45, 59–66
„European Quality Award" 34
Existenzsicherung 8, 9

F

Fachlichkeit 54
Fehlbelegung 98
Fehlerfolgekosten 105
Fehlerkosten 105
Folgekosten 106
Fragekatalog Selbstevaluation 69
Führung 3, 21–23
- dezentrale 24
Führungsaufgabe 13
Führungskräfte 4, 11, 12, 15, 23–27
fünf Disziplinen nach M. Senge 14–22

G

Geisteshaltung 9, 10
Gesamtversorgungsprozeß 123–125
Geschäftsergebnisse 34, 35, 40
Geschäftspolitik 16
Geschäftsprozeß (*siehe* Gesamtversorgungsprozeß)
Geschichte von den Blinden und dem Elefanten 20
Gesundheitsstrukturgesetz 98, 99
Gesundheitswesen 72, 102
- Rationalisierungen 72

H

Hierachien 21, 24, 103
Human Relations Bewegung 159
Human Resources Bewegung 159
Hygienefachkräfte 77

I

Ideal 17
Initialisierungskosten 106
Innerbetriebliche Fort- und Weiterbildung 77
Insellösungen 21
Instandhaltungsbedarf 99
Interesse, echtes 17
Interessenspartner 1
Interne Prozeßbegleiterin 77
Interviewtechnik 143

K

Kenngrößen
- finanzielle 4
- nicht finanzielle 4
Kennzahlen 116
Klient 3, 4
Klinikmanual 43
Klinikum Innenstadt der LVU 75
- Pflegeleitbild 81
- Unternehmensleitbild 80
Kommunikation 17, 25
- interne 16
Kommunikationsbedarf 17
Kommunikationsförderung 16
Komplikationen 104
kontinuierliche Verbesserungsprozesse (KVP) 2, 160
Kontrollen 24
Korrekturmaßnahmen 38
Kostenträger 1
Krankenhaus 67
- lernendes 24–26
- zertifiziertes 10
- Zukunft 73
Krankenhausmanagement 73
Krankenpflegeprozeß 125–127
Kultur des Lernens 54
Kundenorientierung 3
Kundenzufriedenheit 3, 8
KVP-Programm 2, 160

L

Landeskrankenhausgesellschaften 68
„Lean-Management" 160
Lebensraumorientierung 54
Leistungskultur 159
Leistungsprofil 55

– Fragebogen 56–58
Leitbild (*siehe auch* Vision) 15, 16, 43, 47
Leitlinien 43
Leitung 3, 21–23
Lenkungsgruppe 26
Lernen 13, 14, 21, 24, 25, 27
– doppelschleifiges („double-loop") 11, 13, 14, 24
– einschleifiges („single-loop") 10, 12, 13
– fremdgesteuertes 10, 18
– lebenslanges 14
– selbstgesteuertes 10, 18
– im Team 19
lernende(s)
– Krankenhaus 24–26
– Organisationen 4, 9, 14, 18, 23, 25–27
lernfördernde Ansätze 23
Lernpotential 22
Lernschleifen, doppelte (*siehe auch* Lernen, doppelschleifig) 160

M

Macht 26
Maßnahmen 61
– Katalog 63, 67
– qualitätssichernde 77
Menschen 4, 8, 9, 17, 22, 23, 26, 27
Menschenverstand, gesunder 10, 13
mentale Modelle 2–4, 18
Mitarbeiter 10–12, 16, 21, 23, 25, 26
Mitarbeitermotivation 18
Mitarbeiterorientierung 17, 42, 48
Mitarbeiterressourcen 36
Modell für „Business Excellence" 9
Motivation 18, 25, 102, 159
motivationale Variable 164
Motivationskraft 18
Motivationsschub 12
Motivationsverluste 100

N

Netzwerk von Prozessen 21
neue Konzepte 9

O

„Offen gesagt"-Training 171
Organisationen, lernende 4, 9, 14, 18, 23, 25–27
Organismusvariable 164

P

Pareto-Prinzip 116
Patient (Bewohner) 1, 3, 4, 13, 22
Patientenbehandlungsleitlinien 43
PCDA-Zyklus (*siehe* Deming-Zyklus)
„Personal Mastery" 17, 24, 26
Pflegeleitbild 81
Pflegequalität 77
Pflegerichtlinien 88
Pflegeverständnis 81
Politik 16
Problemlösung 23, 150–153
Professionalität 54
Projektplan 89, 90
Prozeß / Prozesse 111, 122–125
– Ebenen 55
– Hauptprozeß 60
– Unternehmensprozeß 60
– Managementprozeß 123, 124
– Nomenklatur 124, 125
– patientenabhängige 128, 129
– Softwarelösungen 136
– unterstützender 123, 124, 129
– wertschöpfender 123, 124
Prozeßdarstellung
– Ablaufgrundformen 133, 137–142
– Computer 136
– Formblatt 135
– Grundstruktur 134, 135
Prozeßgruppe 124, 125, 128
Prozeßkette 123
Prozeßmanagement 122, 154
Prozeßnetzwerk 21, 122, 123
Prozeßoptimierung 152
Prozeßqualität 39, 41, 43

Q

QM (*siehe* Qualitätsmanagement)
QMS (*siehe* Qualitätsmanagement-System)
Qualität 1–3, 9, 53, 60, 76, 99, 100–103, 105, 107, 111, 118
– christliches Handeln 53
– Prüfungen (*siehe auch* Audit) 52, 60
– Sicherung 67
Qualitätsanforderungen 104
Qualitätsauszeichnungen 34
Qualitätsbeauftragter (*siehe auch* Qualitätsmanagementbeauftragter) 27
Qualitätskosten 104, 105
Qualitätskriterien 111

Sachverzeichnis

Qualitätsmanagement (QM)   1-4, 9, 21, 27, 101, 102, 111
- angewandtes   4
- Bemühungen   2
- -Konzept, gemeinsames   4
- Modell   2
- Schulung   91
Qualitätsmanagement-System (QMS)   2, 10, 60, 76, 93, 100-108, 114, 116, 117, 119
- Aufbau   89
- Einführungskosten   105
- Implementierung   76, 88
- Schnittstellen   90
- Verbesserung, kontinuierliche   76
- Weiterentwicklung   94
Qualitätsmanagementbeauftragte   91
Qualitätsmanagementdarlegung   31
Qualitätsmanagementhandbuch   15, 32, 39, 44, 91
Qualitätsmanagementprozeß   17
Qualitätsmanagementstrategien   100, 101
Qualitätsmerkmale   107
Qualitätsnorm   76
Qualitätssicherung   3, 4, 73, 79, 99, 102, 109
- pflegerische Qualität   73
- Weiterentwicklung   79
- Ziel   73
Qualitätssicherungsmaßnahmen   83
- Workshops   83
Qualitätsstrategien   100, 107, 111, 116, 118
Qualitätsverbesserung   10, 100, 108
Qualitätsverständnis   80
Qualitätszirkel   27

R

Rationalisierung   105, 106, 107
Regelkreis   40
„Return-on-Investment"   105, 117

S

Schnittstellen   22, 150
Schulungsmaßnahmen   11, 12, 24
Schulungspläne   23
Selbstbewertung   35, 38, 46
soziale Variable   164
Spitzenleistung, unternehmerische   16
Stabstellen   85
- Aufgaben   86
- EDV für Krankenpflege   87

- Innerbetriebliche Fort- und Weiterbildung   86
- interne Prozeßbegleitung   86
- Mentoren   86
- Qualitätsmanagementbeauftragte   87
Standardisierung   106, 108
Standards   109, 114
Standardtherapien   109
Steuerung   68
Strategie   16
Strategiestern   85
strategische Kompetenz   161
Systemdenken   19, 22

T

„target costing"   100
Team   11, 14
- Lernen   19
Teammitglieder   26
Technik   9, 10
Teilprozeß   125, 127, 128
Total Quality Management (TQM)   1, 9, 11, 13, 26, 27, 160
- Programm   8
- Techniken   9

U

Überprüfung (*siehe auch* Audit)   54
- interne   52, 53
- Zyklen   53
Umdenken   15
Umdenkungsprozeß   10
umfassendes Qualitätsmanagement (UQM)   1, 3
Umgebungseinflüsse   164
Unabhängigkeit   66
Unternehmensführung   65
Unternehmenskultur   18
UQM (umfassendes Qualitätsmanagement)   1, 3

V

Veränderung, Voraussetzungen   163, 164
Verbesserung, kontinuierliche   53, 69, 100, 102, 103, 109, 110, 112, 114, 118, 119
Verbesserungsmaßnahmen   24
Verbesserungsteams   24, 44, 165, 166

Verbindungsstellen 22
Verfahrensanleitungen 39, 44
Verfahrensanweisung 135
Verhaltensänderung 9, 164, 165
Verhaltensstabilisierung 170
Verhaltenswandel 25
Versorgungsqualität 85
Vertrauen 24
Verweildauer 98, 116
Verweildauerreduzierung 106
Vision (*siehe auch* Leitbild) 16, 17, 26
- gemeinsame 15
- persönliche 17
Voraudit 89
Vorbeugemaßnahmen 38
Vorbildfunktion 23
Vorgesetzte 13

W

Wegweiser Qualitätsmanagement im
  Krankenhaus 9, 21

Wertesystem 159
Wettbewerb 99
Wirschaftsstandort 97
Wirtschaftlichkeit 98-101, 103, 107, 108, 111,
  116-118
Workshops 83, 84
- Handlungsfelder 84
- Kernfragen 84
- Verbesserungsprojekte 84
- Verbesserungsstrategien 84

Z

zertifiziertes Krankenhaus 10
Zertifizierung 27, 32, 36, 93
- erforderliche Maßnahmen 88
Zertifizierungsaudit 76
Zielerreichungsgrad 59, 64
Zielsetzungen 16
Zielvereinbarungen 13, 23

T. Steffens, Remscheid (Hrsg.)

Umweltmanagement
Betrieblicher Umweltschutz im Gesundheitswesen

1998. Etwa 160 S. 47 Abb., 17 Tab. (Handbuch Gesundheitsmanagement) Geb. DM 98,-; öS 716,-; sFr 89,50 ISBN 3-540-64941-7

Welche Rolle spielt der Umweltschutz in den stationären Einrichtungen des Gesundheitswesens? Auf diese Frage sollen hier insbesondere der Manager in Krankenhäusern und Altenheimen sowie der Umweltbeauftragte Antworten erhalten. Anhand praktischer Beispiele wird die Umsetzung des Umweltrechts beschrieben und überprüft.

Im Mittelpunkt stehen dabei
- praktische Maßnahmen in bezug auf Gefahrstoffe und Abfälle,
- betriebswirtschaftliche und klinische Aspekte und
- die Entwicklung der Organisation des betrieblichen Umweltschutzes.

K. Hurrelmann, Universität Bielefeld (Hrsg.)

Gesundheitswissenschaft

1998. Etwa 150 S. 22 Abb., 1 Tab. (Handbuch Gesundheitsmanagement) Geb. Etwa DM 98,-; öS 716,-; sFr 89.50 ISBN 3-540-64989-1

Erst in den letzten 10 Jahren hat sich in Deutschland das interdisziplinäre Gebiet der „Gesundheitswissenschaften" herausgebildet.

Die Autorinnen und Autoren dieses Buches geben anhand vieler Beispiele einen Überblick über den bisherigen Stand von Theorie und Methodik dieser Disziplin. Dabei werden vor allem medizinische, soziologische, psychologische und wirtschaftswissenschaftliche Denkmodelle vorgestellt.

Inhaltliche Schwerpunkte sind:
- Beiträge zur körperlichen, seelischen und sozialen Gesundheitssituation der Bevölkerung,
- Bestandsaufnahme der medizinischen und psychosozialen Versorgungsstruktur,
- Reformansätze für die Vernetzung von Prävention, Therapie, Rehabilitation und Pflege,
- Modelle der Steuerung, Organisation und Finanzierung des Versorgungssystems,
- Grundlagen einer wissenschaftlichen Fundierung der Gesundheitspolitik.

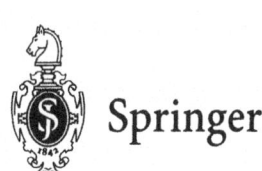

Preisänderungen (auch bei Irrtümern) vorbehalten.

SPRINGER NATURE

GPSR Compliance

The European Union's (EU) General Product Safety Regulation (GPSR) is a set of rules that requires consumer products to be safe and our obligations to ensure this.

If you have any concerns about our products, you can contact us on ProductSafety@springernature.com

In case Publisher is established outside the EU, the EU authorized representative is:

Springer Nature Customer Service Center GmbH
Europaplatz 3
69115 Heidelberg, Germany

The manufacturer's authorised representative in the EU is Springer Nature Customer Service Centre GmbH, Europaplatz 3, 69115 Heidelberg, Germany. If you have any concerns regarding our products, please contact ProductSafety@springernature.com

Printed and bound by CPI Group (UK) Ltd, Croydon, CR0 4YY

23/03/2026

02076675-0012